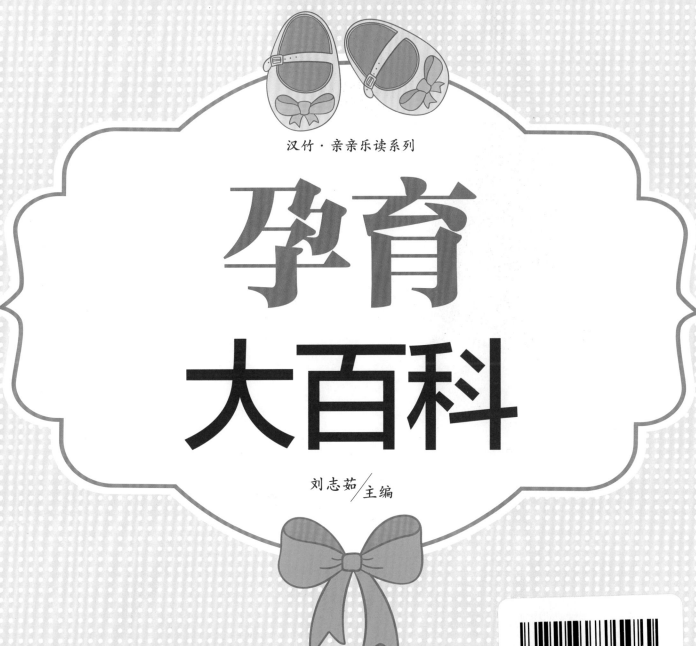

汉竹·亲亲乐读系列

孕育
大百科

刘志茹/主编

汉竹图书微博
http://weibo.com/hanzhutushu

读者热线
400-010-8811

江苏凤凰科学技术出版社
全国百佳图书出版单位

U0370443

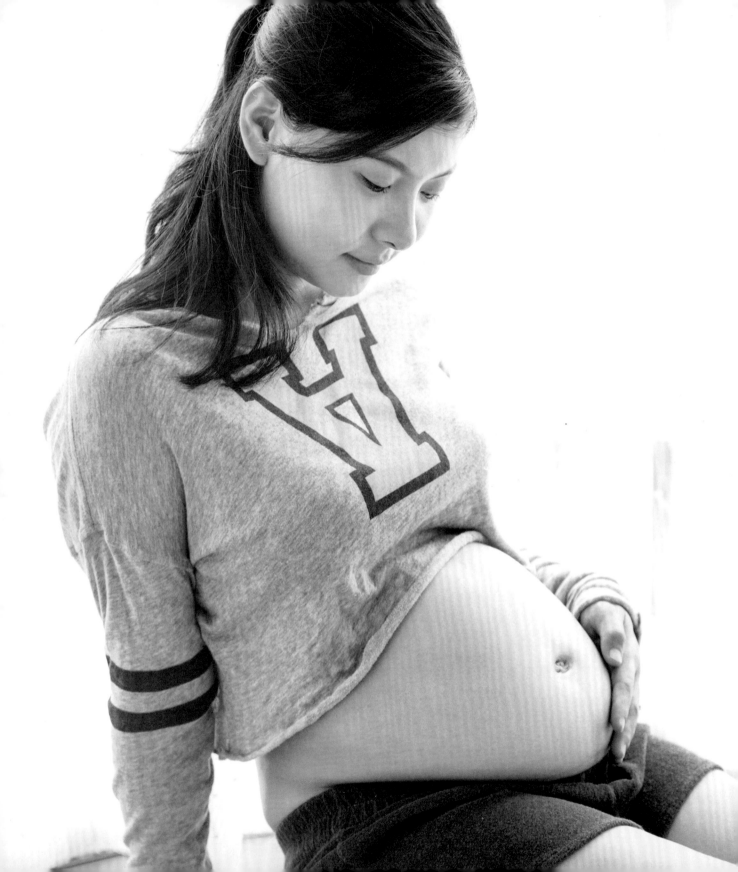

前言

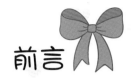

"大龄女性如何备孕？"

"想要长胎不长肉，孕期该怎么做？"

"头胎顺产时侧切了，二胎还需要侧切吗？"

"夏天坐月子能吹空调吗？"

"宝宝肚子总是鼓鼓的，正常吗？"

......

在竞争如此激烈的现代社会，"拼孩子"从娘胎就已经开始了。父母都想给孩子最好的，所以从怀孕开始，就要打好基础。

这本书从备孕到怀孕、分娩、坐月子贯穿整个孕产期，给你科学权威的孕产知识，并且从产检、生活细节、营养、母乳喂养的方方面面，给你细致入微的贴心指导。

每一个阶段，还有二胎孕妈妈非常关注的问题，"二胎早孕反应特别大是怎么回事""二胎的临产征兆与头胎有差别吗""头胎剖，二胎能不能顺"……在帮助头胎孕妈妈获得更多孕产知识的同时，也为二胎孕妈妈解答了疑惑，增添了信心。

全书文字深入浅出，让你看得明白不费劲；图片温馨、精美，充满浓浓的亲情；版面设计非常出色，显眼的数字能够让孕妈妈印象深刻。这本书就像是一个贴心并且专业的私人医生，您的疑问和难题，希望它能给你满意的答案。

生二宝，为你打消 N 种顾虑

二胎政策全面放开后，你在计划生二胎吗？一项网络调查显示，超过1/3的人明确选择不生，有将近1/3的人选择看情况，那么，这些选择不生二胎和犹豫是否生二胎的人都在顾虑什么呢？

经济条件不允许？

很多人都说养孩子成本太高，奶粉钱、尿布钱、生活费、学费、医疗费、结婚费、购房费等，似乎赚的钱永远不够开销的。其实，养二宝只需要做好前三年的资金投入就可以了，这里面提到的很多费用都可以"延期支付"。而且养第二个孩子的成本大大低于第一个孩子。因为有了养育第一个孩子的经验，二宝的玩具、教育的开销会节省不少。

没有精力带孩子？

现代社会，大多数人并不是养不起孩子，而是没有教育孩子的精力。照顾两个孩子需要花费更多的精力，如果没有老人帮忙，女方可以考虑牺牲自己的事业，做全职妈妈，毕竟自己带的孩子，将来会更省心。

不想影响事业发展？

怀孕会导致女性身体负担重，精力有限，对于职场女性而言，这会成为自己职场生涯的绊脚石。如果你不想放弃事业，又想要二胎，那么在计划生二胎时，一定要注意避开以下几个时间段：避开单位最近一年内业务比较繁忙的一段时间；避开个人职业发展的上升期。这样能尽量避免家庭和事业的矛盾。

大龄生育风险大？

一些想生二胎的大龄女性最担心的就是，自己的身体是否能够孕育健康的宝宝。大龄女性备孕前做好孕前检查，调整好身体，成功备孕也并非不可能。孕期需要定期进行产检，排除危险因素，也可以生育健康的宝宝。关键是，大龄女性要放松身心，不要给自己太大的压力。

大宝不同意？

许多夫妻想要生二胎的最大阻力竟然是第一个孩子不同意。绝大多数的孩子都害怕失去父母的宠爱，不愿意和别人分享父母的爱。其实，这种情况，只要做通大宝的思想工作就可以。在计划生二胎前，可以根据大宝的不同年龄，对其进行引导。在生活中要时常传递正面的信息：爸爸妈妈会一如既往地爱你；有了弟弟或者妹妹你不会感到孤单；等爸爸妈妈老了，可以有人和你一起照顾我们……

处理不好两个孩子的关系？

在要二胎之前，关于如何处理两个孩子的关系，是父母非常头疼的问题。独生子女普遍存在的问题就是"以自我为中心""个性孤僻""心理脆弱"，而家庭中有两个孩子的话，他们会在相处的过程中，逐渐学会分享，懂得一些与人相处的方法。父母其实是省去了一些说教，两个孩子彼此的接触会帮助孩子打开幼小的心灵，使他们获得全面的发展。

生二胎会降低生活质量？

如果生二胎，必然会导致家庭生活和消费结构的变化。可能，周末聚餐、旅行等都不能去了，换季买衣服也要掂的再掂的了。但是有两个孩子在身边，看着他们嬉笑打闹，你会有非常满足的感觉。人生的幸福，并不只是拥有更多的钱。

妈妈太累？

不可否认目前就大多数家庭来说，妈妈对孩子的付出是更多、更大的。但是一份付出一份收获，付出得越多得到的也越多，累是双份的，得到的爱也是双份啊。何况事在人为，只要愿意，总能找到办法让他人帮助分担照顾孩子的辛苦，老公、父母或者请保姆，甚至跟其他妈妈交换，等等。而且孩子是会长大的，很多事慢慢他们就能自己处理，对你的依赖也会逐渐减少。

还有自己的时间、空间吗?

很多妈妈觉得好不容易把大宝养大了,终于又有时间、空间干点自己的事了,再把这黄金时间完全花费在孩子身上,实在没必要。人生苦短,有时还真要替自己多想想,在文化素质较高的女性中持这种想法的人不少。不过,一个全新的生命因你而由弱变强,由小变大,这何尝不是一种有价值、有意义的事业?何况还有不少人因为当妈妈而成就了另一份职业生涯。

生孩子容易,养孩子不容易?

越是重视孩子教育的父母越可能有这样的想法,他们觉得养一个孩子不是只让他吃饱、穿暖就行,还要教育他、培养他,责任重大,何况已经有了一个孩子,好好培养这个就够了。不过教育从来不是一件孤立的事,是从生活中来还要到生活中去的,孩子的体验越丰富,教育的效果会越好。有个兄弟姐妹,互相陪伴成长,这种经验不是普通的教育能提供的。

生了二宝怕影响对大宝的爱?

有的爸爸妈妈特别地爱大宝,担心有了二宝会分出一半对大宝的爱,让大宝受委屈。这样想的爸爸妈妈是因为和二宝素未谋面,还没有任何感觉。当真正把二宝抱在怀里时,就会发现你的爱不是被分成2份,而是会变大变多,会新增一份对二宝的爱。而大宝除了父母的爱之外,还会再得到一份兄弟姐妹的爱,又怎么会委屈?即使他们暂时会因爸爸妈妈陪伴的时间减少了而委屈,但长远来看,他们会拥有兄弟姐妹的陪伴做替代。

各种纠结,生还是不生?

其实,在想要生二胎的夫妻眼中,上述问题都不是决定性的因素。只要有生二胎的念头,不管是什么样的困难,家人一起努力都是可以克服的。有些人一直纠结要不要生,等过了几年自己身体条件越来越差,反而后悔没有早点生了。这种"后悔"的感觉会跟随你一辈子。而生了二胎的人呢,可能会"后悔"过,不过这其中肯定也有不少惊喜和感动。所以,想要生二胎,还是要趁早。

不管男宝女宝健康就好

国家政策放开后，不少家庭打算生二胎。他们大多希望二宝的性别能与大宝相反，除了"儿女双全"凑个好的想法外，他们更希望既能体验养育女孩，也能体验养育男孩。不过，生男生女这事，科学家们还在研究，我们来看看，现在有了哪些研究成果？

生男生女爸爸的影响更大

从古代就有人研究，什么决定人的性别，但直到 1902 年美国的麦克鲁格研究才明确，男女性别是由染色体 X 和 Y 决定的。人体有 23 对染色体，其中"常染色体"22 对，男女一样。只有一对不同，男性是 X 和 Y 两个性染色体，女性是 X 和 X 两个性染色体。妈妈的 X 染色体与爸爸的 Y 染色体结合，生出来的就是男宝宝；与爸爸的 X 染色体结合，生出来的就是女宝宝。

精液的酸碱性影响

日本有项研究发现，丈夫精液呈弱碱性，妻子易生男孩；呈弱酸性，妻子易生女孩；呈中性，生男生女的概率基本一样。而美国航天航空医学中心调查了 148 名职业运动员、64 名战斗机驾驶员和 25 名宇航员子女的性别，发现 96% 是女孩。这一定程度印证了日本的研究，因为这些职业的男性能量消耗大，身体中会有较多酸性代谢物，精液相应偏酸性。

阴道酸碱度影响

阴道内部环境偏酸性时 Y 精子比 X 精子更容易失去活力，受孕后生女孩概率大。阴道偏碱性时，生男孩的概率会大些。性高潮时，女性宫颈碱性分泌物会增多，一定程度上可中和阴道平时偏酸性的环境，利于 Y 精子先与卵子结合。所以性高潮，不但容易受孕，还可能提高生男孩的概率！

精子的特性

医学研究发现，比起 X 染色体，Y 染色体所含的基因物质更少，所以携带 Y 染色体的精子跑得更快，但耐力差。如果是接近排卵日同房，更有利于 Y 精子跑赢 X 精子，怀上男孩的可能性更大。

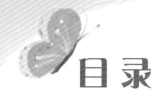

目录

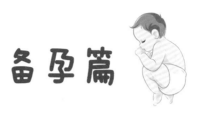

備孕篇

怀孕篇

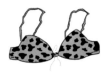

孕 10 月 / 130

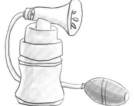
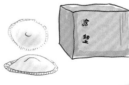

分娩篇

坐月子篇

育儿篇

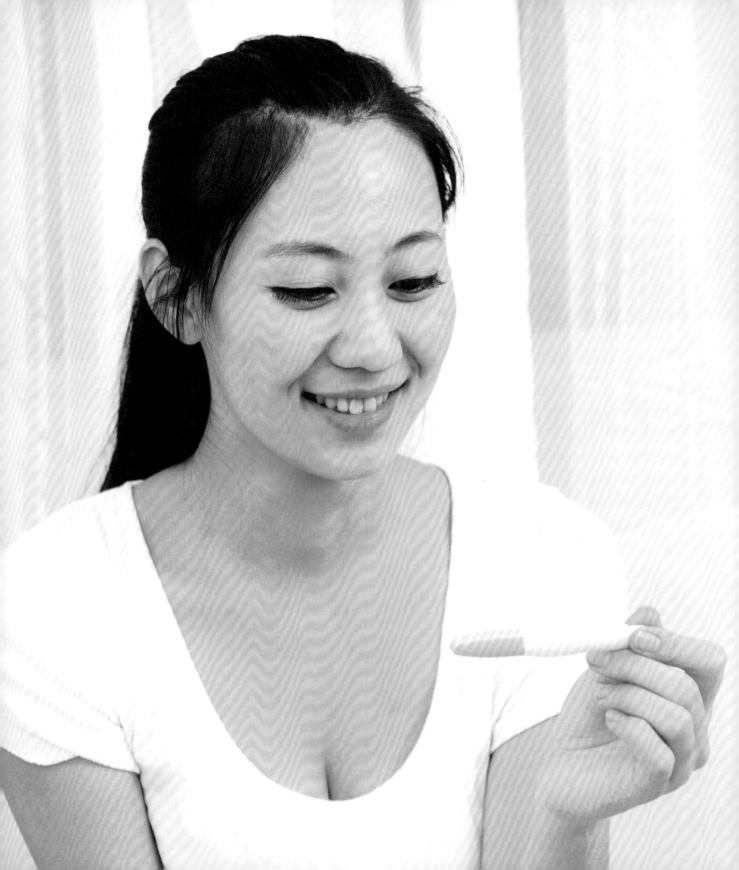

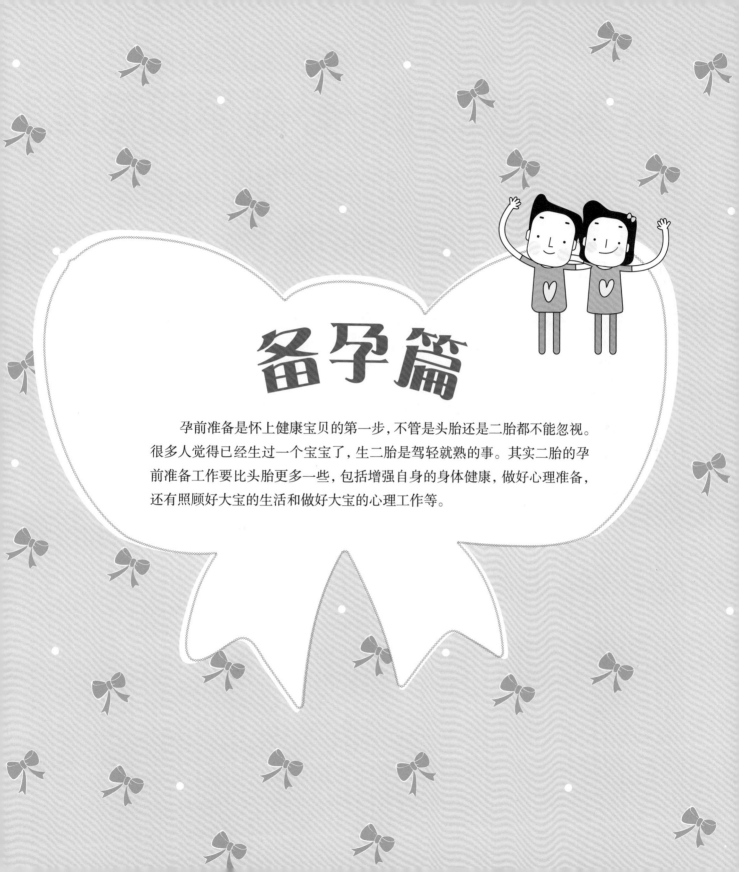

备孕篇

　　孕前准备是怀上健康宝贝的第一步，不管是头胎还是二胎都不能忽视。很多人觉得已经生过一个宝宝了，生二胎是驾轻就熟的事。其实二胎的孕前准备工作要比头胎更多一些，包括增强自身的身体健康，做好心理准备，还有照顾好大宝的生活和做好大宝的心理工作等。

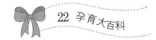

怀头胎或二胎，必做孕前检查

通过孕前检查，备孕夫妻可以很好地了解自己的身体状况，继而对症调理或治疗，有利于顺利孕育胎宝宝。同时，这也是优生优育的基础。不管是怀大宝还是要二宝，孕前检查都一样重要。

女性孕前必检项目

检查项目	检查内容	检查目的	检查方法	检查对象	检查时间
生殖系统检查	筛查滴虫、真菌、支原体感染、衣原体感染、阴道炎症，以及淋病、梅毒等性传播疾病	是否有妇科疾病，如患有性传播疾病，最好先彻底治疗，然后再怀孕	阴道分泌物检查	所有育龄女性	孕前任何时间
优生四项检查（TORCH）	风疹、弓形虫、巨细胞病毒和单纯疱疹病毒四项	是否感染以上病毒及弓形虫	静脉抽血	所有育龄女性	孕前3个月
肝功能检查	肝功能检查有大小肝功能两种，大肝功能除了乙肝全套外，还包括血糖、胆汁酸等	如果母亲是肝炎患者，怀孕时需要做一些预防措施，以免把肝炎病毒传染给宝宝	静脉抽血	所有育龄女性	孕前3个月
尿常规检查	尿色、酸碱度、尿蛋白、比重、尿白细胞、尿糖	孕期身体的代谢增加，会使肾脏的负担加重，孕前检查有助于肾脏疾患的早期诊断	尿液检查	所有育龄女性	孕前3个月
口腔检查	如果牙齿没有其他问题，只需洁牙就可以了；如果牙齿损坏严重，就必须提前治疗	孕期牙痛，考虑到用药对胎宝宝的影响，治疗很棘手，所以要提前检查，尽早治疗	牙科检查	育龄女性根据需要进行检查	孕前6个月
妇科内分泌检查	包括促卵泡激素、黄体酮生成激素等	月经不调等卵巢疾病的诊断	静脉抽血	月经不调、不孕女性	孕前3个月
血常规检查	血色素、白细胞、血小板	排除血液问题及有无贫血	静脉抽血	所有育龄女性	孕前任何时间
心电图检查	心脏情况	排除先天性心脏病等	仪器	所有育龄女性	孕前任何时间

（以上检查项目可作为备孕女性孕前检查的参考，具体检查项目以个人身体情况以及各地医院及医生提供的建议为准）

女性孕检前这样做，不跑冤枉路

备孕女性在进行孕前检查的当天早晨，要禁止进食、饮水，因为有的孕前检查项目需要空腹进行，否则会影响孕前检查的正常进行。

检查时间一般安排在准备怀孕前 3~6 个月，以便在发现异常或有不适合怀孕的问题时，能够及时进行解决。女性在月经停止后 3~7 天进行孕前检查比较好。在进行孕前检查的前 3 天内不要有性生活，检查前 1 天注意休息好，保证精力充沛，注意不要清洗阴道。

检查前 3~5 天饮食宜清淡，不要吃猪肝、猪血等含铁高的食物。检查前 1 天晚上 12 点之后不能进食和饮水。

在孕前检查中有妇科 B 超检查，此项检查需要在膀胱充盈的前提下来做，因此，要在 B 超检查之前憋尿。

久未孕，备育男性也要做检查

备孕一年以上都没有受孕的话，备育男性也需要做相关检查。主要是针对生殖系统、前列腺和精液的检查。通过检查可以了解男性性功能如何，性器官发育是否正常。如果性功能异常或性器官发育异常，都会造成不育。

生殖系统检查：生殖系统的健康与否对下一代的健康影响极大，生殖系统检查是必检项目。包括阴茎的检查、阴囊的检查、睾丸的检查、精索的检查、附睾的检查等。

前列腺液检查：正常为乳白色、偏碱性，有炎症时白细胞数目增加，甚至会见到成堆脓细胞，需及时治疗，否则会影响精子的正常功能，间接地导致男性不育。

精液检查：进行精液检查，可预知男性精子是否有活力。如果检查发现异常，需及早采取措施，戒除不良生活习惯，合理补充营养。在未采取避孕措施且有正常性生活 2 年以上而未生育的，一般都选择这项检查。

男性孕前检查注意事项

男性进行孕前检查应注意以下几个事项。

1. 检查前 3 天不要抽烟喝酒，不要吃油腻、糖分高的食物。

2. 孕前检查前 3~5 天不能有性生活，禁欲时间太短或太长都有可能影响精子的品质。

3. 体检前 1 天应洗澡，保证身体的清洁度。

4. 抽血要空腹，因此检查前 1 天晚饭后不要再吃东西，保证在抽血前空腹 8 小时以上。

备育男性在检查前 3 天开始就要拒绝甜食了。

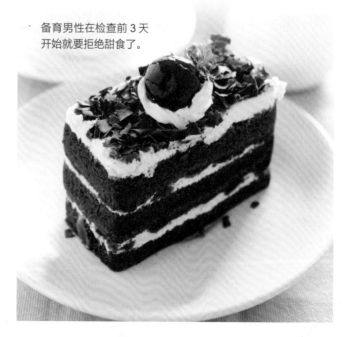

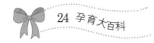

用最好的身体怀上宝宝

以最佳的身体状态迎接宝宝，是做父母的责任。细节决定结果，远离烟酒、换下紧身裤、保持理想体重……所有的细节都是为了用最好的身体创造那个美丽的天使。从你们决定要宝宝的那一刻起，就要进行生活、工作的调整，特别是要改变不良的生活方式，

让宝宝在孕育伊始就是棒棒的!

想备孕，先给身体排排毒

外界的有毒物质会通过呼吸、饮食等方式进入人体内，产生毒素，使人出现口臭、便秘、消化不良等症状。毒素长时间滞留在体内排不出，会对健康造成危害。因此，在怀孕前应先排毒，给胎宝宝营造一个"干净"的环境。

日常生活中的一些食物能够帮助人体排出体内毒素，备孕女性可以有针对性地多吃一些，如豆腐、番茄、魔芋、木耳、海带、芝麻、香蕉、苹果、红豆、猪血、草莓、糙米、紫菜、木瓜、西瓜、菠菜等。

同时在生活习惯上，一定要戒烟、戒酒、戒甜食；适当吃些苦味的蔬菜；适当进行运动，通过运动让身体出汗，可以排出一些其他器官不能代谢的毒素，这对健康十分有好处。

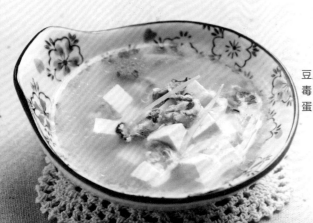

豆腐既能给身体排毒，又能补充优质蛋白质和钙。

合理控制体重，备孕更容易

过瘦或过胖都不利于怀孕，所以备孕夫妻应该适当控制体重。研究显示，肥胖男性与体重正常的男性相比，精子活力低。女性脂肪过多，会引起内分泌和脂肪代谢紊乱，出现卵巢功能失调，最终导致怀孕概率降低。

相反，如果体重过轻，也影响生育。女性体内如果没有足够的脂肪，就会影响体内激素的分泌，影响生殖系统的功能。

BMI 即体重指数，是用来判断胖瘦的指标，计算公式如下。

$$\frac{体重 \boxed{\qquad} 千克}{身高 \boxed{\quad} 米 \times 身高 \boxed{\quad} 米} = \boxed{BMI}$$

女性的 BMI 控制在

18.5~22.9

生殖能力最旺盛

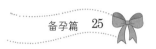

戒烟戒酒并减少二手烟危害

准备怀孕的前 3 个月，夫妻双方要戒烟戒酒，并尽量远离二手烟。下面这些措施可以帮助减轻二手烟影响。在二手烟环境待过要立即洗脸和洗手；每天睡觉前洗澡，换掉被二手烟污染的衣服并尽快清洗，避免将二手烟带到室内而扩大影响。

戒烟

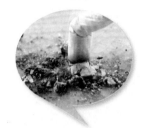

戒酒

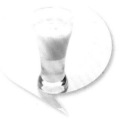

游泳

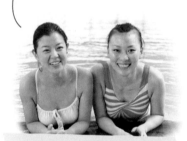

男性经常练习蛙泳可增强性功能，女性经常练习蝶泳可锻炼盆腔。

经常运动，有利于受孕

适宜的运动不仅可以强健备孕夫妻的身体，还能帮助男性提高精子的质量和数量，帮助女性调节体内激素平衡，增强免疫力，让受孕变得轻松起来。建议备孕夫妻双方坚持每周至少运动 3 次，每次锻炼时间不少于 30 分钟。备孕夫妻可在孕前 3 个月就制订好健身计划，并互相监督，彼此鼓励坚持。

羽毛球

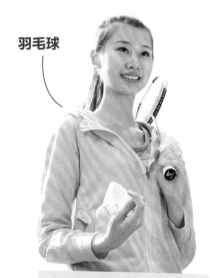

打羽毛球既轻松又快乐，还可以使腰背部肌肉得到锻炼。

散步

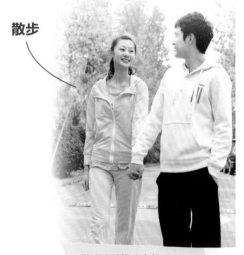

散步尽量挑选空气清新的环境。

不同年龄备孕注意事项

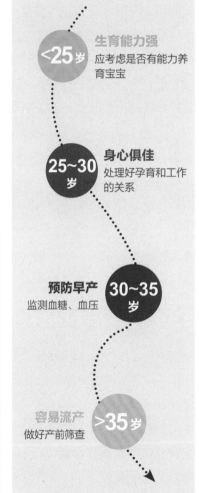

<25岁
生育能力强
应考虑是否有能力养育宝宝

25~30岁
身心俱佳
处理好孕育和工作的关系

预防早产
监测血糖、血压
30~35岁

容易流产
做好产前筛查
>35岁

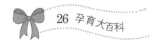
孕前营养，不只是补叶酸

"孕前补充叶酸"的知识已经为大家所熟知，但是孕前的营养储备可不只是"叶酸"而已。孕前还应注意补充蛋白质、钙、铁、维生素 C、维生素 E 等。

孕前 3 个月就要补叶酸

怀孕最初的 8 周，是胎宝宝重要器官的快速发育阶段，当你意识到已经怀孕时，可能已经错过了小生命发育的最重要时期。因此，应至少提前 3 个月开始补充叶酸。孕前每天应摄入 400 微克的叶酸，怀孕后前 3 个月每日应摄入 600 微克，对预防胎宝宝神经管畸形和其他出生缺陷非常有效。

备孕女性需要补充叶酸，大家都认可，但备育男性也要补充叶酸，却常常被忽略。有研究表明，每天摄入充足叶酸的男性，其染色体异常的精子所占比例明显低于叶酸摄入量低的男性。形成精子的周期长达 3 个月，所以备育男性也要提前 3 个月注意营养补充，可每天补充 400 微克叶酸。

孕前需补充足量蛋白质

蛋白质是人类生命活动的物质基础。我们的神经、肌肉、内脏、血液，甚至头皮、指甲都含有蛋白质，这些组织每天都在不断更新，因此我们必须每天摄入一定量的蛋白质，母亲蛋白质的缺乏会直接导致婴儿先天缺乏蛋白质。因此备孕女性应提前做好准备。

一般情况下，蛋白质每日摄入量应控制在

80~85 克

才能满足身体所需

每天荤菜中有 1 个鸡蛋、100 克鱼肉、

50 克

瘦肉就够了，不必刻意去补

孕前补钙要适量

怀孕后，孕妈妈身体里现有的钙质，会大量转移到胎宝宝的身体里，满足胎宝宝骨骼的发育需要，消耗的钙量要远远大于普通人，因此就需要补钙。最理想的补钙时机，应该从准备怀孕时就开始。孕前妈妈钙量充足，宝宝出生后，会较少出现夜惊、抽筋、出牙迟、烦躁及佝偻病等缺钙症状，而孕妈妈也能降低小腿抽筋、腰腿酸痛、骨关节痛等孕期不适的发生概率。

正常人每天需 **800~1000** 毫克钙

补钙的同时要多晒太阳大概每天 **30** 分钟

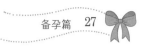

孕前补铁防贫血

贫血是孕期常见的疾病。贫血对母婴都会造成影响，其中重度贫血可引起母体妊娠并发症，如妊娠高血压综合征、感染，甚至贫血性心力衰竭。而贫血对胎宝宝影响则更大，如早产、胎宝宝发育不良、胎宝宝宫内窘迫等发病率均会增加，因此，在备孕期就要补铁，以防贫血。

动物肝脏
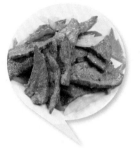
补充铁

动物血
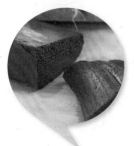
一周吃 2 次

瘦肉
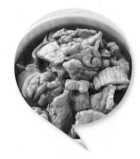
吸收利用率高

柿子
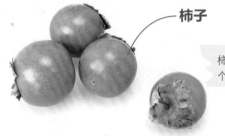

柿子中维生素 C 的含量很高，吃一个柿子可满足一天需要量的一半。

维生素C提高免疫力

维生素 C 参与细胞间质的生成，维持人体组织间正常的坚固性和通透性；改善铁、钙和叶酸的利用；促进牙齿和骨骼的生长，防止牙床出血、关节痛、腰腿痛；增强机体对外界环境的抗应激能力和免疫力，还有一定的解毒能力。

当体内维生素 C 缺乏时，会使血管壁的脆性增加，易于出血，发生以皮下和牙龈出血、牙齿松动为主要症状的坏血病，并能引起牙齿和骨骼发育不正常、骨伤不易愈合的现象。

樱桃
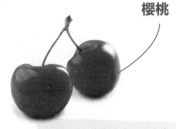

樱桃不仅含有丰富的维生素 C，还能润泽肌肤，给你好气色。

西蓝花
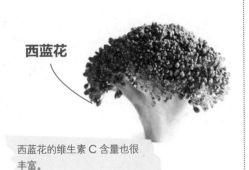

西蓝花的维生素 C 含量也很丰富。

维生素 E 提高生育能力

维生素 E 能促进精子的生成和活动，提升卵巢功能，增加卵泡数量，使黄体细胞增大并增强黄体酮的作用，提高性反应和生育能力；减少细胞耗氧量，使人更有耐久力，有助于减轻腿抽筋和手足僵硬的状况等。维生素 E 缺乏，会导致不易受精或容易出现习惯性流产。富含维生素 E 的食物有麦芽、大豆、植物油、坚果、绿叶蔬菜、全麦、未精制的谷类制品、蛋类等。备孕夫妻应多摄入这些食物。

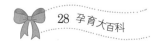

备孕夫妻饮食与营养原则

营养不良会影响女性的排卵规律，也会影响男性的精子质量，长期不均衡的饮食习惯会使夫妻受孕率降低。因此，要想孕育健康的宝宝，在饮食和营养方面就要多加注意。备孕夫妻快来看看都需要遵循哪些营养原则。

营养均衡：饮食调理最重要的是做到平衡膳食，从而保证摄入均衡适量的营养素，因为营养素是胎宝宝生长发育的物质基础。

饮食要多样化：食物多种多样，不同的食物所含的营养素各不相同，每种食物都有它的营养价值，不可偏好蛋白质含量高或者某种微量元素高的食物。适当选择食物，并合理搭配，才能获得均衡全面的营养。

饮食应少糖、少盐：不仅是备孕期间，即便是怀孕后也要坚持少糖、少盐的饮食原则，管好自己的嘴，为即将到来的宝宝做最好的榜样。

备孕女性这样吃可提高孕力

根据卵子的发育规律，建议在孕前3个月起，备孕女性就做好合理膳食、调养身心、增强体质等准备工作。怀孕是一个特殊的生理过程，由于胎宝宝的生长发育使母体负担加重，因此在妊娠过程中，孕妈妈会遇到一些不同程度的功能或病理性问题。妊娠期间，孕妈妈不仅要给腹中的胎宝宝供给养料，而且要为分娩的消耗和产后哺乳做好营养储备。因此，从怀孕前3个月开始，合理补充营养十分重要。

所谓合理营养是指有充足的热量供应，如蛋白质、矿物质、维生素等。怀孕前，女性可多吃鸡、鱼、瘦肉、蛋类、豆制品等富含蛋白质的食物，除营养要足够外，还应注意营养全面，不偏食、不挑食，搭配合理，讲究烹调技术，多调换口味。

备育男性这样吃养精蓄锐

备育男性的营养问题同样重要。在保证摄入充足优质蛋白质的基础上，还应注意补充叶酸、维生素C、维生素D、维生素E等，可以有效提高男性精子数量和质量，提高生育能力。

所以，备育男性不要偏食肉类，而忽视了蔬菜、水果的摄入。水果蔬菜中含有的大量维生素是男性生殖活动所必需的，每天摄取适量的蔬菜和水果，有利于增强性功能，减慢性功能衰退，还能促进精子的生成，提高精子的活性，延缓衰老。缺乏这些维生素，常可造成生精障碍。

多吃水果蔬菜，少吃一些肉，尤其是脂肪含量高的肥肉等，有利于保持理想体重，进而有利于睾丸激素水平的稳定。

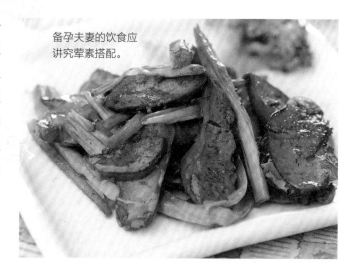
备孕夫妻的饮食应讲究荤素搭配。

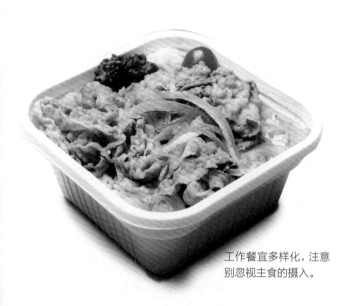

工作餐宜多样化，注意别忽视主食的摄入。

备孕夫妻工作餐宜多样化

工作餐常常不能同时满足营养和卫生的需求，这时不妨自己动手做，既营养又可口。但如果必须吃工作餐，那就要花点心思了。遇到实在不喜欢吃的，挑最有营养的吃，将营养缺乏降到最低。如果公司的餐厅又吵又乱，影响食欲，不妨将午餐带到办公室。正餐之余，可以自带牛奶、水果、坚果等，以补充备孕期需要的多种营养元素。

改变不良的饮食习惯

营养不良会影响女性的排卵规律，也会影响男性的精子质量，长期的饮食不均衡会使受孕概率降低。所以在备孕时，夫妻双方应改变不良的饮食习惯。

不吃早餐：严重伤胃，且没有足够的能量支持上午的工作或生活。早餐要吃好，既要可口、开胃，还要保证摄入充足的热量和蛋白质。

不按时吃饭：无法供应足够的血糖以供消耗，会感到倦怠、疲劳、精神无法集中、反应迟钝。因此备孕夫妻要按时吃饭，一日三餐要营养均衡。在饮食上，备孕夫妻要达到营养均衡全面。

晚餐太丰盛：晚餐吃得太多太饱，容易发胖，影响睡眠。晚餐要吃早一点，可以降低尿路结石病的发病率；多摄入一些新鲜蔬菜，尽量减少过多的蛋白质和脂肪类食物的摄入。

常吃生食：生鱼、生肉容易感染各种寄生虫，所以应尽量少吃。蔬菜凉拌前最好烫一下，肉要煮熟。

厌食、挑食、偏食：容易导致某种营养素缺乏，这样对身体健康不利，还会影响精子和卵子的质量，不利于怀孕。所以从备孕起就应该做到每天摄入的营养要全面。

不要迷信生男生女的食疗偏方

各种生男生女的所谓"祖传秘方""转胎药"被传得神乎其神，比如说有的药在怀孕60天内吃保准女孩变男孩，但这些根本没有科学依据，因为性别只由性染色体决定，在受精卵形成的时候宝宝的性别就已经确定了，所谓的女孩变男孩完全就是一种蒙骗的说法。

所以，准备怀孕的女性和孕妈妈，千万不要服用来历不明的"神药"，这些药物基本上都是没有经过国家检验的药品，是没有安全保障的，很可能会对备孕女性、孕妈妈或胎宝宝产生副作用，严重的甚至造成流产或死胎，直接威胁着孕妈妈及胎宝宝的生命安全。

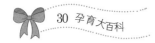

把握要宝宝的最佳时间

想要孕育聪明、健康的宝宝，把握怀孕最佳时机非常重要。备孕夫妻年龄越大，越不利于孕育。男性在 25~35 岁，女性在 23~30 岁，是人生中最具"孕气"的时期，因此备孕夫妻要把握时机，在最好的时候怀上优质的一胎。

怀孕的最佳季节和时刻

经研究发现，精子在秋季活动能力最强，而 7~9 月份气候舒适，这个时期受孕，宫内胎宝宝较少受到病毒性感染。此时秋高气爽，且逢蔬菜瓜果的收获时节，品种丰富、新鲜可口，正是孕妈妈充分摄入营养和维生素的好时候，可以有计划地补充营养，调理饮食，有利于胎宝宝的发育。而且，宝宝出生的时间又是春暖花开的季节，风和日丽，气候适宜，便于对新生儿进行护理。

受孕的最佳日子是排卵日当日及前 3 天、后 1 天。排卵日在下次月经到来的前 14 天左右，大约就是月经周期的中间。

人体的生理现象和机能状态在一天 24 小时内是不断变化的。早上 7~12 点，人体机能状态呈上升趋势。中午 1~2 点，是白天人体机能状态最低时刻。下午 5 点再度上升，晚上 11 点后又急剧下降。一般来说，晚上 9~10 点是受孕的最佳时刻，此时同房后，女性平躺睡眠有助于精子游动，增加精子与卵子相遇的机会。

产后多久可以要二胎

如果第一胎是顺产的话，一般只要经过 1 年，就可考虑怀第二胎。而第一胎是剖宫产的，在剖宫产过程中没有伤及卵巢、输卵管等组织，一般要避孕 2 年以上再考虑怀第二胎。

顺产后

1 年

可怀二胎

剖宫产后

2 年

再次怀孕才是比较安全的

流产后，多久可以再孕

人工流产手术会使女性的子宫内膜受到一定程度的损伤。一般流产后至少半年，甚至 1 年的时间，才可尝试受孕。在这段时间里，要加强营养，以调理身体。

流产后 **6** 个月
内不宜怀孕
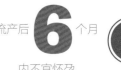

流产后 **1** 年
后可再孕

红酒

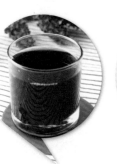

不宜饮酒

染发剂

不宜染发

X 线照射

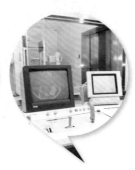

不宜照 X 线

不宜怀孕的几种情况

蜜月旅行已经成为一种时尚，但新婚夫妇往往在旅途中忽视避孕，殊不知，此时怀孕是很不妥当的。因为在旅途中夫妻都会体力过度耗损，不仅会影响受精卵的质量，还会反射性引起子宫收缩，使胚胎的着床和生长也受到影响，导致流产或先兆流产发生。另外，酒后、接受 X 线照射后、染发后也不宜怀孕。

把握性高潮，生个好宝宝

和谐的性生活是受孕的基础，而性高潮有利于受孕。有研究表明，女性在性高潮时孕育的宝宝会更聪明。

女性在达到性高潮时，阴道的分泌物增多，分泌物中的营养物质如氨基酸和糖类增加，使阴道中精子的运动能力增强。同时，阴道充血，阴道口变紧，阴道深部皱褶却伸展变宽，便于储存精液。子宫颈口松弛张开，宫颈口黏液栓变得稀薄，使精子容易进入。性快感与性高潮又促进子宫收缩和输卵管蠕动，帮助精子上行。这一切，都非常有利于受孕。

受孕的最佳姿势

同房时男上女下的姿势对受孕最为有利。这种姿势使阴茎插入最深，因此能使精子比较接近子宫颈。另外，交叉体位、后位式都是比较容易受孕的姿势。

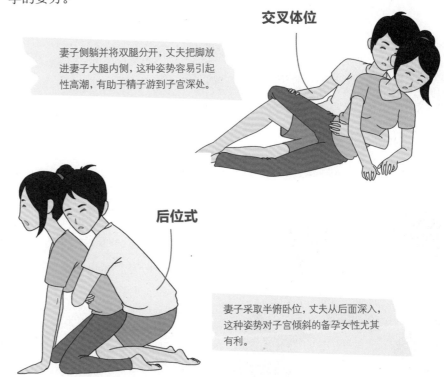

交叉体位

妻子侧躺并将双腿分开，丈夫把脚放进妻子大腿内侧，这种姿势容易引起性高潮，有助于精子游到子宫深处。

后位式

妻子采取半俯卧位，丈夫从后面深入，这种姿势对子宫倾斜的备孕女性尤其有利。

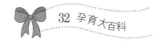

做好心理准备，
尤其是二胎孕妈妈

从女性的角色转换成母亲的角色需要做好充分的心理准备，这样才能在孕期对怀孕产生积极的态度，心情才会更舒畅。如果是二胎孕妈妈，则需要考虑同时带两个孩子会产生的问题。

做好前几年会很辛苦的准备

有宝宝的生活是什么样？没完没了的啼哭声，不停地喂奶、换尿布，洗不完的奶瓶、宝宝衣物。从宝宝降生开始，你可能在一年内睡不好觉，没时间逛街、聚会，宝宝生病时更是忙碌。如果有两个孩子，那就更忙了，大的要陪，小的要抱，真是分身乏术。抢玩具、抢妈妈，还有一堆难以回答的问题等着你……所以，生头胎或二胎的前几年都是非常辛苦的，备孕时期就要开始做积极的心理建设，相信自己能够应付得来，能够很好地照顾宝宝。

跟丈夫达成共识，一起照顾宝宝

怀孕生孩子是夫妻共同决定的结果，所以将来照顾、养育孩子的事情也需要夫妻共同参与完成。从妻子怀孕开始，丈夫就应该主动承担一部分家务，帮助孕妈妈减轻负担，不能再当"甩手掌柜"了。尤其在孕妈妈容易流产和行动不便的时期，更要细心照顾妻子。

宝宝出生后的喂养、教育等问题也需要丈夫付出很多的时间和精力。如果有两个宝宝的话就更需要丈夫的帮忙了。即使请了月嫂或保姆，丈夫也应该抽时间陪孩子玩耍、检查功课等。所有这些都应该提前商量，做好准备。

二胎孕妈妈，别太在意宝宝的性别

作为二胎备孕女性，家里自然是已经有一个男孩或女孩了，在备孕阶段自然也会憧憬下一个宝宝会是男孩还是女孩。比较常见的情况是，有些家庭本来已经有男孩了，就想要一个女孩，有些家庭是有了女孩想要男孩。其实想要男孩或女孩都是可以理解的，不过不应该过于强求，更不应该为了生男孩或生女孩盲目吃药，或者听信一些不科学的生男生女"秘籍"。顺其自然迎接宝贝，男孩女孩都是可爱的天使。

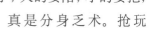

提前做好大宝的工作

"二孩"政策刚刚出台时，新闻中频频曝出父母生二胎，造成大宝对二宝产生强烈反感而出现过激行为的事件。实际上，这问题多半出在父母身上，生二胎没有给大宝做好心理工作，没有考虑到二宝的到来造成了大宝安全感的缺失。

要二胎前，先征求大宝的意见

打算生二胎的夫妻，一定要先做好大宝的思想工作，应通过耐心的沟通让大宝明白，有个弟弟或妹妹是一件好事。有的大宝可能不愿接受二宝的到来，爸爸妈妈要理解这种心理。因为有的大宝觉得突然要来一个人取代自己在爸爸妈妈心中的地位，会觉得自己"失宠"了，这是很多大宝对即将来临的二宝排斥的原因。

大宝往往会变得不讲理、爱发脾气、时常哭闹或爱黏人。如果爸爸妈妈能够了解并理解大宝这些行为背后的原因，就会明白这种不接受情有可原，更不应该对大宝太过苛责。不要因为大宝此时的糟糕行为去打骂处罚他（她），这反而会适得其反。父母要正确引导大宝的抵触情绪。

拉近大宝与二宝的距离

备孕期，妈妈和爸爸就应该有意识地拉近大宝与二宝的距离。让大宝知道多一个弟弟或妹妹做伴，是多么快乐的事情。

让大宝建立与二宝的早期亲情关系很关键。你可以告诉大宝，弟弟或妹妹能陪着你玩，可以分享更多的快乐，还能做很多有意义的事情！潜移默化地让大宝有当哥哥或姐姐的自豪感！只有让大宝心理上愉悦地接受，才会让他在平静中满怀期待地迎接二宝的到来。

告诉大宝——你们仍然爱他

大宝不愿意接受二宝的原因，就是感觉爸爸妈妈的爱会减少。有的夫妻由于想要二胎，觉得精力不够，就会把大宝交给老人带，这样

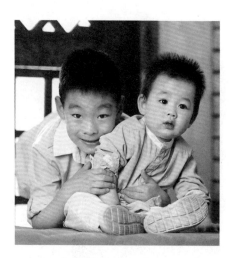

更加会让大宝觉得被爸爸妈妈"抛弃"了，从而缺乏安全感。

对幼小的宝宝而言，爸爸妈妈就是他的一切，失去父母的关爱，就等于失去了安全，会让大宝没有安全感。而如果大宝能确定父母仍然是爱自己的，那么一切问题就可以解决了，大宝就会慢慢地发现这个家庭新成员的优点。

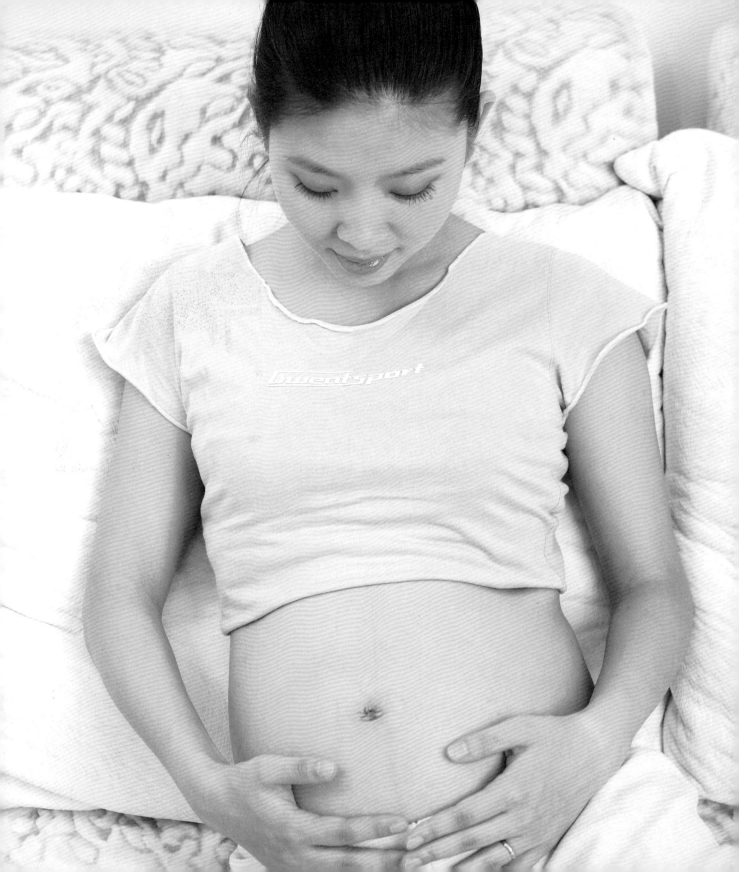

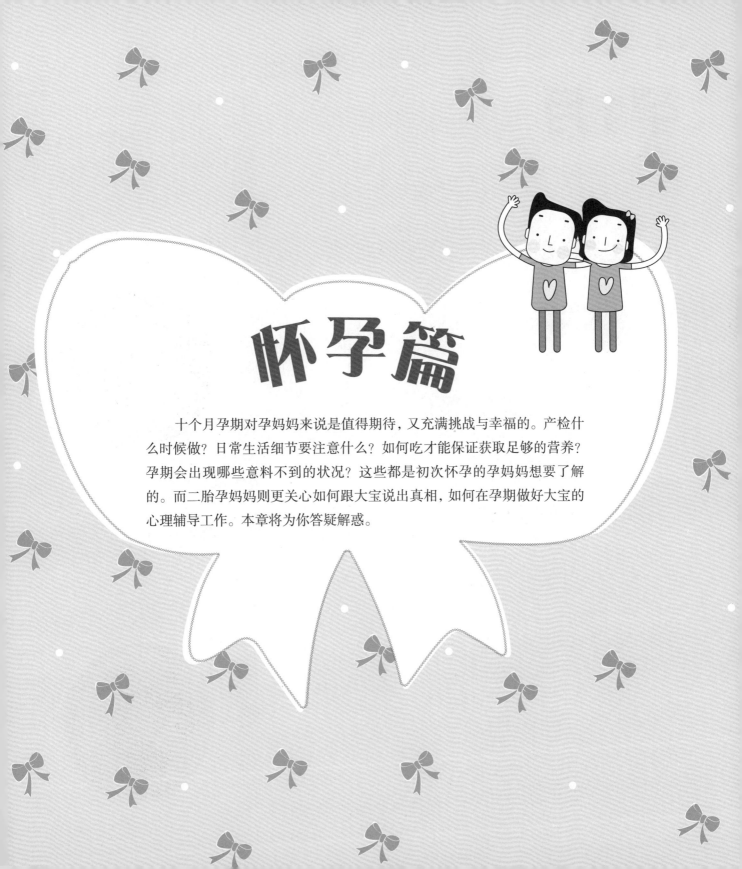

怀孕篇

　　十个月孕期对孕妈妈来说是值得期待，又充满挑战与幸福的。产检什么时候做？日常生活细节要注意什么？如何吃才能保证获取足够的营养？孕期会出现哪些意料不到的状况？这些都是初次怀孕的孕妈妈想要了解的。而二胎孕妈妈则更关心如何跟大宝说出真相，如何在孕期做好大宝的心理辅导工作。本章将为你答疑解惑。

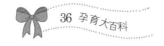

孕1月

本月，孕妈妈从外形上还看不出任何变化。胎宝宝其实还没有一点影子，直到本月末，他才会在妈妈的子宫内"着床"安下家来。

本月孕妈妈体重管理

孕期体重增加目标 一般来说，BMI 在 18.5~22.9 范围内的孕妈妈，整个孕期体重增加 10~14 千克比较理想；BMI 低于 18.5 的话，要特别注意饮食均衡，防止营养不良，孕期体重可增加 12~15 千克；BMI 大于 22.9 的话，需要严格控制体重，不可暴饮暴食，整个孕期体重增加应控制在 7~10 千克。

怀孕时间	胎宝宝身长、重量	孕妈妈体重
怀孕第 1 周	0 毫米	（　）千克
怀孕第 2 周	约 0.2 毫米	（　）千克
怀孕第 3 周	约 1 毫米	（　）千克
怀孕第 4 周	约 2 毫米、不到 1 克	（　）千克

现在，孕妈妈可能感觉不到什么变化，因为还不到下一次月经，所以很少有人知道自己已经怀孕，但是胎宝宝确实在孕妈妈的子宫内"安营扎寨"并悄悄发育了。本月孕妈妈每周体重增加不宜超过 200 克。

本月注意事项

★ 孕妈妈别忘了补充叶酸，这样有助于预防胎宝宝神经管缺陷。
★ 多吃一些富含叶酸的食物，如菠菜、油菜等绿叶蔬菜以及动物肝脏，有益胎宝宝神经系统和大脑发育。
★ 计算好自己的排卵期，在排卵日当天以及前后几天，可以提高受孕的概率。
★ 芦荟、螃蟹、甲鱼、薏米等性味寒凉的食物，它们的活血祛瘀的作用可能会导致流产，孕妈妈要避免食用。
★ 本月末可在家用早孕试纸测试是否怀孕。
★ 怀孕初期，有些孕妈妈会容易犯困、嗜睡，不要以为是工作太累而用咖啡来激发身体的动力，而应考虑到可能会是怀孕，看看最后一次月经的来临时间。

胎宝宝长

胎宝宝还没有影儿呢

★ 孕 1 周

孕 1 周，备孕女性还处于最后一次月经时期，身体还没有开始排卵，到本周末，备孕女性的月经基本已经结束，身体开始为排卵做准备。

★ 孕 2 周

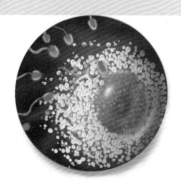

芝麻大小

★ 孕 3 周

胎宝宝此时还是受精卵，在接下来的日子里，受精卵会迅速分裂，形成细胞球，也就是所说的胚胎。

★ 孕 4 周

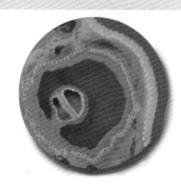

孕妈妈补

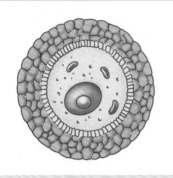

★ 铁	植物性与动物性食物中都有含铁量高的,本周孕妈妈可吃一次猪肝(不超过 50 克),结合每日摄入瘦肉、鱼类中的铁,即可满足身体对铁的需求。

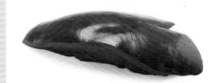

针尖大小

本周末进入排卵期,成熟的卵子从卵泡中排出,一个最棒的精子也从上千万个精子中奋力拼出,与卵子结合,形成受精卵。

★ 蛋白质

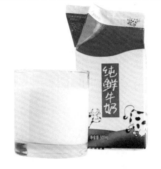

一般来说,每周吃一两次鱼或者虾、干贝等海产品,每天保证一两个鸡蛋、200 毫升牛奶和100~200 克肉类的摄入,再吃点花生、核桃等零食,就能保证每天的蛋白质需求。

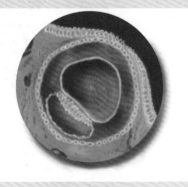

★ 多种维生素

补充多种维生素有助于孕妈妈预防多种疾病。孕妈妈多食用一些水果,如橙子、猕猴桃等,补充维生素 C,可以提高身体抵抗力,减少患病的可能,为幼嫩的胚胎提供良好的生长发育环境。

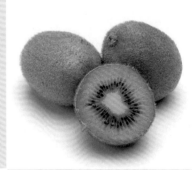

芹菜种子大小

受精卵在输卵管中行进 4 天后到达子宫腔,然后在子宫腔内停留 3 天左右,等子宫内膜准备好了,便在那里找个合适的地方埋进去,这就叫做"着床"。

★ 卵磷脂

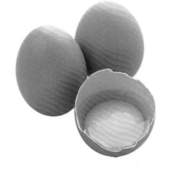

卵磷脂是脑发育不可少的物质,它可提高信息传递的速度和准确性,是胎宝宝非常重要的益智营养素。对处于形成和发育阶段的胎宝宝大脑来说,具有不可替代的作用。鸡蛋富含卵磷脂,每天至少吃 1 个鸡蛋。

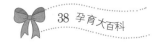

产检无小事

产检关系到孕妈妈和胎宝宝的健康,一定要引起重视。工作再忙都要定期去产检,如果偶尔一两次没去,错过了一些重要的产检项目,过后再做就失去意义了。二胎孕妈妈也不能因为有了经验就忽视了定期产检的重要性。

孕妈妈本月产检项目

孕 1 月主要是确定怀孕,本月女性更多的是自我监测。

☐ 使用排卵试纸检查尿液,以确定排卵期。

☐ 坚持每天记录基础体温。这个习惯应保持到孕后,尤其是年龄偏大或容易流产的女性。

☐ 自我检测体重、血压、血糖、腹围等基础指标。这些指标在怀孕后会反复应用,而孕前掌握这些指标有利于孕后比对,让医生更准确掌握你的身体健康情况。

☐ 记录本月末次月经日期和夫妻同房时间。这份记录为医生推测准确的预产期,修正孕期 B 超监测数值和结果意义很大。

(以上产检项目和标准可作为孕妈妈产检参考,具体产检项目以各地医院及医生提供的建议为准)

对话专家: 如何第一时间确定怀孕

月经停止来潮: 怀孕的第一个信号是月经停止来潮。结婚或有性生活的女性,平时月经规律,一旦月经过期 10~15 天,就有可能是怀孕。

乳房胀痛: 乳房发胀,好像变大了,有点刺痛的感觉,乳头的颜色也变深了,出现小结块。这是随着受精卵的着床,体内激素发生改变,乳房也做出相应反应,这也是在为以后的哺乳做准备。

类似感冒: 怀孕后由于孕激素带来的变化,使身体出现疑似"感冒"的症状,如体温升高、头痛、精神疲惫、脸色暗黄等。但不同于感冒的是,怀孕后的高体温只会比基础体温高出 0.5℃ 左右,并且没有流鼻涕、关节疼痛等病毒感染的症状。

二胎孕妈妈: 身心都要做好调整

有计划要二胎的女性,相比较而言有了些经验,对于怀孕的症状有所了解,心理上也会比较平静。不过也要留意自己的身体状况,预防流产。带孩子的辛苦,相信妈妈们都有所体会了,别太有负担,相信二宝会更好带。调整好心情,别太劳累,为即将到来的二宝努力吧。

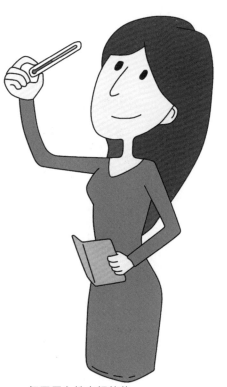

每天用女性专门的体温计来测量基础体温,结果才更准确。

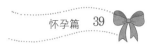

本月孕期营养

怀孕第 1 个月的营养素需求与孕前没有太大变化。平时应注意加强营养，摄入高质量的蛋白质食物、含叶酸的水果和蔬菜，保持正常运动和休息，这对胎宝宝的发育是非常有利的。

要坚持补叶酸

孕前要补叶酸，孕早期是胎宝宝中枢神经系统生长发育的关键期，脑细胞增殖迅速，最易受到致畸因素的影响。因此怀孕后的前 3 个月仍应坚持补充叶酸才能起到最好的预防效果。

雾霾天气多吃清肺食物

雾霾天气时，空气中的污染物可通过胎盘传给体内的胎宝宝，对胎宝宝智商有一定影响。孕妈妈在雾霾天应尽量减少外出，居室使用空气净化设备，除此之外，还应吃清肺食物如梨、枇杷、橙子、橘子等。

大龄孕妈妈尤其不能猛吃猛喝

孕妈妈猛吃猛喝会干扰胎宝宝的生长发育，并引起人体整个内分泌系统紊乱和功能失调，还会造成体重增长过快，为妊娠高血压综合症、妊娠糖尿病埋下隐患。

看这里，了解孕期慎吃的食物

酒精	酒精可以毫无阻挡地通过胎盘，孕妈妈过量饮酒，会导致胎宝宝面部发育不健全、脑部发育不全或呈明显畸形，对心脏也有一定的影响
咖啡	咖啡会使孕妈妈难以入睡，影响胎宝宝的骨骼成长，有可能出现手指、脚趾畸形的情况
螃蟹	螃蟹性寒凉，有活血祛瘀的功效，对孕妈妈不利，尤其是蟹爪，有明显的堕胎作用
山楂	山楂会刺激子宫收缩，在孕早期只能少量食用，有流产史或有流产征兆的孕妈妈忌食
杏	杏性热，有滑胎作用。另外，杏仁有小毒，为了避免其毒性物质透过胎盘屏障影响胎宝宝，孕妈妈应忌食杏仁
甲鱼	孕期及产后泄泻的人不宜吃，容易引起肠胃不适等症状。妊娠合并慢性肾炎、肝硬化、肝炎的孕妈妈也不宜吃甲鱼，有可能诱发肝性脑病
芦荟	芦荟苦寒，孕妈妈食用容易导致流产
荔枝	荔枝性温，容易引起上火，并且含有丰富的糖分，有妊娠糖尿病症状的孕妈妈忌食，否则会引发高血糖

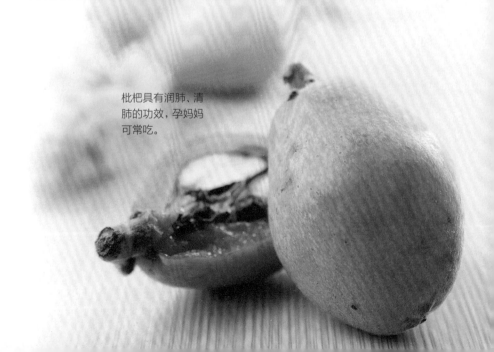

枇杷具有润肺、清肺的功效，孕妈妈可常吃。

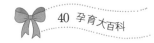
孕1月安胎保胎营养餐

现阶段孕妈妈的饮食结构与孕前相比，不需要做什么新的调整，你要做的就是加强营养，摄入高质量的蛋白质类食物、含叶酸的水果和蔬菜。

海米白菜

原料：白菜150克（只取白菜帮），海米50克，盐、油、水淀粉各适量。

做法：❶白菜帮洗净，切成长条，下入开水锅中烫一下，捞出控水备用；海米泡开，洗净控干。❷锅中放油烧热，放海米炒香，再放白菜帮快速翻炒至熟，加盐调味，用水淀粉勾芡。

营养功效：海米中富含锌，可提高精子和卵子质量，适量补锌还能调节女性内分泌，增加受孕机会。

牛肉饼

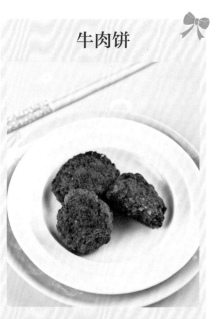

原料：牛肉末250克，鸡蛋1个，葱末、姜末、料酒、油、盐、香油各适量。

做法：❶牛肉末中加入葱末、姜末、料酒、油、盐、香油，搅拌均匀，打入鸡蛋搅匀。❷将肉馅摊平呈饼状，用少许油煎熟，或上屉蒸熟，也可以用微波炉大功率加热5~10分钟至熟。

营养功效：牛肉的蛋白质含量较高，孕妈妈常吃牛肉可以促进胎宝宝的生长发育。

鲍汁西蓝花

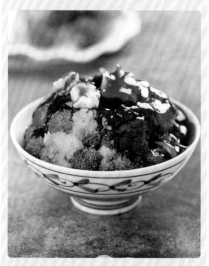

原料：西蓝花200克，百合20克，鲍鱼汁、油各适量。

做法：❶西蓝花洗净，切小块，用沸水烫过；百合洗净。❷锅里放油，倒入西蓝花和百合翻炒，再加入鲍鱼汁和适量水，炒2分钟即可起锅。

营养功效：西蓝花吸入鲍鱼汁的鲜美之味，口感极佳。另外，西蓝花中的维生素E可帮助孕妈妈安胎保胎。

紫菜包饭

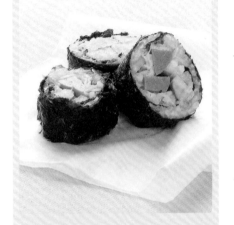

原料：糯米 200 克，鸡蛋 1 个，紫菜 1 张，火腿、黄瓜、沙拉酱、米醋、油各适量。

做法：❶ 黄瓜洗净、切条，加米醋腌制 3 分钟。❷ 糯米洗净，上锅蒸熟后，倒入适量米醋，拌匀晾凉。❸ 鸡蛋打散；火腿切条。❹ 锅中放油，将鸡蛋摊成饼，切丝。❺ 糯米饭平铺于紫菜上，摆上黄瓜条、火腿条、鸡蛋丝、沙拉酱，卷起，切成 1 厘米厚片即可。

营养功效：紫菜营养全面，能帮助孕妈妈和胎宝宝补充多种营养素。紫菜被视为抗辐射食品，孕妈妈应经常食用。

香菇油菜

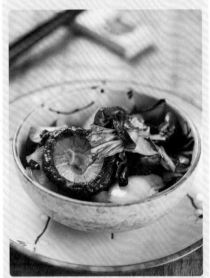

原料：油菜 250 克，干香菇 6 朵，盐、油各适量。

做法：❶ 油菜洗净；干香菇泡开去蒂，切块。❷ 油锅烧热，下油菜炒至六七成熟，再下香菇和适量水，烧至菜梗软烂，调入盐即可。

营养功效：香菇油菜营养丰富，是孕妈妈增强身体抵抗力、补充叶酸的绝佳素炒。

火腿奶酪三明治

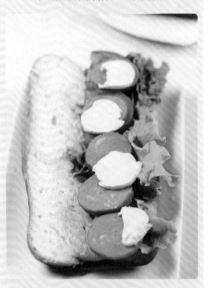

原料：面包 1 个，番茄 50 克，生菜叶、奶酪、火腿各适量。

做法：❶ 生菜叶洗净；番茄洗净切片；火腿切片。❷ 面包横切两半，在面包上依次铺上生菜、番茄、奶酪、火腿片即可。

营养功效：奶酪中含有丰富的蛋白质、钙、脂肪、磷和维生素等营养成分，面包易于消化吸收，可为孕妈妈提供丰富的营养素和能量。

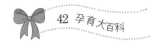

孕 1 月生活细节

告别夜生活、告别小猫咪、告别高跟鞋……所有的告别都是为了新的迎接——迎接那个生命中最珍贵、最挚爱的天使宝贝的到来。因为不知道小宝贝何时驾到，所以从准备怀孕的那一刻开始，孕妈妈和准爸爸就要悉心准备，尤其要注意日常生活的小细节，为小家伙准备一个最棒的生活环境。

小猫小狗要及时送人

有医生建议那些怀孕前感染过弓形虫的孕妈妈不必非要将宠物送走，只要严格注意卫生习惯，避免再次感染就可以了。但是在实际生活中，大多数孕妈妈并不能做到百分之百的清洁和卫生，所以还是有一定的隐患。为保险起见，最好还是将小猫小狗送走。猫和狗是弓形虫常见的携带体。研究表明，一只猫的粪便中每天可以含有数以万计的弓形虫卵囊，甚至接触了猫的唾液或者饮用了受污染的水，都有被感染的危险。虽然恋恋不舍但还是应在孕前将宠物送走，还要做相应的检查，如果感染就不要急着怀孕。

远离噪声

噪声会影响孕妈妈中枢神经系统的功能活动，出现烦闷、紧张、头痛、失眠，呼吸和心率增快，心肺负担加重，消化功能受损，免疫力下降等不适，这些可能会导致流产。

妊娠期理想的声强环境是 10~35 分贝。必要时可临时调换居住地点，如躲开机场或纺织厂。周末不要到交通拥挤、人流量大的闹市区去，更不要去歌舞厅等喧闹嘈杂的娱乐场所。把家中的电视机、音响音量调小。

和夜生活说再见

怀孕了，就要跟以前的夜生活说再见了。熬夜容易使体内的生物钟被打乱，影响胎宝宝的生长发育。此外，孕妈妈也易出现头痛、失眠、烦躁等不适，早孕反应更为严重。孕妈妈要早睡早起，生活规律。有条件的话应进行短时间午睡，一般半个小时至 1 个小时即可。

午睡最佳时间	午睡时间超过
30 分钟	**1** 小时
可缓解疲劳	会越睡越困

不要穿高跟鞋了

许多女性喜欢穿高跟鞋，长期穿高跟鞋容易产生腰痛、脚痛等不适症状，还可能会改变骨盆的形状，对胎宝宝有影响。当穿高跟鞋走路、站立时，腹部需要用力，怀孕早期胚胎着床还不稳，很容易造成流产。

孕期不适宜
穿 **6** 厘米
以上高跟鞋

孕期可以
穿 **2** 厘米
以下低跟鞋或平底鞋

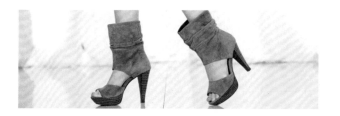

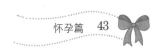

准爸爸要戒掉不良习惯

很多准爸爸在怀孕计划成功后，就不那么严格约束自己了，开始偷偷吸烟、喝酒，认为这对孕妈妈和胎宝宝没有什么影响。事实上，孕妈妈对烟味、酒味特别敏感。另外，准爸爸还要检讨一下自己有没有别的不良习惯，例如不刮胡子、不注意卫生等，这些都可能对孕妈妈的健康和心情产生不利的影响。

继续戒烟戒酒

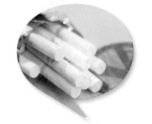

经常刮胡子

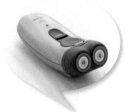

爷爷奶奶给大宝喂饭

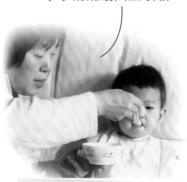

如果二胎孕妈妈觉得身体疲乏，可以请家人给大宝做饭、喂饭。

二胎孕妈妈别逞强，及时请家人帮忙

二胎孕妈妈在孕早期要特别注意预防流产，不要再抱着大宝玩耍了，更不能搬、抬、提重物，尽量避免过度劳累。多和家人沟通，有什么问题要及时请家人帮忙，除了争取到爸爸的支持外，还应尽量得到爷爷奶奶或者外公外婆的支持，能够在你感觉累的时候帮你带带大宝。

从现在起二胎准爸爸就要多陪伴大宝啦！

二胎准爸爸陪大宝玩耍

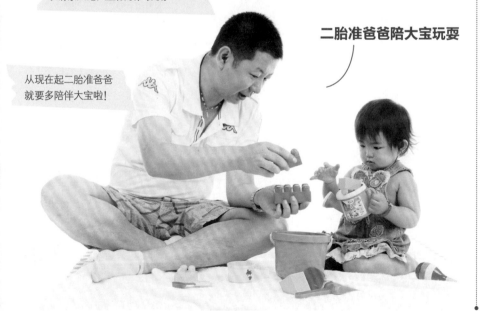

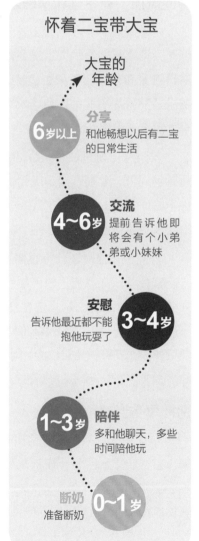

怀着二宝带大宝

大宝的年龄

6岁以上 分享
和他畅想以后有二宝的日常生活

4~6岁 交流
提前告诉他即将会有个小弟弟或小妹妹

安慰
告诉他最近都不能抱他玩耍了 **3~4岁**

1~3岁 陪伴
多和他聊天，多些时间陪他玩

断奶 **0~1岁**
准备断奶

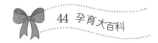

远离孕期不适

孕1月，由于大多数孕妈妈还不知道自己已经怀孕，受精卵分裂正在迅速进行，而受精卵着床还不稳固，往往最易出现危险。此时，孕妈妈要谨慎对待。即使自己尚未感觉出是否怀孕，出现意外情况时也要小心处理。

阴道流血，有生理和病理之分

一般受精卵在子宫壁上着床时，仔细的孕妈妈可能会发现有轻微的阴道出血现象，此时应多加注意出血量和颜色。若颜色极淡，痕迹也浅，有可能是受精卵着床引起的。孕妈妈可以稍等两天，通过早孕测试来确定。

若阴道出血量较多，类似于每次月经，但又不到月经时间，则有可能是受精卵自然淘汰，孕妈妈也不必太担心。一般孕1月的受精卵自然淘汰不会给女性身体造成影响，也不会对日后受孕产生影响。

若阴道流血时还伴有腹痛或其他不适症状，不排除宫外孕或先兆流产的可能性。建议在去医院检查前，要卧床休息、禁止性生活。到医院做彩超看胚胎发育状况，测定血HCG（人绒毛膜促性腺激素）及黄体酮，若需补充黄体酮，则根据激素用药原则，缺多少补多少，待补足需要后再逐渐减量。

别把早孕当感冒治

孕早期的反应和感冒相比有差别，可以区分出来。首先，怀孕后第一症状是停经，而感冒通常都不会影响月经的来潮。其次，还可以通过测试体温来加以区别。一般基础体温保持在36.1~36.4℃之间，怀孕后身体温度会有所升高，排卵期体温会升高

0.5℃。只有当体温达到37.5℃以上时，才说明可能是感冒引起发热。除此之外，如果是感冒，还会出现流鼻涕、关节疼痛等病毒感染的症状。

怀孕后基础体温比平常高

0.3~0.5℃

这是比较正常的体温

怀孕后体温升高，但不会超过

37.5℃

超过则可能是感冒引起的

怎么总是尿频

孕早期，导致孕妈妈出现尿频症状的原因有两个，一个是怀孕激素的影响，另一个则是泌尿系统感染。一般由怀孕激素导致的尿频没有其他异常症状。若孕妈妈尿频，还伴有灼热、疼痛、尿急等感觉出现，就有可能是尿路感染。此时宜到医院检查，若确定为尿路感染，则应在医生指导下尽快治疗，以免日后给胎宝宝造成不良影响。

不能刻意控制饮水量，每天保证

喝 **8** 杯水

每次饮水量别超过

200 毫升

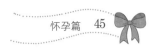

给大宝更多的爱

多数大宝不喜欢二宝的原因是，二宝"抢走了"爸爸妈妈的爱，让大宝"失去"了原来的宠爱。其实这是生活习惯的突然改变让大宝产生了心理波动。

二宝出生前，做好大宝的心理建设

在计划要二胎时，先告诉大宝，让大宝有个心理准备。不是为了征询大宝的同意，更不是让大宝准备照顾好二宝，让大宝学着做个"好哥哥"或"好姐姐"，这对大宝来说压力太大了。

父母需要做的是，确认大宝在你们心中的地位，让他对父母的爱坚信不疑。无论亲戚朋友如何哄逗他，都不会让他产生"爸爸妈妈只爱小宝，不要我了"的想法。这需要父母用实际行动来证明。怀孕早期，爸爸妈妈仍要多花时间陪大宝。

如何告诉大宝，二宝即将到来

不要说将来如何如何，也不要说"会有个弟弟或妹妹陪你玩"，否则等二宝出生后，大宝发现这个弟弟或妹妹既不会说也听不懂，整天只会哭、睡觉，根本不会陪他玩，就会觉得父母在骗他。最好的方法是，父母只陈述事实，而且要让大宝第一个知道，并告诉他这是你们之间的秘密。这样会让大宝有被重视和被信任的感觉，也让他觉得在父母心中的地位不会被动摇。

十月怀胎，我们还有很多时间去告诉大宝，二宝出生后会有哪些不一样，只要开头开得好，后面的事情就会好办多了。

大宝未断奶，此时可逐步开始

如果你怀上二胎时，大宝还没有断奶，在确认怀孕后就要有计划地给大宝断奶了。一般情况当宝宝满一周岁以后，就可以考虑给他断奶了。如果这时候大宝还未满一周岁，也应该开始断奶了。因为孕期哺乳容易引起子宫收缩。而且怀孕后，孕妈妈的身体要为胎宝宝提供营养，要再加上喂养大宝，身体负荷不了。哺乳期怀孕乳汁也会自然而然地减少，所以断奶也是必然的。

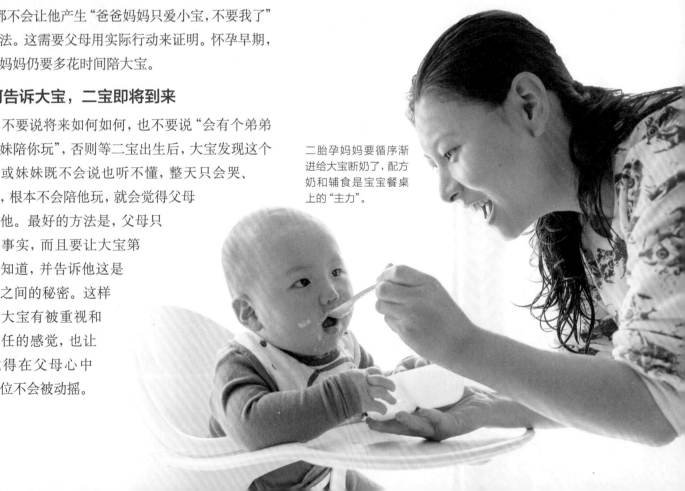

二胎孕妈妈要循序渐进给大宝断奶了，配方奶和辅食是宝宝餐桌上的"主力"。

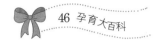
孕2月

当孕妈妈得知胎宝宝到来的好消息时，孕吐也会随之降临。孕吐是大部分孕妈妈都有的孕期反应，通常情况下是正常的生理反应，不用过分担心。

本月孕妈妈体重管理

"一人吃两人的饭"不科学 不少孕妈妈以为"一个人要吃两个人的饭"，吃得越多，体重增加越多越好，这是错误的。孕期的体重增长一定要控制在合理的范围内，才能保证胎宝宝的健康，让分娩更顺利。

怀孕时间	胎宝宝身长、重量	孕妈妈体重
怀孕第5周	约4毫米	（ ）千克
怀孕第6周	约6毫米	（ ）千克
怀孕第7周	约10毫米	（ ）千克
怀孕第8周	约12毫米，2克	（ ）千克

胎宝宝很小，孕妈妈的体重不会有明显的变化，一般孕早期体重增长一两千克，有些孕妈妈孕吐严重，还会出现体重不增反降的情况。本月内，孕妈妈每周体重增加不宜超过200克。

本月注意事项

★ 这个月，如果"好朋友"迟迟没有来的话，孕妈妈要到医院做一次检查，确认是不是怀孕了，以便为迎接胎宝宝的到来做好准备。

★ 孕妈妈用早孕试纸自测怀孕时，最好在月经迟来2周后再做，太早不容易测出来。

★ 孕妈妈应该随身携带开心果、松子这类的坚果，饿了就吃，不仅能补充营养，还能缓解孕早期的孕吐现象。

★ 尿频是孕妈妈常有的症状。平时要适量补充水分，若有尿意，尽量不要憋尿，以免造成尿路感染，加重尿频。

★ 不少孕妈妈在孕早期喜欢吃酸，但不能多吃。孕早期胎宝宝耐酸度低，过量食用加工过的酸味食物会影响胎宝宝发育，容易致畸。

胎宝宝长

★ 孕5周 苹果子大小

此时的胎宝宝还只能被称为胚胎。本周胎宝宝的神经系统和循环系统的基础组织最先开始分化，大约有苹果子那么大，像个"小海马"。

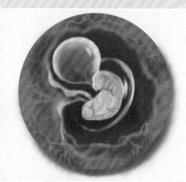

★ 孕6周

杏仁大小

此时的胎宝宝像一个小杏仁，尾巴消失了，眼睛、鼻孔、嘴唇、舌头等开始形成。肝、肾、肺、肠道等器官的形成已经接近尾声。

★ 孕7周

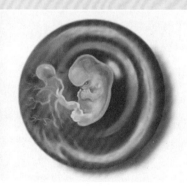

★ 孕8周

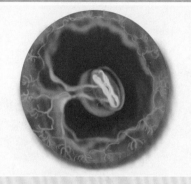

孕妈妈补

★ 脂肪

孕妈妈这周要重点补充脂肪，要多吃牛奶、鱼、蛋、核桃、海鱼、木耳等脂肪含量丰富的食品。

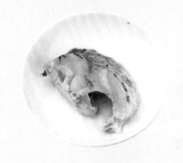

西瓜子大小

到了第6周末，胎宝宝的各种器官均已出现，只是结构还不完善。心脏也已经开始有规律地跳动。初级的肾和心脏等主要器官都已形成。

★ 叶酸

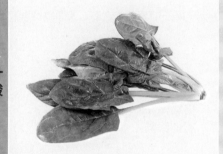

在胎宝宝中枢神经系统生长发育的关键时期，孕妈妈补充叶酸、DHA 和各种维生素，能让胎宝宝更健康。孕妈妈要多吃新鲜绿色蔬菜、水果、动物内脏、豆类以及坚果。

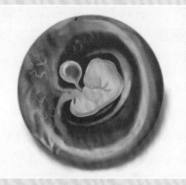

★ 水

孕吐易引起缺水，所以补充水分很重要，除白开水外，孕妈妈可以选择牛奶、酸奶、豆浆、蛋羹、米粥、蔬果汁等，可补充水分和营养。

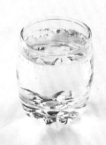

四季豆大小

此时胎宝宝的头部已经明显挺起，脑细胞的初级神经已经形成，心跳也已经正常。已经开始四处游动了，腿和胳膊的骨头已经开始硬化并且变长。

★ 蛋白质　钙

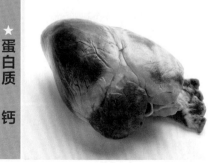

本周孕妈妈应补充蛋白质、钙、铁、铜、维生素 C 等营养素，以满足胎宝宝大脑的快速发育和骨骼的硬化。孕妈妈可从鱼、蛋、红绿色蔬菜、动物内脏中获取。

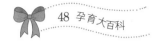

产检无小事

如果本月初你的"好朋友"迟迟没有到来，那么恭喜你，你可能已经升级为孕妈妈了！为了进一步确认胎宝宝的到来，你可以到医院进行检查确认受孕情况，同时向医生咨询孕期的注意事项以及接下来产检的时间，为自己和胎宝宝的十月之旅做好充分的准备。

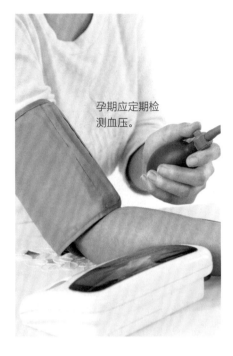

孕期应定期检测血压。

孕妈妈本月产检项目

☐ 血压检查：定期监测孕妈妈的血压值可及时发现妊娠高血压

☐ B超检查：计算出胎囊大小，根据胎头至臀部的长度值即可推算出怀孕周数及预产期，此外还能监测有无胎心搏动及卵黄囊等，及时发现胚胎的发育异常情况

☐ 血色素及血细胞比容的检查（血常规检查）：检查是否有贫血现象

☐ 体重检查：随时监测体重增长情况

☐ 尿常规检查：尿检有助于肾脏疾患早期的诊断

（以上产检项目和标准可作为孕妈妈产检参考，具体产检项目以各地医院及医生提供的建议为准）

对话专家：重度早孕反应要就医

部分孕妈妈早孕反应大，呕吐频繁、食欲缺乏，增加了孕妈妈孕期的痛苦，还可能出现体重下降的现象。如果孕吐不是持续的剧吐，体重只有稍微的下降就不必担心。如果属于剧烈呕吐，一点水或食物都无法吃下，体重严重下降，这会给胎宝宝发育造成影响，这种情况需要去医院就诊。

从孕妈妈身体健康及胎宝宝发育来看，孕妈妈最好不要自行通过药物方式缓解早孕反应。目前研究发现，部分缓解早孕反应的药物有导致胎宝宝畸形的危险。孕妈妈最好还是通过饮食调节来缓解呕吐，并根据医生的建议进行治疗。

大龄孕妈妈：预防流产非常重要

35岁以后，卵细胞的质量下降，对大龄孕妈妈来说，身体素质也大大下降，因此一定要定期进行孕期产检，以及听从医生的建议。孕早期应积极预防流产，坚持补充叶酸，保证营养均衡。生病后应及时看医生，不要随意用药。孕早期胎宝宝非常不稳定，尽量不要过性生活。日常生活中应防辐射，看电视、电脑要离远一些，手机不要挂在胸前，少使用微波炉。

本月孕期营养

孕2月往往是早孕反应最强烈的阶段，有的孕妈妈还会出现体重下降的情况，所以这个月孕妈妈的饮食营养尤为重要，除了保证孕妈妈饮食合理、营养丰富外，还应考虑孕妈妈喜欢的口味，增加孕妈妈的食欲。

吃点清淡的饭菜吧

孕吐比较严重的孕妈妈可以选择一些清淡的饭菜。如果胃口实在不佳，建议早餐喝点清淡的汤粥，既能补充营养又能补水，还能提升胃口。麻酱油麦菜、凉拌黄瓜、什锦沙拉……这些菜是不是听起来就很有胃口呢？凉拌菜少油、不腻，更适合早孕反应严重的孕妈妈。而且通常都有鲜艳清新的色彩，口感脆爽，能很好地提升孕妈妈的胃口。凉拌菜不经过高温烹饪，能更好地保持蔬菜中的营养成分不被破坏，让孕妈妈和胎宝宝更好地吸收。

用健康零食补充营养

孕妈妈的营养均衡很重要，要注意粗细搭配、干稀搭配、荤素搭配。合理的饮食搭配会促进孕妈妈的食欲，同时也能满足各种营养的需求。孕吐严重的孕妈妈，可以随身携带些瓜子、松子、腰果等坚果类小零食，饿了就吃一点，不仅能补充营养，抵消饥饿感，还可以缓解孕吐。

柠檬水、蜂蜜水，补水又止吐

早孕反应严重的孕妈妈应警惕身体缺水，因为剧烈的呕吐容易引起体内的水电解质代谢失衡，所以，要注意多补充水分。要多吃新鲜水果和蔬菜，饮食不可过咸，应多食用清淡可口、易消化的米粥和汤类，柠檬水、蜂蜜水不仅能够补水，还能让孕妈妈更美丽。

二胎和头胎早孕反应不一样，很正常

很多孕妈妈说，二胎的早孕反应和头胎不一样，有的是头胎没什么反应，胃口很好，二胎孕吐就严重一些，胃口差，爱吃酸的或辣的；有些则是怀头胎嗜睡，孕吐严重，二胎没什么感觉，这些都很正常。早孕反应不一样并不能说明胎宝宝性别和头胎不一样，不能以此来推测胎宝宝的性别。

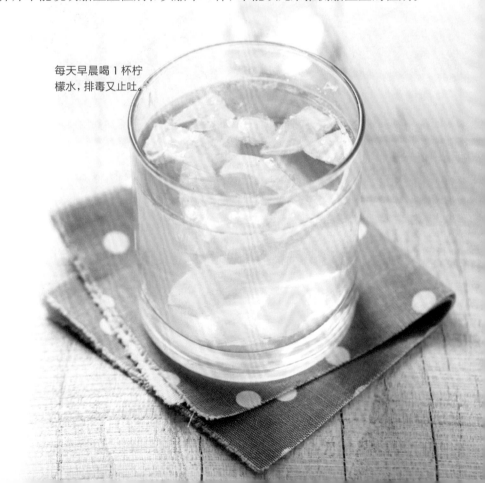

每天早晨喝1杯柠檬水，排毒又止吐。

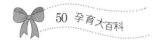

孕2月缓解孕吐营养餐

本月正是孕妈妈孕吐最严重的时候，预防和缓解恶心、呕吐就成了饮食中的重点。下面这几道菜肴在缓解孕吐的同时，还能为孕妈妈提供充足的营养。

蛋醋止呕汤

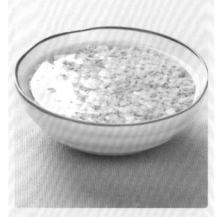

原料：鸡蛋2个，白糖、醋各适量。

做法：❶鸡蛋磕入碗内，用筷子搅匀，加入白糖、醋，再搅匀。❷锅置火上，加清水适量，用大火煮沸，将碗内的鸡蛋倒入，煮沸即可。

营养功效：此汤能缓解孕吐，补充孕吐所造成的营养和水分流失。

奶酪手卷

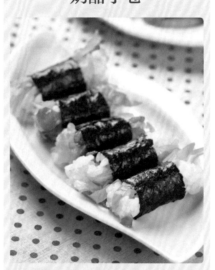

原料：紫菜和奶酪各30克，糯米饭、生菜、番茄、沙拉酱各适量。

做法：❶生菜洗净；番茄洗净切片。❷铺好紫菜，再将糯米饭、奶酪、生菜、番茄依序摆上，淋上沙拉酱并卷起即可。

营养功效：沙拉酱能量较高，孕妈妈应尽可能少吃。

南瓜牛腩饭

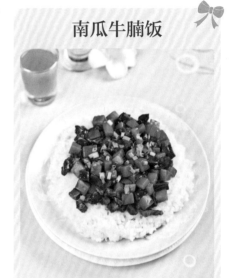

原料：牛肉150克，米饭150克，南瓜100克，胡萝卜、高汤、盐、葱花各适量。

做法：❶牛肉、南瓜、胡萝卜分别洗净，切丁。❷将牛肉丁放入锅中，用高汤煮至八成熟，加入南瓜丁、胡萝卜丁、盐，煮至全部熟软，浇在米饭上，撒上葱花即可食用。

营养功效：此菜清淡可口、营养丰富，肉香中混合着南瓜淡淡的甜香，非常适合胃口不佳的孕妈妈食用。

罐焖牛肉

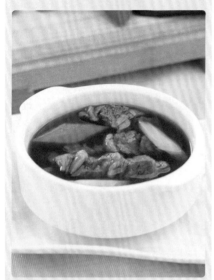

原料：牛肉 500 克，芹菜 100 克，胡萝卜 100 克，番茄酱、花椒、葱末、姜片、料酒、老抽、盐、油各适量。

做法：❶ 牛肉洗净，切小块，用开水余一下，去掉肉腥味；芹菜洗净，切斜段；胡萝卜洗净，切片。❷ 油锅烧热，放入牛肉块、花椒，再放入葱末、姜片翻炒；加料酒、老抽、水，大火烧开。❸ 转用砂锅，小火炖 2 小时至肉烂；放入芹菜段、胡萝卜片、盐，最后加番茄酱调味即可。

营养功效：此菜酸甜咸香，没有肉腥味，能满足孕妈妈"挑剔"的口味。

彩椒鸡丝

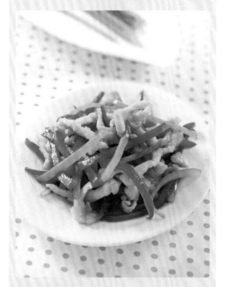

原料：鸡腿 200 克，青椒、红椒各 50 克，葱段、姜末、蒜末、白糖、蚝油、盐各适量。

做法：❶ 鸡腿洗净，放入锅中，煮至熟透，捞出，撕成小条。❷ 青椒、红椒洗净，去子，切成细条。❸ 油锅烧热，放入姜末和蒜末炒香，然后放入青椒条、红椒条翻炒。❹ 放入鸡肉条，翻炒片刻后，依次加盐、白糖、蚝油、葱段，大火翻炒均匀即可出锅。

营养功效：这道菜具有色香味俱全的特点，能满足孕妈妈的各种要求。

蘸酱菜

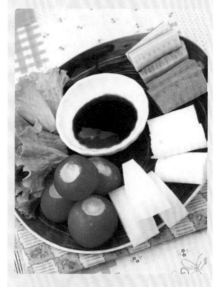

原料：樱桃萝卜、胡萝卜、白萝卜、黄瓜、大葱、生菜各 50 克，甜面酱、白糖、香油、盐各适量。

做法：❶ 樱桃萝卜、胡萝卜、白萝卜、黄瓜、大葱洗净，切段；生菜洗净，用淡盐水浸一下。❷ 锅中放香油烧热，放入甜面酱、盐、白糖翻炒。❸ 放入等量的水，翻炒 2 分钟，盛出后晾凉，用蔬菜蘸食即可。

营养功效：蘸酱菜有田园式的清新，清爽可口，能勾起孕妈妈的食欲。

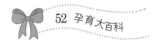
孕2月生活细节

由于早孕反应，本月孕妈妈会出现乏力、头晕等不适，会变得容易发脾气，孕妈妈要学会自我调节，保持稳定、平和的情绪，积极面对孕期生活。

换掉你的护肤品

大多数孕妈妈怀孕后还在用原来的护肤品，也有的孕妈妈停用了所有的护肤品，这都是不科学的。孕妈妈可以选择没有刺激成分，不含香料的保湿润肤品，也就是人们常说的"基础类保养品"。现在市面上有专门的孕妇专用护肤品，孕妈妈需要到正规商场或超市选择正规品牌的产品。

口红和唇膏会吸附空气中各种对人体有害的重金属微量元素，还可能吸附大肠杆菌等，它们都有可能通过口腔进入体内，对孕妈妈和胎宝宝产生不利影响。

前3个月孕妈妈尤其不能用美白祛斑类化妆品。美白祛斑类化妆品中，大多含有有毒的化学物质，这些有毒物质可能会经胎盘转运给胎宝宝，会使细胞生长和胚胎发育速度减慢，导致胚胎发育异常。

每天保证充足的睡眠

孕早期，孕妈妈易疲倦、嗜睡，每天要保证充足的睡眠。建议每天睡足8个小时。尤其是晚上11点到次日凌晨4点这段时间内，一定要保证最佳的睡眠质量。养成有规律的睡眠习惯，晚上在同一时间入睡，早晨在同一时间起床，有助于快速入睡，提高睡眠质量。

孕妈妈优质睡眠每天保证睡	晚上最佳入睡时间
8~9 小时	**10** 点
可午睡30分钟	最晚不可超过11点

性生活要喊停

孕早期是胚胎形成和发育的关键阶段，此时的胎盘还未完全形成，胚胎组织在子宫壁上附着得不够牢固，是流产的高发期。此时进行性生活，可能会引发孕妈妈子宫的强烈收缩，容易流产。

10个月孕期

前 **3** 个月
禁止同房

后 **3** 个月
禁止同房

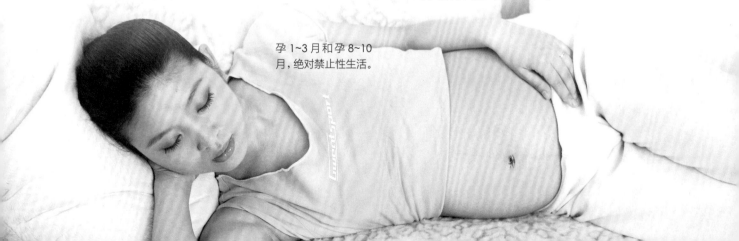

孕1~3月和孕8~10月，绝对禁止性生活。

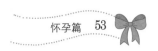

二胎准爸爸多照顾大宝

二胎孕妈妈怀上二宝后，身体经常会感到疲惫。二胎准爸爸不妨帮妻子照顾大宝。主动为妻子和大宝做丰盛的佳肴。此外，还要继续戒烟、戒酒。对照右面的清单，看看哪些还没有做到位哦。

给大宝洗澡

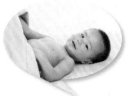

要注意安全

跟大宝玩

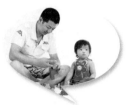

增进亲子感情

做辅食

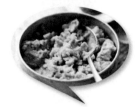

变身营养师

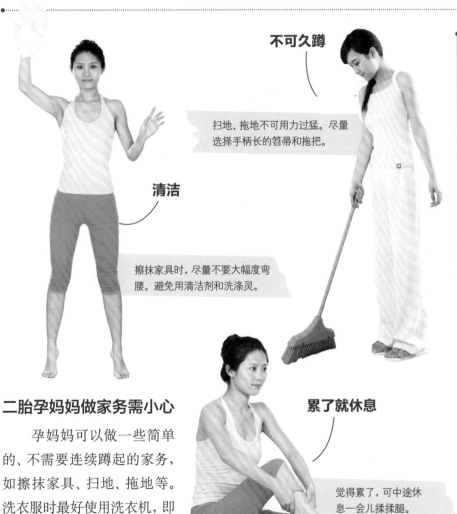

不可久蹲

扫地、拖地不可用力过猛。尽量选择手柄长的笤帚和拖把。

清洁

擦抹家具时，尽量不要大幅度弯腰。避免用清洁剂和洗涤灵。

累了就休息

觉得累了，可中途休息一会儿揉揉腿。

二胎孕妈妈做家务需小心

孕妈妈可以做一些简单的、不需要连续蹲起的家务，如擦抹家具、扫地、拖地等。洗衣服时最好使用洗衣机，即使是手洗也要保持站姿。晾晒衣服时不要用力向上伸腰。

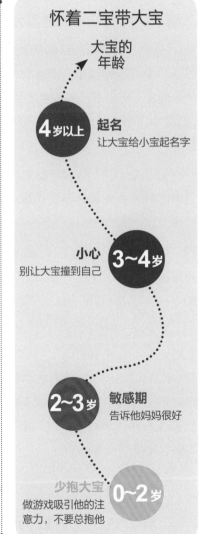

怀着二宝带大宝

大宝的年龄

4岁以上 起名
让大宝给小宝起名字

小心 3~4岁
别让大宝撞到自己

2~3岁 敏感期
告诉他妈妈很好

少抱大宝 0~2岁
做游戏吸引他的注意力，不要总抱他

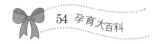

远离孕期不适

到了孕 2 月，孕妈妈身体变化程度增大，很可能带来更多的不适症状。孕吐、困倦、食欲缺乏、尿频……各种不适开始"侵袭"孕妈妈，孕妈妈此刻一定感觉很辛苦，但再辛苦为了宝宝也值得。其实各种不适都能找到对应的小方法来缓解，孕妈妈不必过于担心。

二胎早孕反应特别大是怎么回事

不少二胎孕妈妈反映怀头胎时早孕反应很轻，但是二胎的早孕反应不仅大，而且时间还提前，在孕 6 周左右的时候，就出现了恶心、呕吐、头痛、疲劳、食欲不振、乳房触痛等一系列反应。这是为什么呢？

跟年龄有关：随着年龄的增大，有些妈妈怀第二胎的时候身体状况没有怀第一胎时的好，身体负担重了，自然早孕反应会强烈些。

跟精力有关：大部分二胎孕妈妈在工作的同时还要照顾大宝，再加上怀二胎后激素的影响，会感到力不从心，身心俱疲。

跟激素和精神因素有关：每次怀孕身体的激素分泌水平不会完全相同，体内的人绒毛膜促性腺激素（HCG）水平高时，就会使孕吐变得剧烈。另外人体的很多身体表现跟精神状态相关性很大，与怀孕后乐观积极的孕妈妈相比，情绪焦虑、烦恼的孕妈妈更容易早孕反应强烈。

发现卵巢囊肿怎么办

有的孕妈妈在确定怀孕后，发现自己患了卵巢肿瘤，遇到这种情况，先不要惊慌。怀孕期间绝大多数的卵巢肿瘤都是良性的，恶性肿瘤只占 2%~5%。如果发现为良性，并发生在单侧卵巢，可待怀孕 3 个月后进行手术。在手术前，孕妈妈应与医生保持密切联系，一旦有腹部不适等情况发生，须尽快就医。若发现肿瘤为恶性或有病变，宜及时采取手术。

卵巢肿瘤并不可怕，良性肿瘤的概率达

95%

以上，孕妈妈不必惊慌

卵巢肿瘤良性，并发生在单侧卵巢，可于孕

3 月

后进行手术

孕妈妈发热怎么办

孕妈妈宜谨慎对待发热情况。如果孕妈妈只是轻微的发热，可以采用物理治疗法，如用湿毛巾擦拭身体，但在擦拭身体时，注意避开胸前。孕妈妈发热后还要多喝些温开水，同时注意保暖，时刻监测体温。

体温在

37.5℃

以下可采取物理降温

若体温超过

38.5℃

需到医院就诊

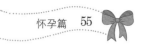

给大宝更多的爱

　　孕 2 月，二胎孕妈妈会感觉困倦、乏力、食欲不振，二胎孕妈妈可能没有精力和心情来照顾大宝。不过二胎孕妈妈还是应该尽量像平时一样对待大宝，对大宝的淘气和任性要心平气和地冷静处理，不可过度责备。小孩子也是很敏感的，这样做容易让大宝产生"妈妈不喜欢我了"的感觉。

妈妈和大宝做手工

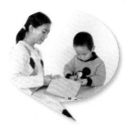

画画、讲故事

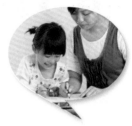

二胎孕妈妈，不要让大宝总黏着你

　　如果大宝非常黏你，你可以把自己的身体状况告诉大宝，然后跟他一起做些轻柔、动作量小的游戏，比如画画、折纸、做手工、听音乐、讲故事等。特别提醒二胎孕妈妈，如果阴道出现褐色分泌物，一定要少抱大宝，及时就医，千万不要大意。

请家人帮忙照顾大宝

　　从怀上二宝开始，妈妈要有意识地锻炼大宝的独立性，不能事事都依赖妈妈了。这也是为日后二宝出生做准备。试想，二宝出生后要频繁喂奶、换尿布、哄睡，如果这时候大宝没你不行，总是吵着要妈妈这样，妈妈那样，你该如何应对？所以，一方面要让孩子独立起来，另一方面要让爸爸或家里的老人更多地承担起照顾大宝的责任。爸爸要多与大宝亲近，建立更亲密的关系，以便帮助妻子更好地孕育。

家人带大宝画画

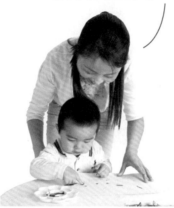

别让大宝总黏着妈妈，让大宝多接触家人。

二胎准爸爸陪大宝玩耍

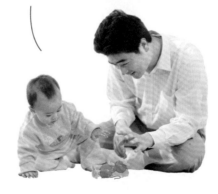

二胎准爸爸陪大宝做游戏，能让大宝更加勇敢和自信。

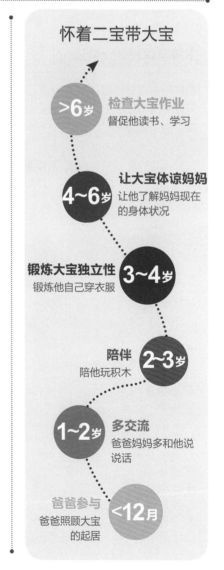

怀着二宝带大宝

>6岁 检查大宝作业
督促他读书、学习

4~6岁 让大宝体谅妈妈
让他了解妈妈现在的身体状况

锻炼大宝独立性 **3~4岁**
锻炼他自己穿衣服

陪伴 **2~3岁**
陪他玩积木

1~2岁 多交流
爸爸妈妈多和他说说话

爸爸参与 **<12月**
爸爸照顾大宝的起居

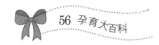

孕3月

孕 3 月是孕早期的最后一个月，这个月仍然存在自然流产的可能。如果孕妈妈感到腰酸、腰痛，可以吃一些有安胎养血作用的食物，如乌鸡、蛋黄等都能起到安胎的作用。中医认为，养胎要先养血，血气充足，自然提高了胎宝宝存活的概率。本月，孕妈妈不妨多吃补血、补气的食物来安胎养胎。

本月孕妈妈体重管理

此时不要过分控制体重 早孕反应期，孕妈妈不用过分地控制体重，只要能吃下去就可以，但也不要吃得过多，尤其是油炸等高热量的食物。剧烈运动一定要禁止，这段时间不可通过运动来控制体重。

怀孕时间	胎宝宝身长、重量	孕妈妈体重
怀孕第 9 周	约 2 厘米	（　　）千克
怀孕第 10 周	约 4 厘米 约 13 克	（　　）千克
怀孕第 11 周	约 6 厘米 约 19 克	（　　）千克
怀孕第 12 周	约 9 厘米 约 23 克	（　　）千克

这个月，孕妈妈的外形不会有明显改变，也有的孕妈妈到了第 3 个月体重非但没有增加，反而出现了下降的趋势，这是因为食欲缺乏和孕吐导致的。本月每周体重增加不宜超过 200 克。

本月注意事项

★ 即便孕吐比较厉害，孕妈妈也要在肠胃较舒适时尽量多吃些水果、蔬菜、豆制品或坚果类小零食，以此保证自己和胎宝宝的营养。

★ 适量的、健康的脂肪对孕妈妈和胎宝宝都是必需的，肉类食物实在吃不下去时，孕妈妈可以吃些核桃、芝麻等保证脂肪的摄入。

★ 现在孕妈妈乳房胀大，腰围也增大了，别忘了更换大的胸衣和内裤，这样会感觉更舒服一些。

★ 受激素的影响，皮肤的皮脂腺分泌量会增加，有些孕妈妈脸上会长痘痘，但是不要随意涂抹祛痘药膏。

胎宝宝长

★ 孕 9 周

葡萄大小

胎宝宝所有的神经器官都开始工作了，手腕开始稍微弯曲，双腿开始摆脱蹼状的外表，眼睑开始覆盖眼睛。此时他成为了真正意义上的"胎宝宝"。

★ 孕 10 周

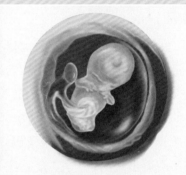

★ 孕 11 周

无花果大小

此时胎宝宝身长和体重都增加了一倍，重要的器官都已经发育完全，而且现在胎宝宝的眼皮开始黏合，直到孕 27 周后才能完全睁开。

★ 孕 12 周

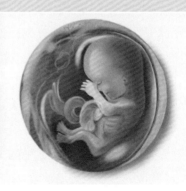

孕妈妈补

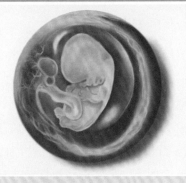

★碳水化合物

孕妈妈膳食中缺乏碳水化合物，将导致疲乏、血糖含量降低，产生头晕、心悸等症状，严重者会导致妊娠期低血糖昏迷。孕妈妈平时多吃一些面食、点心、红薯、土豆等，都可以补充一定量的碳水化合物。

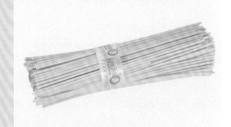

小金橘大小

胎宝宝现在就像一个小金桔。眼睛和鼻子清晰可见。肝脏、脾脏、骨髓开始制造血细胞。这时的胎宝宝已经从一个小小的胚胎发育成了人的雏形。

★DHA

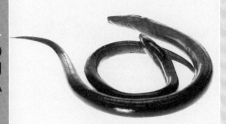

DHA 被称为"脑黄金"，若胎宝宝从母体中获得的 DHA 等营养不足，胎宝宝的大脑发育过程有可能被延缓或受阻，智力发育会受到影响。孕妈妈平时可以多吃一些富含 DHA 的鱼类，如鳕鱼、鲫鱼、鳝鱼等。

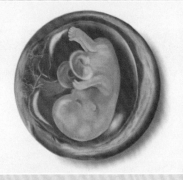

★镁

研究表明，怀孕最初 3 个月，孕妈妈摄取镁的数量关系到新生儿身高、体重和头围的大小。孕妈妈每天镁的摄入量约为 400 毫克。每星期可吃两三次花生，每次 25 克左右即可满足。

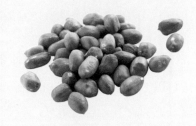

草莓大小

此时胎宝宝已经人模人样了，大脑和各种器官仍在发育，骨头在硬化，手指和脚趾已经分开，指甲和毛发也在生长，声带也开始发育。

★维生素E

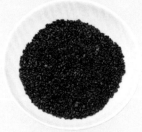

维生素 E 又被称为生育酚，具有保胎安胎、预防流产的作用，还有助于胎宝宝的肺部发育。维生素 E 还能促进孕妈妈新陈代谢，提高免疫力，增强肌肤细胞活力，是美容养颜伴侣。黑芝麻就含有丰富的维生素 E。

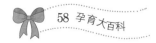

产检无小事

这个月要进行第一次正式产检，要办理"母子健康档案"，以便做产检的系统记录。大部分医院在这个月要求建档，所以这时候要选好准备分娩的医院了。第一次正式产检的项目相对较多，需要全面检查孕妈妈和胎宝宝的健康情况，其中 NT 检查非常重要。

本月产检项目

☐ 乙肝六项检查：若女方是表面抗原阳性，怀孕后进行乙肝"三阻断"，能有效预防母婴传播，从而降低乙肝感染概率

☐ 多普勒听胎心音：怀孕第 12~13 周时，已经能听胎心音

☐ "四毒"检查：包括风疹病毒、巨细胞病毒、弓形虫、单纯疱疹病毒

☐ 梅毒血清学检查：可造成流产、早产、新生儿先天性梅毒等

☐ 血色素及血细胞比容的检查（血常规检查）：检查是否有贫血现象

☐ 体重检查：随时监测体重增长情况

☐ 尿常规检查：尿检有助于肾脏疾患早期的诊断

（以上产检项目和标准可作为孕妈妈产检参考，具体产检项目以各地医院及医生提供的建议为准）

对话专家：NT 检查什么时候做最好

NT 检查最好在孕 11~14 周做，这个时候，胎宝宝头臀长在 45~84 毫米，经腹部或阴道 B 超检查最好。检查时间过早，在 11 周之前，胎宝宝太小，B 超检查可能显示不出；过晚的话，过多的液体被胎宝宝的淋巴系统吸收，检查结果就不太准确了。如果孕妈妈错过了 NT 检查的最佳时间，也不用太过担心，孕中期的唐氏综合征产前筛选检查（简称唐氏筛查）及大排畸检查，也是进一步的排畸检查。

大龄孕妈妈：产检项目只能多不能少

一些二胎孕妈妈在孕育二宝的时候，年龄已经达到或超过了 35 岁，进入了大龄孕妈妈的行列。这样的话，产检时就要多做一些项目，其中有两次 B 超一定要做，分别在孕 12 周和孕 22 周的时候。这项检查可用来进一步确定怀孕日期及胎宝宝是否有发育异常的情况，如唇腭裂、脏器异常。

其实，大龄孕妈妈不必过分担心胎宝宝的健康。只要了解自己的检查项目，按时去产检就可以了。

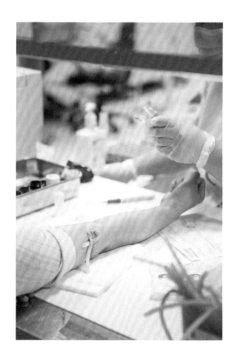

本月孕期营养

现在胎宝宝器官的形成和发育正需要丰富的营养，孕妈妈虽然会有诸多不适应和不舒服的时候，但一定要坚强应对，本月孕妈妈要坚持多样补充、足量补充和优质补充的饮食原则。

粗细搭配，营养均衡

许多孕妈妈把精米、精面当成高级食品，在怀孕期间只吃精细加工的精米、精面，殊不知这样容易导致营养失衡。长期食用精白米或出粉率低的面粉，如富强粉，会造成维生素和矿物质的缺乏，尤其是B族维生素的缺乏，可导致相应的疾病，影响孕妈妈的身体健康和胎宝宝的生长发育。

孕妈妈应多吃些粗粮，无论对自己的健康还是胎宝宝的发育均有益处。建议日常饮食要做到粗细搭配，精米、精面作为调剂生活的食品是可以的，但不要只吃精粮。

清淡的菜品更可口

孕3月是胎宝宝大脑、骨骼、肌肉的快速发育期，但因孕期较早，胎宝宝所需营养量不大，孕妈妈正常、均衡地饮食就可以为胎宝宝提供全面的营养。均衡的营养来自多样的食物源和平衡的饮食结构，所以孕妈妈本月饮食宜多样，不宜有所偏颇。

这个月孕吐仍然会困扰大部分孕妈妈，但只要再坚持一个多月，症状就会有所减轻或消除。胃口不好的时候，可以适当变换烹饪方式，吃点口味清淡的菜品，平时多吃点酸酸甜甜的水果。

吃鸡蛋不宜过量

在怀孕期间，大部分孕妈妈都会通过吃鸡蛋来补充营养。但如果孕妈妈吃鸡蛋过量，摄入蛋白质过多，容易引起腹胀、食欲减退、消化不良等症状，还可导致胆固醇增高，加重肾脏的负担，不利于孕期保健。所以，孕妈妈每天宜吃一两个鸡蛋。

多吃抗辐射的食物

孕妈妈应适当吃些抗辐射的食物，如番茄、西瓜、红葡萄柚等红色水果；富含维生素E的各种豆类、橄榄油、葵花子油和十字花科蔬菜；鱼肝油、动物肝脏、鸡肉、蛋黄和西蓝花、胡萝卜、菠菜等，这些食物富含维生素A和β-胡萝卜素，不但能合成视紫红质，还能使眼睛在暗光下看东西更清楚，因此上述食物不但有助于抵抗电脑辐射的危害，还能保护和提高视力。

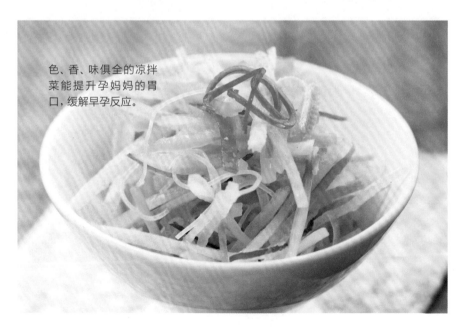

色、香、味俱全的凉拌菜能提升孕妈妈的胃口，缓解早孕反应。

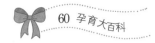

孕 3 月安胎养血营养餐

怀孕早期安胎养胎是重中之重。中医认为,养胎要先养血。所以孕妈妈要适当摄入补血安胎的食材,如莲藕、红枣、牛肉等。

糖醋莲藕

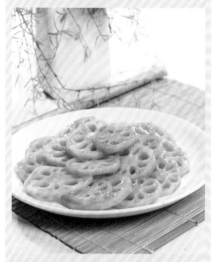

原料:莲藕 150 克,花椒、葱末、白糖、醋、料酒、香油、盐、油各适量。

做法:❶ 莲藕去节,去皮,切成薄片,用水冲洗干净。❷ 油锅烧热,放入花椒,炸香后捞出。❸ 放入葱末略煸,倒入藕片翻炒。❹ 放入料酒、盐、白糖、醋,继续翻炒;藕片熟透后,淋入香油即可。

营养功效:莲藕是传统止血药物,有止血、止泻的功效,有利于保胎。

枣杞蒸鸡

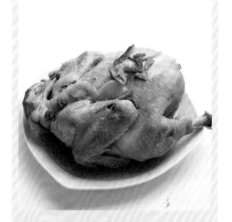

原料:鸡 1 只,红枣 50 克,枸杞子、姜片、陈皮、盐各适量。

做法:❶ 鸡清理内脏,洗净,入沸水汆去血水。❷ 将红枣、枸杞子以及一部分姜片、陈皮塞入鸡腹中。❸ 将鸡放入器皿中,撒入剩余的陈皮、姜片及适量盐,盖盖儿,再放入蒸锅内,水开后蒸约 30 分钟即可。

营养功效:鸡肉营养丰富;红枣搭配枸杞子同吃,补血效果更佳。

青柠煎鳕鱼

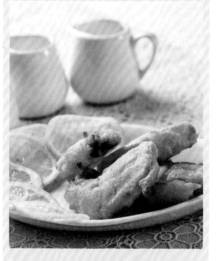

原料:鳕鱼肉 200 克,柠檬 50 克,鸡蛋清、盐、水淀粉、油各适量。

做法:❶ 将鳕鱼洗净,切小块,加入盐腌制片刻,挤入适量柠檬汁。❷ 将腌制好的鳕鱼块裹上蛋清和水淀粉。❸ 油锅烧热,放入鳕鱼煎至两面金黄即可出锅装盘。

营养功效:鳕鱼属于深海鱼类,DHA 含量相当高,是有利于胎宝宝大脑发育的益智食物。

杂粮蔬菜瘦肉粥

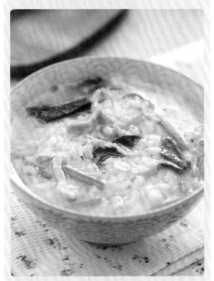

原料：大米、糙米各 50 克，猪肉 100 克，菠菜、虾皮、盐、油各适量。

做法：❶ 大米、糙米均淘洗干净，煮成粥备用；菠菜择洗干净、焯水后切段；猪肉洗净，切丝。❷ 油锅烧热，倒入虾皮爆香，放入猪肉丝略炒，加水煮开，放入杂粮粥和菠菜段，再煮片刻至熟后加盐即可。

营养功效：此粥可补充维生素 E、B 族维生素，有助营养吸收，可以增强孕妈妈的食欲。

五谷豆浆

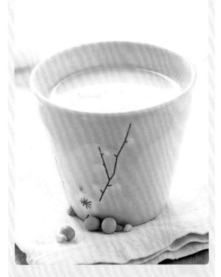

原料：黄豆 40 克，大米、小米、小麦仁、玉米糁各 10 克。

做法：❶ 黄豆洗净，水中浸泡 10~12 小时。❷ 大米、小米、小麦仁、玉米糁和泡发的黄豆放入豆浆机中，加清水至上下水位线间，接通电源，按豆浆键。❸ 待豆浆制作完成后过滤即可。

营养功效：五谷豆浆富含维生素和碳水化合物，常喝有助于为胎宝宝的成长发育提供能量。

葱爆酸甜牛肉

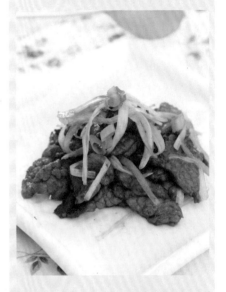

原料：牛里脊肉 250 克，葱丝 100 克，香油、料酒、酱油、醋、白糖、盐、油各适量。

做法：❶ 牛里脊肉洗净，切薄片，加料酒、酱油、白糖、香油拌匀。❷ 油锅烧热，下牛里脊肉片、葱丝，迅速翻炒至肉片断血色，滴入醋，撒点盐翻炒至熟，起锅装盘即可。

营养功效：牛肉含有蛋白质、镁、锌，大葱含有的胡萝卜素，在体内可以被催化为维生素 A，适合孕妈妈常吃。

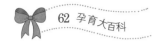

孕 3 月生活细节

孕 3 月仍然是易流产的时期,孕妈妈生活中诸多细节要注意,坐、立、行要稳,不要风风火火,最好有家人陪同在侧。早孕反应严重的孕妈妈要学会转移注意力,多给自己找一些有趣的休闲活动,如听音乐、做手工、种一株小植物,不仅能缓解孕吐带来的不适,也是间接对胎宝宝进行胎教,对母子两人都有好处。

远离电磁辐射

从怀孕开始至孕 12 周末称为孕早期。孕早期是胚胎发育的关键时期,也是致畸的敏感期,孕妈妈要尽量避免自身过度暴露在辐射环境中,以免对胎宝宝造成影响。

卧室中的电器不可超过

3 台

微波炉最好不要在卧室使用

少玩手机,每次不超过

1 小时

每天不超过 3 小时

洗澡宜淋浴

孕妈妈洗澡最好采取淋浴方式,千万不要贪图舒适把自己整个泡在浴缸里,可能引起尿路病菌感染,甚至造成早产。

洗澡时间控制在

20 分钟

左右

洗澡水温以

37~42℃

为宜

警惕先兆流产

孕 3 月依然是流产的危险期,孕妈妈要尽可能防止意外,如外伤、腹部撞击、剧烈活动、跌倒等情况。若孕妈妈在本月发现腹部不适,或内裤上有血丝、咖啡色分泌物时,一定要考虑先兆流产的可能。此时,孕妈妈要及时打电话给医生,向医生说明自己的情况,必要时到医院诊查。

用清水清洗私处

很多孕妈妈会在孕 3 月发现阴道分泌物增加了,这是体内孕激素持续旺盛分泌导致的,是正常现象,孕妈妈不必惊慌。随着糖原的增加和多种激素的影响,孕妈妈可能还会出现外阴瘙痒及灼热症状,此时使用清水清洗外阴,可缓解症状。

孕妈妈需要注意的是,激素和糖原的影响会使孕妈妈患上各种阴道炎,所以除非是遵医嘱,孕妈妈最好不要用药物或妇科洗液清洗外阴和阴道。

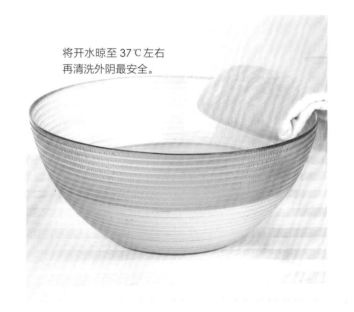

将开水晾至 37℃ 左右再清洗外阴最安全。

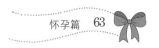

二胎没有早孕反应正常吗

早孕反应通常表现为恶心、呕吐、头痛、疲倦、乳房触痛、食欲缺乏，一般在孕 9 周左右最严重，孕 14 周左右消失，这很大程度上与孕期 HCG 水平变化有关。

有的孕妈妈第一胎怀孕时早孕反应严重，第二胎却几乎没有早孕反应，这是正常的。当然，如果第一胎没什么反应，第二胎反应很强烈，也有可能，因为每次怀孕的情况都会不相同。

二胎准爸爸陪妻子去产检

本月二胎孕妈妈要去医院进行第一次全面的检查，因此二胎准爸爸要抽出时间和妻子一起去医院，帮她建档、交费、拿检查结果等，有了丈夫的陪伴，二胎孕妈妈会更加安心。

去医院帮妻子建档

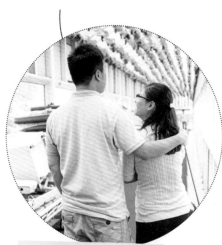

建档时要做很多检查，二胎准爸爸要陪在妻子身边。

为妻子准备早餐

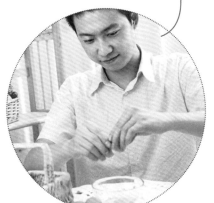

早起 10 分钟，为妻子和大宝准备早餐。

给妻子按摩

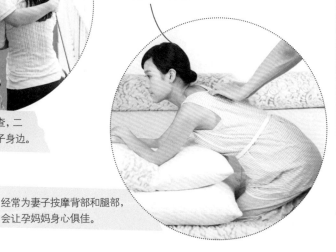

经常为妻子按摩背部和腿部，会让孕妈妈身心俱佳。

不同年龄孕妈妈注意事项

孕妈妈年龄

35 岁以上
定期产检
定期或按医嘱进行产检

30~35 岁
提高警惕
阴道流血要及时就医

25~30 岁
别在意宝宝性别
男孩女孩都一样，不要有太大压力

25 岁以下
改变熬夜习惯
养成规律的作息习惯，保证充足睡眠

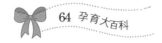

远离孕期不适

孕 3 月仍旧属于孕早期，胎宝宝在孕妈妈腹中还不够稳定，如果有腹痛等症状仍旧需要警惕，另外孕妈妈还应当注意提高抵抗力，预防感冒、头疼等症状。

白带增多怎么办

怀孕后，孕妈妈体内雌激素和孕激素增加，致使白带增多，这是正常现象。如果阴道分泌物呈乳白色或者稀薄的雪花膏的颜色，气味不强烈，则属于生理性变化，孕妈妈不用担心。如果白带呈脓样，或带有红色，或有难闻气味，或混有豆腐渣样东西，加之有外阴瘙痒时，可能是患上了阴道炎，应立即就医。

如何应对轻微感冒头痛

仅有鼻塞、轻微头痛、轻度感冒的孕妈妈一般不需用药，应多饮开水，充分休息，一般很快就能自愈。如果有高热、烦躁等症状要马上去看医生，在医生指导下采取相应措施对症处理，切不可盲目用退热剂之类的药物。

用热水泡脚
30 分钟
可缓解感冒症状

用拇指按压太阳穴
5 分钟
可缓解头痛

持续加重的尿频

随着胎宝宝和子宫的变化，孕 3 月时孕妈妈的尿频症状将会更加明显。这是由于子宫变大，向前压迫了膀胱，导致膀胱容量减少，反射性尿意增强。这是生理性的，不需要特别治疗，而且会持续整个孕期。

孕妈妈在晚上临睡觉前不要大量喝水，以免增加肾脏负担，起夜也会导致孕妈妈睡眠质量下降。如果担心缺水，可以在睡前 1 小时喝些水或牛奶，上床前最好如厕排净尿液，减少起夜的次数。

小心"空调病"

空调屋里凉爽舒适，但是在里面待久了，孕妈妈可能会像许多人一样，出现头晕、疲倦、心情烦躁等不适。

空调房至少保证每天
开窗通风 **2** 小时
利于呼吸新鲜空气

空调温度设置不能
低于 **26℃**
温度太低，和户外温差大，容易感冒

一项研究显示，长期在空调环境里工作的人 50% 以上有头痛和血液循环方面的问题，而且特别容易感冒。这是因为空调使室内空气流通不畅，负氧离子减少。担负着两个人健康责任的孕妈妈，可要特别小心了。

预防的办法很简单：定时开窗通风。还有，天气不太热的情况下，可以使用电风扇，但不宜直吹。

给大宝更多的爱

本月，早孕反应会持续。因为有大宝在，因此有的二胎孕妈妈会想尽办法克服不适，但如果实在不舒服，可以让家人来帮忙照顾大宝，并告诉大宝自己的身体情况，他会理解你的。

化解大宝对妈妈身体的担心

如果大宝年龄稍大，很可能会注意到妈妈最近身体的异常，但是他并不明白这是怎么回事。或许，他内心会产生深深的疑虑和对妈妈的担心，所以，这时候要密切关注大宝的情绪变化和异常反应，如果出现闷闷不乐、郁郁寡欢的情况要及时了解原因。应该告诉他，妈妈身体不舒服只是暂时的，过一阵子就会好起来。

孕吐反应不要影响大宝的饮食习惯

二胎孕妈妈在孕吐反应期可能会出现偏食酸味或辣味食物，对饭桌上的菜品也会出现特别的偏爱。家人最好不要将这种变化常常拿出来讨论，或许较小的孩子会简单地理解为"妈妈爱吃某种食物，不爱吃某种食物"，这种思想会影响宝宝对食物的爱好，在一定程度会影响大宝原来的饮食习惯。

讲关于爱的故事

有空的时候，二胎父母要多给大宝讲些关于父爱、母爱和手足情深的故事，同时可以配合故事想象将来自己的四口之家生活，让大宝觉得家庭中有两个孩子是非常有趣的。但需要注意尽量不要总是强调大宝照顾二宝的责任，而是多讲述手足互助，其乐融融的场景。

大宝年龄比较大的，还可以将二宝刚出生时需要爸爸妈妈花更多时间照顾的事实告诉他，一来能够让大宝有充分的心理准备，二来也是为了让他试着理解，不是因为更爱二宝才更多时间照顾二宝，而是因为二宝太小。

总之，二胎父母可以利用绘本或故事的形式告诉大宝，爸爸妈妈的爱永远不会改变，无论有没有二宝，对他的爱都不会减少，为大宝建立安全感。

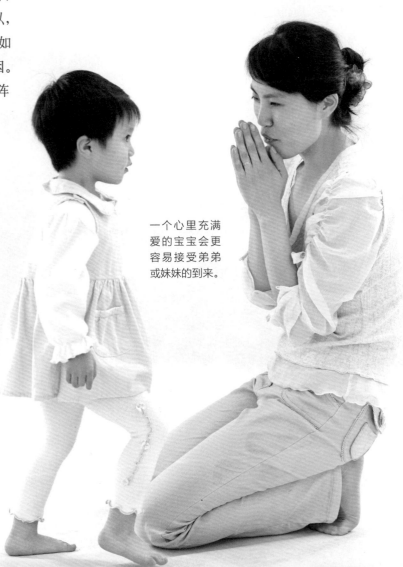

一个心里充满爱的宝宝会更容易接受弟弟或妹妹的到来。

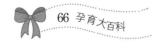

孕4月

告别了孕早期的早孕反应，胎宝宝也在腹中安然度过了流产高峰期，孕妈妈的身体和心情都舒畅起来。可是，接下来还有很多小烦恼需要去面对，本月或下月，孕妈妈就可能受到妊娠斑的侵扰。孕妈妈可以多吃富含维生素的蔬菜、水果，利用食物对抗妊娠斑。

本月孕妈妈体重管理

体重开始缓慢增加 这个时期，孕妈妈会发现别人异样的目光了，因为孕妈妈的肚子已经大了起来，开始"显山露水"了，这是很正常的。从本月起你的体重会持续增加，肚子也会明显增大。

怀孕时间	胎宝宝身长、重量	孕妈妈体重
怀孕第 13 周	约 10 厘米，25 克	（　　）千克
怀孕第 14 周	约 12 厘米，28 克	（　　）千克
怀孕第 15 周	约 14 厘米，68 克	（　　）千克
怀孕第 16 周	约 16 厘米，110 克	（　　）千克

因为早孕反应减轻，这个月很多孕妈妈会出现体重增长过快的情况，有的甚至一个月就能长 2~2.5 千克。此时体重如果不加控制，会导致营养过剩或者巨大儿的出现。本月每周体重增加不宜超过 350 克。

本月注意事项

★ 一些水果的糖分含量很高，孕期饮食中糖分含量过高，容易引发妊娠糖尿病等疾病，所以孕妈妈吃水果要适量。

★ 孕妈妈尽量不要把手直接浸入冷水中，尤其是在冬、春季节，最好用温水洗手洗脸，孕妈妈着凉、受寒都对胎宝宝不利。

★ 大龄二胎孕妈妈应在本月进行唐氏筛查，结果显示"高危"的需要做羊水穿刺，来检测胎宝宝有无染色体异常。这项检查存在一定的风险，孕妈妈最好要找有这项检查资质的正规医院和有经验的医生来进行。

胎宝宝长

柠檬大小

虽然胎宝宝的耳朵大约要到 24 周时才会完全发育成形，但此时已经可以通过皮肤的震动来感受声音，孕妈妈可以放一些优美的音乐给他听了。

★ 孕 13 周

★ 孕 14 周

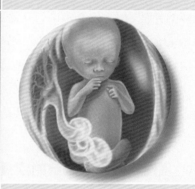

番茄大小

胎宝宝身上长出了胎毛，眉毛和头发也在零星地生长。这时的胎宝宝会做许多小动作：握拳、吸吮大拇指等，这可以促进胎宝宝的大脑发育。

★ 孕 15 周

★ 孕 16 周

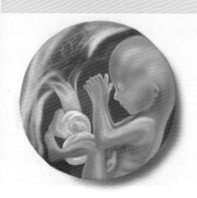

孕妈妈补

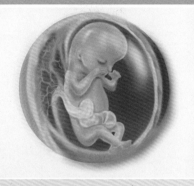

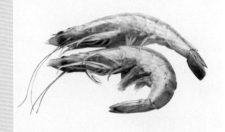

★ 钙

现在胎宝宝对钙的需求量增加，因此，继续补充钙和维生素 D，对胎宝宝拥有一口好牙极其重要，同时也有利于骨骼发育。孕妈妈补钙要多吃黑芝麻、紫菜、海鱼、牛奶、豆制品、鸡蛋、海带等。

芒果大小

胎宝宝的眼睑仍然紧闭着，肝脏开始工作，肾脏功能日益完善，血液循环开始进行。最神奇的是，胎宝宝的手指上已经长出指纹了。

 ★ 碘

胎宝宝的甲状腺功能活跃，碘的需求量增加。孕妈妈每天碘的摄入量应在 175 微克左右，最好由蔬菜和海产品提供，多吃含碘丰富的食物，并坚持食用加碘食盐。

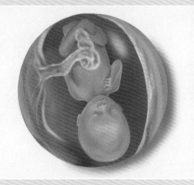

★ 维生素 D

补充维生素 D 有助于预防胎宝宝出现佝偻病，因此也被称为抗佝偻病维生素。虽然植物中不含维生素 D，但维生素 D 原在动物体内都存在，孕妈妈通过动物性食物获取维生素 D。

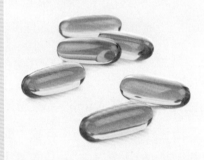

橘子大小

第 16 周的胎宝宝胳膊和腿已经长成，手指甲已经形成，关节也能灵活活动了。现在已经可以通过 B 超分辨出胎宝宝的性别了。

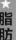 **★ 脂肪**

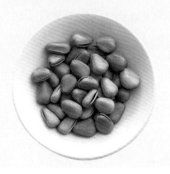

胎宝宝进入快速生长阶段，孕妈妈应注重脂肪的补充。如果缺乏，孕妈妈可能会发生脂溶性维生素缺乏症，会影响胎宝宝心血管和神经系统的发育和成熟。加餐时可以吃些花生、松子等坚果。

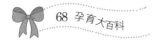

产检无小事

　　本月除了血压、体重、血常规等基本检查外，还要做一项重要的唐氏筛查，有些医院不具备检查资质，需到别的医院进行检查。孕妈妈最好提前了解一下，以便做好准备。另外，由于子宫的增大，从本月起，孕妈妈可能要进行宫高、腹围的例行检查，孕妈妈也可以学习测量方法，自行测量。

本月产检项目

☐ 唐氏筛查：通过化验孕妈妈血液中的甲胎蛋白（AFP）、HCG、游离雌三醇（μE3）和抑制素A（Inhibin A）的浓度，结合孕妈妈的年龄，运用计算机精密计算出孕妈妈怀有唐氏儿的概率

☐ 尿常规检查：便于医生了解肾脏的情况

☐ 血常规检查：检查孕妈妈是否贫血等

☐ 体重检查：若怀孕期间每周体重增加超过0.5千克时，多有水肿或隐性水肿

☐ 水肿检查：指压下肢时有明显凹陷，休息后水肿不消退，建议通过测量血压，检测是否有妊娠高血压综合征

（以上产检项目和标准可作为孕妈妈产检参考，具体产检项目以各地医院及医生提供的建议为准）

对话专家：哪些人群需要做唐氏筛查

　　唐氏综合征的发病率有很大的随机性，年龄超过35岁的孕妈妈是高危人群，阳性率为44%，35岁以下为6%，因此每个孕妈妈都应该在孕15~20周做唐氏筛查。此外，家族遗传、孕前和孕期的病毒感染也是诱发唐氏综合征的原因之一。另外，环境污染，接触有害物质，有吸烟、喝酒等不良嗜好也容易使精子或卵子发生畸变，从而导致染色体变异。

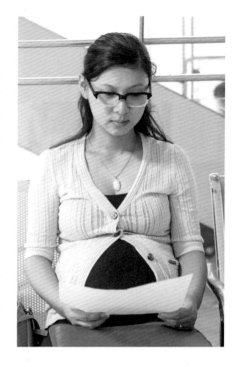

大龄二胎孕妈妈：应该做羊水穿刺

　　本月唐氏筛查结果显示"高危"的人群，医生会建议做羊水穿刺检查，以最终确定胎宝宝是否正常。但是随着育龄女性年龄的增加，胎宝宝出现染色体异常的概率也增加，所以大龄二胎孕妈妈应该做羊水穿刺，来检测胎宝宝有无染色体异常。

　　这项检查存在一定的风险，孕妈妈最好要找有这项检查资质的正规医院和有经验的医生来进行。

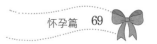

本月孕期营养

进入孕4月，大多数孕妈妈的早孕反应逐渐消失，胃口也渐渐变好，而胎宝宝的发育开始加速，所需营养大大增加，孕妈妈需要摄入的营养也应逐步增加。

适当补钙

孕期缺钙，会出现腰酸、腿痛、手脚发麻、腿脚抽筋的现象，长期缺钙还会影响胎宝宝的正常发育和生长，严重的可能会导致先天性佝偻病。

孕妈妈可以通过合理饮食来补钙；每天晒太阳至少30分钟，可顺便做适度的运动；在医生的指导下每天吃钙片。

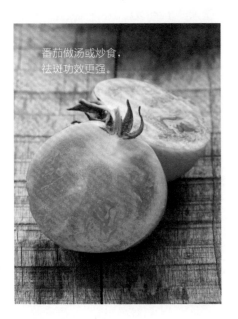

番茄做汤或炒食，祛斑功效更强。

时间	每日最佳摄入量（毫克）
孕早期（孕1~12周）	800~1000
孕中期（孕13~28周）	1000~1200
孕晚期（孕29~40周）	1200~1500

宜用食物预防妊娠斑

妊娠斑是由于孕期内分泌的变化，引起某些部位皮肤的色素沉着造成的。约1/3的孕妈妈会产生妊娠斑，但没必要太担心，等宝宝出生后会自然淡化、消失的。食物防治的好方法就是侧重补充维生素，孕妈妈平时可以多吃一些预防妊娠斑的食物。含有丰富维生素的水果如猕猴桃、番茄、草莓等，及富含维生素 B₆ 的奶制品等对于预防妊娠斑都非常有效。

注意餐次安排

随着胎宝宝的生长，孕妈妈胃部受到挤压，容量减少，应选择营养价值高的食品，要少食多餐，可将全天所需食品分五六餐进食。孕妈妈可在正餐之间安排加餐。热能的分配上，早餐的热能占全天总热能的30%，要吃得好；中餐的热能占全天总热能的40%，要吃得饱；晚餐的热能占全天总热能的30%，要吃得少。

白开水是孕妈妈理想的饮料

白开水是补充人体水分的最佳选择，它有利于人体吸收，且极少有副作用。各种果汁、饮料都含有较多的糖及其他添加剂和大量的电解质。这些物质能较长时间在胃里停留，会对胃产生许多不良刺激，不仅直接影响消化和食欲，而且会增加肾脏过滤的负担，影响肾功能。摄入过多糖分还容易引起肥胖。因此，孕妈妈不宜用饮料代替白开水。

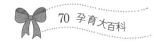
孕 4 月祛斑美颜营养餐

本月或下月,孕妈妈就可能受到妊娠斑的侵扰。孕妈妈可以多吃富含维生素的蔬菜、水果,利用食物对抗妊娠斑。少食多餐,营养均衡,是本月的饮食总原则。

番茄炖豆腐

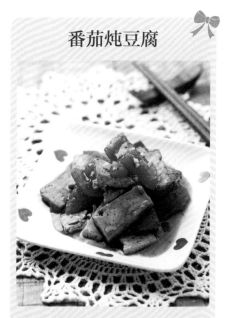

原料:番茄 100 克,豆腐 200 克,盐、油各适量。

做法:❶ 番茄洗净,切块;豆腐冲洗干净,切块。❷ 油锅烧热,放入番茄块,煸炒至呈汤汁状。❸ 放入豆腐块,加适量水,大火烧开后转小火。❹ 小火炖 10 分钟后,大火收汤,加盐调味即可。

营养功效:番茄是"吃掉"妊娠斑的高手。

什锦沙拉

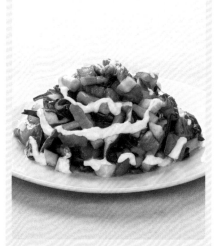

原料:番茄 100 克,黄瓜 50 克,芦笋、紫甘蓝各 20 克,沙拉酱、番茄酱各适量。

做法:❶ 将黄瓜、番茄、芦笋、紫甘蓝洗干净,并用冷开水加盐浸泡 15 分钟待用。❷ 芦笋在开水中略微焯烫,捞出后浸入冷开水中。❸ 将黄瓜、番茄、芦笋、紫甘蓝码盘,挤上番茄酱和沙拉酱,拌匀即可。

营养功效:什锦沙拉含丰富的叶酸和其他多种维生素,可预防妊娠斑形成。

宫保素三丁

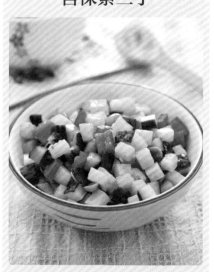

原料:土豆 200 克,甜椒、黄瓜各 100 克,花生仁 50 克,葱末、白糖、盐、香油、水淀粉、油各适量。

做法:❶ 将甜椒、黄瓜、土豆洗净,切丁;将花生仁、土豆丁分别过油炒熟。❷ 油锅烧热,煸香葱末,放入甜椒丁、黄瓜丁、土豆丁、花生仁,大火快炒,加白糖、盐调味,用水淀粉勾芡,最后淋香油即可出锅。

营养功效:此菜含多种维生素、膳食纤维等,搭配肉菜同吃更营养。

鳗鱼饭

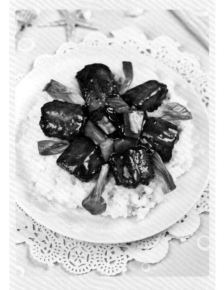

原料：鳗鱼1条，竹笋2根，油菜2棵，米饭150克，盐、料酒、酱油、白糖、高汤、油各适量。

做法：❶ 鳗鱼洗净、切块，放入盐、料酒、酱油腌制半小时；竹笋、油菜洗净，竹笋切片。❷ 把腌制好的鳗鱼放入烤箱，温度调到200℃，烤6~8分钟。❸ 油锅烧热，放入笋片、油菜略炒，放入烤熟的鳗鱼，加入高汤、酱油、白糖，待锅内的汤汁快收干时，浇在米饭上即可。

营养功效：鳗鱼含有丰富的胶原蛋白，有助于孕妈妈养颜美容，延缓衰老。

奶酪鸡翅

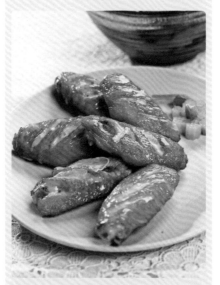

原料：黄油、奶酪各50克，鸡翅6个，盐适量。

做法：❶ 鸡翅洗净，正反各划两刀，在沸水中汆一下，捞出沥干，用盐腌制2小时。❷ 将黄油放入锅中融化，烧热后放入鸡翅，平铺在锅中。❸ 用小火将鸡翅正反两面煎至色泽金黄，然后将奶酪擦成碎末，均匀撒在鸡翅上。❹ 奶酪完全变软，并进入到完全熟烂的鸡翅中，关火装盘即可。

营养功效：奶酪可补钙、增强抗病能力，且能促进代谢，保持肌肤润泽。

肉丁炒芹菜

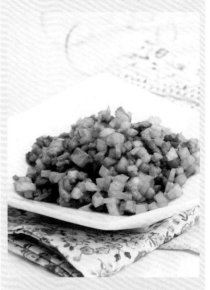

原料：猪肉50克，芹菜200克，酱油、水淀粉、料酒、葱末、姜末、盐、油各适量。

做法：❶ 猪肉切丁，用酱油、水淀粉、料酒腌制。❷ 芹菜切丁，焯烫。❸ 油锅烧热，先放入葱末、姜末煸炒，再放入猪肉丁快炒。❹ 另起锅，放芹菜丁快炒，然后放入猪肉丁同炒，加盐调味即可。

营养功效：芹菜益气补血，与猪肉搭配，营养更均衡，让孕妈妈拥有好气色。

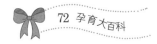
孕 4 月生活细节

到了孕中期，孕妈妈身体情况有所好转，胃口也慢慢提升。但不可掉以轻心，生活中仍旧要细心、谨慎，避免危险的发生。饮食上要保证营养的充分摄入，但同时也要关注自己的体重，时刻将体重管理记在心里。

健康肠道防便秘

由于孕期体内高水平黄体酮的影响，使得肠管松弛，使废物在穿过肠管时非常缓慢，容易造成便秘。另外，增大的子宫挤压肠管也会造成便秘。孕期运动量减少也是便秘的原因之一。

为了缓解便秘，在日常生活中应做到以下几点：

1. 孕期不宜吃辛辣及刺激性的食物，也不宜在做饭时使用过多热性调料，如花椒、大料、胡椒等，以免引起孕妈妈便秘。

2. 每天要有足够的室内或户外活动，活动的最佳方式是散步。散步时，需选择空气新鲜、人流量不多的地方，如郊外、花园等。

3. 养成定时大便的习惯。可在早上起床后、早餐后或睡觉前，不管有没有便意，都按时去厕所，慢慢就会养成按时大便的习惯。此外，除了定时以外，孕妈妈一有便意也要马上去厕所，及时应答身体的信号不至于让肠道越来越懒，反之会使便秘愈加严重，甚至引起痔疮等问题。

4. 孕妈妈排便时最好使用坐式马桶，以减轻下腹部血液的瘀滞和痔疮的形成。

二胎孕妈妈也要预防妊娠纹

虽然有些人在头胎时已经有妊娠纹产生，但是二胎时还要注意预防。每天洗浴后，涂抹具有保湿润肤效果的甘油或乳液，并轻轻按摩，可以有效增加皮肤的弹性，减轻或阻止妊娠纹的产生。使用托腹带可减少腹部承担的重力负担，减缓皮肤过度地延展拉扯，有助于减缓妊娠纹产生。

最晚到
孕 **6** 月
妊娠纹会出现在腹部、大腿等处

在怀孕的
第 **4** 个月
开始进行妊娠纹的防护正合适

乳房护理早知道

为了宝宝出生后能正常哺乳，孕妈妈可从孕 4 月开始进行乳房护理，尤其是有乳头短小或凹陷的孕妈妈。

每天早晚用双手按摩乳房
5 分钟
乳房会更有弹性

孕妈妈可以通过牵拉的方法，改善乳房血液循环，来增加乳头的韧性。在洗澡的时候，用湿毛巾轻轻擦洗乳头后，用手轻轻提拉、牵拉、捻转乳头。

乳房护理适宜在孕中期的
4 个月
进行，孕早期和孕晚期不宜进行

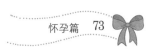

二胎孕妈妈的家务要重新分配

　　怀孕以后做一些家务，对孕妈妈的心理和生理都有好处。但是要做一些轻体力的劳动，如做饭、收拾屋子、扫地等。要注意不搬重物、不压迫腹部。这样，不仅能得到适当的锻炼，也可以调剂生活。如果是二胎孕妈妈，既要照顾大宝又要做家务，会很辛苦，家人要分担一些。

二胎准爸爸做家务

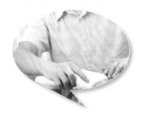

二胎准爸爸哄宝宝睡觉

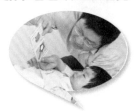

孕妈妈动一动，胎宝宝更健康

　　怀孕不是生病，并不是要静养 10 个月，适当的运动能让孕妈妈气血和畅，有益于胎宝宝发育。不过应注意，需大力跳跃、震动性很大的运动，如跳绳、踢毽子、快跑、羽毛球、骑马、跆拳道以及压迫腹部的运动，如仰卧起坐、屈腿上抬等动作在孕期都不要做。

散步

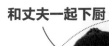

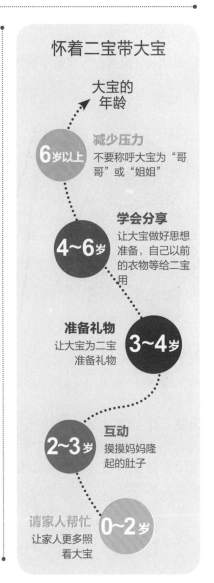

怀着二宝带大宝

大宝的
年龄

6岁以上　减少压力
不要称呼大宝为"哥哥"或"姐姐"

4~6岁　学会分享
让大宝做好思想准备，自己以前的衣物等给二宝用

准备礼物　**3~4岁**
让大宝为二宝准备礼物

2~3岁　互动
摸摸妈妈隆起的肚子

请家人帮忙　**0~2岁**
让家人更多照看大宝

孕妈妈散步时尽量选择林荫处，或者带把遮阳伞。

简单伸展操

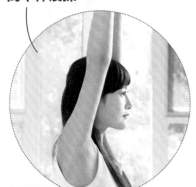

经常做伸展操，有助于预防和缓解腰酸背痛。

和丈夫一起下厨

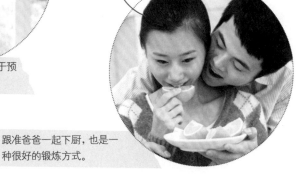

跟准爸爸一起下厨，也是一种很好的锻炼方式。

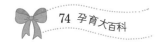
15分钟

用蛋清预防妊娠纹

进入孕中期，胎宝宝和子宫快速变大，孕妈妈的体重也快速增加，孕妈妈皮肤的代谢速度无法跟上子宫的增长速度，皮肤的弹性纤维和胶原纤维超过弹性限度的伸长，纤维发生断裂，妊娠纹就出现了。若孕4月没有出现，到孕5月，最晚到孕6月，纵横交错的妊娠纹就会出现在大多数孕妈妈的腹部、大腿等处。

用蛋清的好处
天然无刺激
促进皮肤胶原纤维再生
其中的蛋白质能令肌肤更光滑
增加皮肤弹性
具有收紧皮肤的作用

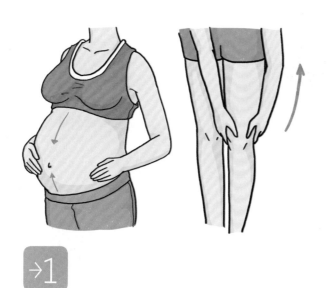

→1

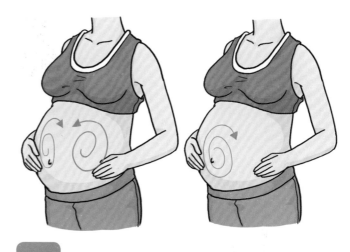

→2

准备工作 用温水清洗腹部和大腿，洗净擦干，可以先分别按摩腹部和大腿各5分钟，然后将蛋清从腹部上下两侧分别向肚脐方向均匀涂抹，大腿部从下到上涂抹均匀。

按摩腹部的方法 用双手交替沿肚皮来回轻擦1分钟，然后双手同时在肚皮左右两侧不断画圈按摩，直至蛋清被吸收。也可以像平时按摩腹部一样，以肚脐为起点，顺时针方向不断画圈按摩。

预防妊娠纹要注意：

前 3 个月不用预防→预防妊娠纹一般从孕 4 月开始就可以了，孕 3 月前胎宝宝不稳定，还是不要按摩腹部，避免刺激子宫。

贵在坚持→涂抹蛋清预防妊娠纹需要长期坚持，三两天是看不到效果的，最好能坚持到孕期结束。

控制好体重→按摩是预防妊娠纹的一个方面，控制好体重也是预防妊娠纹非常重要的一个方面，孕期要合理膳食，孕妈妈千万不要暴饮暴食，让体重增速过快。

专家贴心小提示

预防妊娠纹需要从多方面下手：按摩皮肤，使之增加弹性的办法只是预防妊娠纹的一个方法，还可以从多方面预防。吃富含胶原蛋白的食物，可以增加皮肤弹性；做适量的运动不仅可以减慢体重的增加，而且有利于肚里胎宝宝的发育；慎用预防妊娠纹的保健品，可选择口碑好，质量有保障的品牌产品。

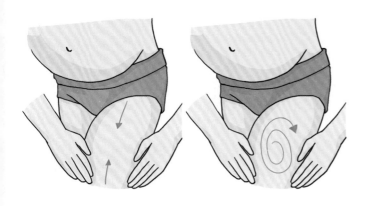

→3

按摩大腿的方法 以膝盖为起点，由下往上轻轻涂抹并来回按摩大腿，反复 30 次左右，然后沿大腿从下往上打圈涂抹，直至蛋清被完全吸收。

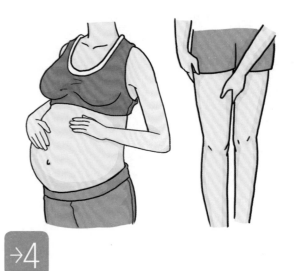

→4

清洗 按摩结束后，用温水清洗腹部和大腿并擦干，用蛋清除妊娠纹的步骤就做完了。如果有橄榄油的话，孕妈妈可以顺便再涂抹一次，能更有效防止妊娠纹的产生。

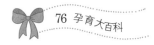

远离孕期不适

孕4月，一些孕早期没有或者不明显的不适症状开始出现，比如皮肤瘙痒、失眠、牙龈出血等。针对一些孕期不适，孕妈妈可以多和过来人交流，听听她们的感受，获得心理上的支持和帮助。

面部出现色斑怎么办

孕中晚期，孕妈妈皮肤变得敏感，对紫外线抵抗力减弱，面部易出现黄褐斑。所以，孕妈妈有必要采取一些保护措施，来赶走各种色斑。打把遮阳伞、戴上宽沿的帽子或者戴副太阳镜，这种物理防晒最简单安全，而且还能增加时尚感。此外，孕妈妈也可以适当选择一些安全性高，无香精、香料成分的防晒霜，出门前15分钟涂抹。但回家后一定要记得清洗干净。

孕中期失眠怎么办

孕妈妈的失眠大多都不是病理性的，而是因为子宫增大压迫腹腔，使睡眠时产生不适，引发失眠，轻度失眠基本没有危害。孕妈妈上床后不要多想，可以运用一些使自己放松的方法，如改善卧室环境、睡前泡泡脚、读读书等。若孕妈妈实在难以入睡，已经严重影响到身体状况，可在医生指导下适当使用药物。

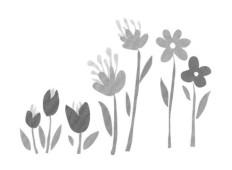

孕期牙龈出血怎么办

孕期由于体内雌激素、孕激素增多，使牙龈毛细血管扩张，弹性减弱，导致轻轻一碰，就会出血。为了缓解这一症状，孕妈妈可以这样做：养成每日早晚正确刷牙、饭后漱口的好习惯；每天按摩牙龈3次，以增强局部血液循环，提高局部抵抗力；定期进行口腔检查；多吃富含维生素C的新鲜水果和蔬菜。

每天用手指按摩牙龈

3 次

可有效缓解牙龈出血

每天吃不同种类的水果

200 克

补充维生素C

坐骨神经痛怎么办

孕中期，孕妈妈腹部隆起，背部压力增加，挤压坐骨神经，会使腰部以下直到腿的位置上产生强烈的刺痛感。出现此症状，孕妈妈不要以同一种姿势站着或坐着超过半小

白天避免走远路，步行应在 **30** 分钟

以内，否则会加重身体不适

不要长时间保持坐姿，每隔 **30** 分钟

可站起来活动活动

时。适当做腰部拉伸动作，缓解腰背部肌肉的紧张。采用舒服的睡姿，睡前用热水袋、热毛巾热敷腰背部，可减轻疼痛。

给大宝更多的爱

本月，早孕反应消失，身体上的不适也较之前减少，二胎孕妈妈进入了孕期的"美好时光"。此时，孕妈妈虽然腹部隆起，但是没有之前难受，可以多些时间陪大宝。

接受大宝的任性或撒娇

这个时期，二胎孕妈妈的肚子稍微隆起，大一些的孩子可能会意识到二宝的存在，也可能会存在嫉妒心理，如果大宝出现以往不曾有过的任性或撒娇行为，比如，让妈妈帮忙系鞋带，时刻跟在妈妈身边等。二胎孕妈妈不要觉得孩子的行为不可理喻，是故意惹人生气的。你可以试着跟大宝沟通，看看他在担忧什么，找到原因，才好解决问题。没有找到原因之前，请欣然接受大宝的任性，只要不是原则问题就不要责备他。

让大宝参与二宝的胎教

随着孕期的增长，二胎孕妈妈的腹部会越来越大，这时大宝也会注意到二胎孕妈妈的身体变化。虽然二胎孕妈妈在之前告诉过大宝二宝的存在，但是大宝可能并没有什么感觉。此时，二胎孕妈妈不妨利用孕期的舒适期，多和大宝交流，让大宝参与到二宝的胎教中，每天让大宝和二宝聊聊天，交流交流感情。不光大宝会越来越能接受二宝，就连二宝也会记住大宝的声音。

培养大宝当"哥哥"或"姐姐"的感觉

孕4月，二胎孕妈妈可以有意识地培养大宝当"哥哥"或"姐姐"在感觉。比如让大宝为二宝取个小名，并为二宝唱歌或讲故事，妈妈可以模仿小宝的语气夸赞"哥哥"或"姐姐"，并表示感谢，这能让他更容易接受"哥哥"或"姐姐"的身份，并为此感到骄傲。

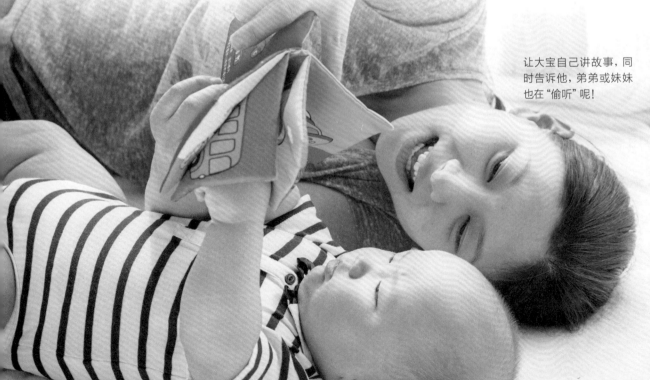

让大宝自己讲故事，同时告诉他，弟弟或妹妹也在"偷听"呢！

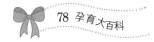
孕5月

孕5月，胎宝宝正处于迅速发育时期，消耗母体营养的速度也在加快，所以，孕妈妈总是吃饱没多久就觉得饿。这一时期，孕妈妈应少食多餐，备上零食、小点心，饿了随时吃。不过，对加餐的选择，孕妈妈应着重营养和健康，并严格控制每次的进食量，不然体重会超标的哦！

本月孕妈妈体重管理

孕前偏胖的孕妈妈更要控制体重 怀孕前就偏胖的孕妈妈一定要在孕期严格控制体重，摒弃"一人吃两人补"的陈旧观念，多摄入优质蛋白质和蔬菜水果，并注意适度运动，少吃甜食，饮食和睡眠要规律，定期产检，防止妊娠并发症的发生。

怀孕时间	胎宝宝身长、重量	孕妈妈体重
怀孕第 17 周	约 18 厘米，150 克	（　　）千克
怀孕第 18 周	约 20 厘米，200 克	（　　）千克
怀孕第 19 周	约 22 厘米，250 克	（　　）千克
怀孕第 20 周	约 25 厘米，320 克	（　　）千克

很多孕妈妈在这个月会超过每周体重平均增长 350 克这个标准值。这个时期应勤测量体重，警惕胎宝宝过快增长。本月每周体重增加不宜超过 350 克。

本月注意事项

★ 孕妈妈吃海鲜有助于缓解孕期抑郁症，因为海鲜中的脂肪酸等物质会使孕期抑郁症得到缓解。

★ 如果乳房胀得难受，孕妈妈可以每天轻柔地按摩，促进乳腺的发育，也可以用热敷的方法来缓解疼痛。

★ 孕妈妈每次洗澡后，在容易出现妊娠纹的部位擦些维生素E油、杏仁油、橄榄油，可以有效预防妊娠纹的出现。

★ 孕妈妈要在保持良好心态的同时，坚持锻炼，并且可以给胎宝宝进行音乐胎教了。

★ 孕妈妈下身不要用热水烫洗，避免采用肥皂或者高锰酸钾溶液清洗。孕期分泌物增加是正常的，用温水清洗即可。

胎宝宝长

柠檬大小

孕17周

这一周胎宝宝的头发、眉毛、睫毛又长出了很多，随着骨骼和肌肉的健壮，胎宝宝变得非常活跃和顽皮，心脏的跳动更加有力，他已经能对外界的声音做出反应了。

孕18周

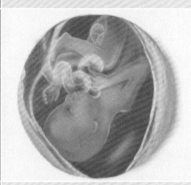

鸭梨大小

孕19周

皮肤分泌出一种具有防水作用的胎宝宝皮脂，以保护浸泡在羊水中的皮肤。胎宝宝的身体比例更加合理，动作更加协调。

孕20周

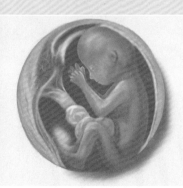

孕妈妈补

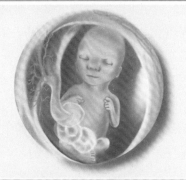

苹果大小

这一时期的胎宝宝已经进入了活跃期、翻滚、跳跃、拳打脚踢无所不能，这一切就像是在向孕妈妈暗示他发育完好。

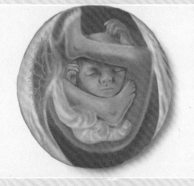

石榴大小

胎宝宝现在开始吞咽羊水了，肾脏已经能制造尿液。味觉、嗅觉、听觉、视觉和触觉的神经细胞已经"入住"脑部的指定位置。

硒

随着胎宝宝心脏跳动得越来越有力，孕妈妈每天需要补充50微克硒，来保护胎宝宝心血管和大脑的发育。孕妈妈补硒不仅可以预防妊娠高血压、流产，而且还能减小胎宝宝畸形的概率。

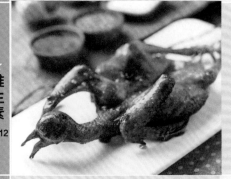

维生素B₁₂

孕期维生素 B₁₂ 每天的推荐量为 2.6 毫克，500 毫升牛奶就可以满足一天里对维生素 B₁₂ 的需要。乳鸽、瘦肉、鱼类中维生素 B₁₂ 的含量也较高。

维生素D

维生素 D 能够促进食物中钙、磷的吸收和骨骼的钙化。维生素 D 每天的摄入量为 10 微克，除了通过食物补充外，还应该多晒太阳，有助于人体自身合成维生素 D。如果服用复合维生素，应遵医嘱。

蛋白质

孕中期每天的蛋白质需求量为 80~85 克，优质的蛋白质有助于胎盘生长，并且支持胎宝宝脑部发育，有助于胎宝宝内脏、肌肉、皮肤、血液的发育和合成。孕妈妈每日膳食应保证有瘦肉、鸡蛋、奶制品或豆制品。

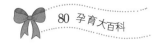
产检无小事

从本月开始，有些项目孕妈妈可进行自我监测，如测胎动、听胎心以及测量宫高和腹围等。这些项目，准爸爸可以和孕妈妈一起做，这样不仅有利于随时监测胎宝宝健康状况，也是一种很好的胎教方法。如果有些孕妈妈在孕4月没有做过唐氏筛查，或之前没做过B超检查等，此月需要补做这些检查项目。

本月产检项目

☐ B超检查：了解胎宝宝的发育有无异常

☐ 听胎心音：在孕妈妈脐部，取上、下、左、右四部位听

☐ 测胎动：胎动的次数、快慢、强弱等可以提示胎宝宝的活动状况

☐ 测量宫高、腹围：通过对比参考数值，来了解胎宝宝的大小及增长情况

☐ 体重检查：通过孕妈妈的体重增长情况对孕妈妈进行合理的饮食指导

☐ 血压检查：检测孕妈妈是否患有高血压或低血压

☐ 尿常规检查：便于医生了解孕妈妈肾脏的情况

☐ 血常规检查：及时监测孕妈妈身体状况，查看是否贫血等

（以上产检项目和标准可作为孕妈妈产检参考，具体产检项目以各地医院及医生提供的建议为准）

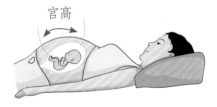

宫高的测量：从下腹耻骨联合处至子宫底间的长度为宫高。

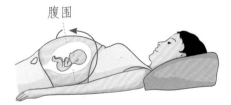

腹围的测量：通过测量平脐部环腰腹部的长度即可得到。

对话专家：数胎动为什么很重要

产检时，尽管医生多次建议孕妈妈在孕中期开始后数胎动，多次强调数胎动的重要性，但真正坚持数胎动的孕妈妈少之又少。那如果有医生告知，的确有孕妈妈因为感受到胎动异常及时就医，从而最终保住了胎宝宝，也有粗心的孕妈妈直到产检的时候才得知胎宝宝已经宫内窒息了，相信有很多孕妈妈会加入到数胎动的行列里来。相信每个孕妈妈都是爱胎宝宝的，那么这份爱要细化，落实到孕期实际生活中，才能发挥出最大的意义。

二胎孕妈妈：根据宫高和腹围控制体重

测量宫高和腹围是最直接地获得胎宝宝生长数据的方式。宫高和腹围的增长是有一定规律和标准的，每次产检都要测量宫高及腹围以估计胎宝宝的发育情况。孕晚期通过测量宫高和腹围，还可以估算胎宝宝的体重。二胎孕妈妈可根据宫高、腹围数据，调整饮食，注意控制体重，要多些时间锻炼，避免胎宝宝增重过快。

本月孕期营养

在舒适的孕中期，孕妈妈仍然不能放松营养的补充，要注意营养的均衡，不要只吃自己喜欢的食物。孕妈妈需要将更多的精力放到增加营养上，饮食需要多样化，荤素、粗细搭配均匀。

吃鱼头，更补脑

鱼肉含有丰富优质的蛋白质，还含有两种不饱和脂肪酸，即 DHA 和 EPA。这两种物质对大脑的发育非常有好处。它们在鱼油中的含量要高于鱼肉，而鱼油又相对集中在鱼头内。所以，孕期适量吃鱼头有益胎宝宝大脑发育。

芹菜有助缓解失眠

有些孕妈妈为了免受失眠的困扰，会选择服用安眠药，但是大多数具有镇静、抗焦虑和催眠作用的药物，对胎宝宝都会产生不利影响，所以这是绝对禁止的。平时可以选择一些具有镇静、助眠作用的食物进行食疗，如芹菜可分离出一种碱性成分，对孕妈妈有镇静安神作用。

饮食不要太咸，防止孕期水肿

孕妈妈这个时期容易产生水肿，这时应该注意，饮食不宜太咸。

要定期产检，监测血压、体重和尿蛋白的情况，注意有无贫血和营养不良，必要时要进行利尿等治疗。孕妈妈应注意休息，每天睡眠时间至少 9 小时，中午最好平卧休息 1 小时，左侧卧位利于水肿消退。已经有些水肿的孕妈妈，睡觉时把下肢垫高些，能缓解症状。

职场孕妈妈：工作餐要"挑三拣四"

职场孕妈妈对待工作餐要"挑三拣四"，避免吃对胎宝宝不利的食物。口味的要求可以降低，但营养要求不能降低，一顿饭里要米饭、鱼、肉、蔬菜都有，同类食物尽量种类丰富。

过冷的食物少吃或不吃

如果孕妈妈感觉身体发热、胸口发慌，特别想吃点凉凉的东西，可以适当吃一点，但不能过多，如果吃很多过冷的食物，会让腹中的胎宝宝躁动不安。这是因为怀孕后孕妈妈的胃肠功能减弱，突然吃进很多过冷食物，使得胃肠血管突然收缩，而 5 个月的胎宝宝感官知觉非常灵敏，对冷刺激十分敏感。过冷的食物还可能使孕妈妈出现腹泻、腹痛等症状。孕妈妈可以尝试着平复心情来缓解燥热，心静自然凉。

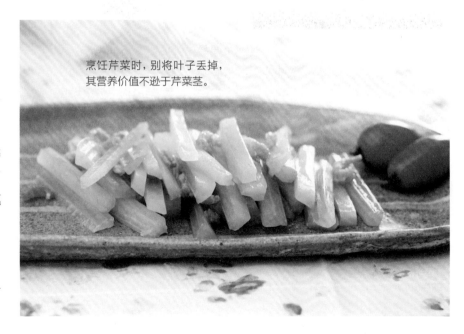

烹饪芹菜时，别将叶子丢掉，其营养价值不逊于芹菜茎。

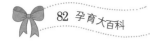
孕5月长胎不长肉营养餐

　　本月是胎宝宝身高生长的关键时期，孕妈妈应根据需要补充钙。同时，还需注意补充维生素 D，以保证钙的充分吸收和利用。下面介绍的几款菜品可令孕妈妈在保持身材的同时又能补充胎宝宝所需的营养。

百合炒牛肉

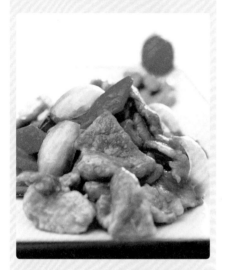

原料：牛肉250克，鲜百合150克，红椒片、生抽、蚝油、盐、植物油各适量。

做法：❶ 牛肉洗净，切成薄片，放入碗中，用生抽、蚝油抓匀，倒入植物油，腌20分钟以上。❷ 锅置于火上，放入一勺油，倒入牛肉，用大火快炒，马上加入百合、红椒片翻炒至牛肉全部熟软就可以起锅了。

营养功效：牛肉营养丰富，有利于胎宝宝神经系统、骨骼等各器官的发育，还有助于增强孕妈妈体质。

清蒸鲫鱼

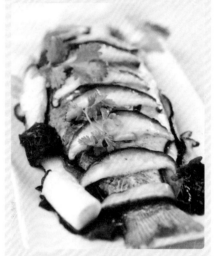

原料：鲫鱼1条，香菇、木耳、香菜叶、葱段、姜片、料酒、猪油、香油各适量。

做法：❶ 香菇洗净，去蒂，切片；木耳泡发，洗净，撕小朵；鲫鱼洗净，去内脏和鳞。❷ 在鲫鱼身上划几道口，放在抹过油的盘子上。❸ 淋上料酒、猪油，放入葱段、姜片、香菇片、木耳，蒸10分钟，撒上香菜叶。❹ 油锅烧热，放入适量香油加热，淋在鲫鱼上即可。

营养功效：鲫鱼营养全面，但脂肪很少，让孕妈妈少长肉。

清炒蚕豆

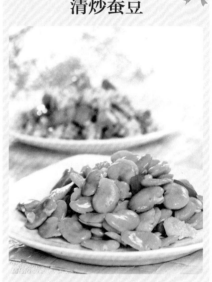

原料：新鲜蚕豆300克，葱末、盐、油各适量。

做法：❶ 油锅烧至八成热时，放入葱末。❷ 放入蚕豆，大火翻炒，加水焖煮，水量与蚕豆持平。❸ 待蚕豆熟软后，加盐调味即可。

营养功效：蚕豆中的植物蛋白含量丰富，且不会让孕妈妈发胖。

咸香蛋黄饼

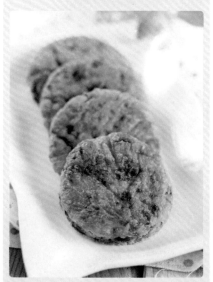

原料：紫菜 30 克，鸡蛋 2 个，面粉 50 克，盐、油各适量。

做法：❶ 将紫菜洗净，切碎；鸡蛋打入碗中，取蛋黄备用。❷ 将碎紫菜、蛋黄和适量面粉、盐一同搅拌均匀。❸ 油锅烧热，将原料一勺一勺舀入锅，用小火煎至两面金黄。

营养功效：紫菜能增强记忆力，防治孕期贫血，对促进胎宝宝骨骼生长也有好处。它还含有一定量的甘露醇，可以作为治疗水肿的辅助食品，帮孕妈妈消除水肿，保持好身材。

荸荠银耳汤

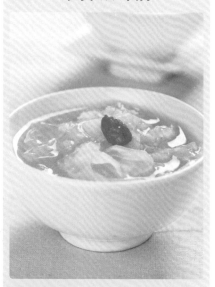

原料：荸荠 4 个，银耳 2 朵，枸杞子、冰糖、盐、高汤各适量。

做法：❶ 荸荠去皮洗净，切薄片，放清水中浸泡 30 分钟，取出沥干备用。❷ 银耳用温水泡开，洗去杂质，用手撕成小块；枸杞子泡软，洗净。❸ 锅置火上，放入高汤、银耳、冰糖煮 30 分钟，加上荸荠片、枸杞子和盐，用小火煮 10 分钟，撇去浮沫即可。

营养功效：不想吃肉的孕妈妈可从银耳中摄取维生素 D，以促进钙的吸收，荸荠还有清热祛火的功效。

玉米面发糕

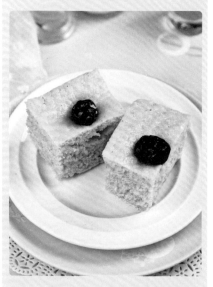

原料：面粉、玉米面各 100 克，红枣、泡打粉、酵母粉、白糖、温水各适量。

做法：❶ 将面粉、玉米面、白糖、泡打粉先在盆中混合均匀；酵母粉溶于温水后倒入面粉中，揉成面团。❷ 将面团放入蛋糕模具中，放温暖处饧发 40 分钟左右至 2 倍大。❸ 红枣洗净，加水煮 10 分钟；将煮好的红枣嵌入发好的面团表面，入蒸锅。❹ 开大火，蒸 20 分钟，立即取出，取下模具，切成小块即可。

营养功效：玉米中的维生素 A，对胎宝宝的智力、视力发育都有好处。同时，玉米有很强的饱腹感，有利于帮助孕妈妈控制体重。

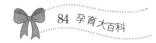
孕 5 月生活细节

到了孕 5 月，孕妈妈的肚子越来越大，这时候在衣着上可以选择宽大一些的，鞋子也要选择舒适合脚的，还可以专门为自己选几套孕妇装，做个"孕"味十足的漂亮孕妈妈。

应经常更换和清洗文胸

在整个孕期，孕妈妈应该随着孕周的增加而更换文胸。一般来说每个时期要准备两三件。孕期要经常换洗文胸，最好每一两天换洗一次，以免细菌感染，造成乳腺炎，给孕妈妈和胎宝宝带来不良影响。到了孕晚期，可以考虑选择哺乳型文胸，为产后哺乳做准备，而且可以为垫吸乳垫留出足够的空间。

自测胎动很重要

孕妈妈都知道应在家自测胎动，但实际上，真正坚持数胎动的人少之又少。胎动的次数多少、快慢、强弱直接关系到胎宝宝的安危，孕妈妈每天数胎动能了解到胎宝宝的健康状况。具体要怎么做呢？

计算固定时间内的胎动次数：孕妈妈每天测试 3 小时的胎动，分别在早、中、晚各进行 1 小时。将所测得的胎动总数乘以 4，作为每天 12 个小时的胎动记录。若每小时少于 3 次，或减少 50% 者，则提示胎宝宝有可能缺氧。

累计每天的胎动次数：这是最简单的计算方法，孕妈妈可以做一个简单的表格，每天早上 8 点开始记录，每感觉到一次胎动，就在表格里做个记号，累计 30 次后，就说明胎宝宝一切正常，不用再做记录。如果从早 8 点到晚 8 点，胎动次数都没有达到 10 次的话，建议尽快去医院检查。

若一天的胎动次数少于	每小时胎动次数少于
10 次	**3** 次
应及时就医	应及时就医

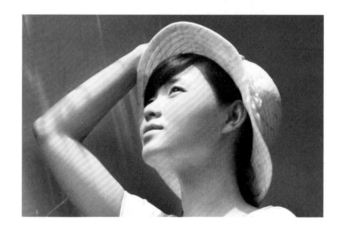

夏季做好防晒工作

如果是夏季出门，要选择一把遮阳伞，避免过度损伤皮肤，也避免中暑引起危险。如果孕妈妈需要涂抹防晒霜，最好是选择防晒系数 (SPF) 低一些的孕妇专用防晒霜，安全度高。

防晒系数在 **15** 左右的防晒霜适合孕妇使用

夏季必备 **4** 样宝遮阳伞、帽子、墨镜、防晒衣

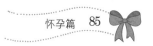

二胎准爸爸主动照顾妻子和孩子

　　孕5月，逐渐变大的肚子，让孕妈妈变得越来越笨拙，做家务也更累了。二胎准爸爸应主动承担起照顾妻子和孩子的责任。可以晚饭后陪着妻子和孩子在楼下散步，或者帮妻子按摩，减少疲惫，为妻子和孩子做一顿丰盛的早餐。虽然不能天天这样做，只要你有时间就多陪伴妻子和孩子，二胎孕妈妈的孕期就会安心许多。

准爸爸给孕妈妈按摩

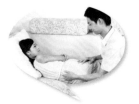

动作轻柔

一家三口散步

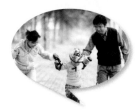

其乐融融

二胎孕妈妈注意规律的作息

　　二胎孕妈妈要养成规律的作息习惯，早睡早起，不熬夜，起床、运动、工作、睡觉等最好都有固定的时间。虽然大宝偶尔会打乱作息，但也尽量控制在晚11点前睡觉，早8点前起床。周末时间也要合理安排，不要任由大宝玩到太晚。规律而充实的生活，容易使心情平静、舒畅，对孕育胎宝宝有利。

8 点起床

18 点做晚饭

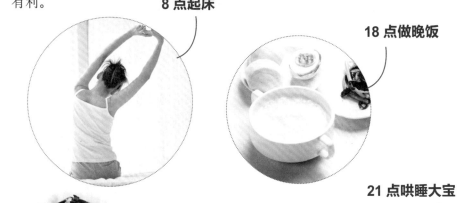

10 点和大宝做游戏

21 点哄睡大宝

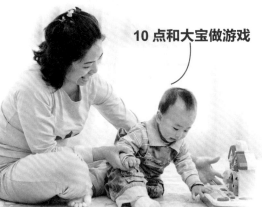
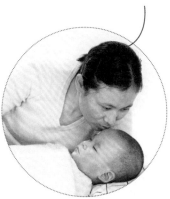

二胎准爸爸还能做很多事

　　准爸爸要提醒和帮助孕妈妈养成良好的生活习惯和饮食习惯，为二胎孕妈妈提供生活上的帮助和支持。

　　本月二胎孕妈妈乳房会逐渐增大，准爸爸可以和孕妈妈一起对乳房进行保健，帮孕妈妈按摩。二胎孕妈妈会出现下肢水肿，准爸爸应每天帮孕妈妈按摩腿和脚。

　　从这月开始，准爸爸也可以开始胎教了。准爸爸不要以为胎宝宝只喜欢孕妈妈的声音，其实在孕妈妈腹中的这个小家伙，更喜欢听准爸爸的声音。因为准爸爸的声音大都属于宽厚、富有磁性的中低音，频率低，更容易被胎宝宝听到。而孕妈妈的声音大多属于较细的声音，频率高，而高频的声音传到子宫时，衰减得更多。

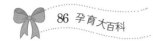
远离孕期不适

　　随着子宫的增大，孕妈妈的身体负担越来越重，此时孕期的不适是一个让孕妈妈头疼的问题。这个月孕妈妈体重在一点点增加，乳房也开始分泌一种淡黄色的液体，肚子越来越大了，消化系统也因此受到了牵连，不适症状更加明显了，适当的锻炼会缓解这些不适症状。

头晕眼花别忽视

　　孕中期，导致孕妈妈出现头晕眼花的原因很多。血容量增加、血液被稀释、出现生理性贫血都可能是导致孕妈妈头晕眼花的原因。血容量增加引起孕妈妈血压升高，易造成头晕眼花；而早孕反应严重并持续到孕中期的孕妈妈，可能会因为营养供应不足，引发低血糖，导致头晕眼花。孕妈妈久站后脑部供血不足，也会产生眩晕的感觉。此外，孕妈妈

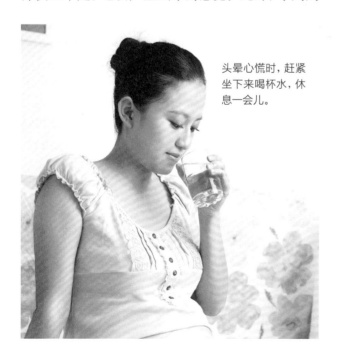

头晕心慌时，赶紧坐下来喝杯水，休息一会儿。

猛然改变姿势时也容易出现眩晕，所以孕妈妈在孕中期如需变换姿势或位置，应尽量放慢速度。最好不要长时间站立，建议适时坐下休息一会儿。

孕期胀气别担心

　　不少孕妈妈不管吃什么都胀气。其实这是孕期的正常生理反应，只是暂时的，孕 34 周后这种现象会渐渐消失。孕期感觉到胀气时，可以少食多餐，减轻肠胃消化的负担。孕妈妈胀气严重时，不妨从一天吃 3 餐的习惯改至 6~8 餐，用每餐分量减少的方式来进食。

　　注意每餐不要进食太多种类的食物，应多选择半固体食物进食。多吃蔬菜、水果等膳食纤维含量高的食物。此外，适当运动也可以促进肠胃蠕动。若孕妈妈有便秘，胀气会更加严重，应多喝温开水，促进排便。

避免食用以下食物

　　少吃易产气食物：豆类和十字花科蔬菜，如黄豆、青豆、西蓝花等含有一种复合糖，这种糖很难被人体吸收，它会在肠内产生副产品——气体。

　　少吃含盐量多的食物：一次性吃盐过量会让身体存水，从而产生胀气。因此要尽量避免高盐食品，如包装食品、油炸食品，尤其是罐装浓汤或方便面。

孕妈妈的一日三餐可以分成
6~8 餐
分开食用，可减少胀气的产生

胀气属于正常现象
孕 # 34 周
后胀气会逐渐消失

给大宝更多的爱

二胎孕妈妈的身体已经有了变化，隆起的腹部也给二胎孕妈妈的日常行动带来了不便。此时，大宝可能想要妈妈抱，或者不小心碰到妈妈的肚子，二胎孕妈妈除了要小心保护自己的肚子外，还要学会委婉地拒绝大宝的抱抱。

利用游戏让大宝不要抱抱

如果大宝总是让二胎孕妈妈抱，二胎孕妈妈要委婉地拒绝，但是不要说伤害大宝的话。最好的方式就是利用游戏，二胎孕妈妈可以让大宝在衣服里面装个皮球，然后让他带着皮球活动，体验二胎孕妈妈大肚子的感受，因为衣服里皮球的限制，大宝肯定会"行动不便"，然后告诉大宝"你看，你有'肚子'时行动不便，妈妈的肚子也是，以后还会更大，到那时就抱不了了你了。等妈妈的肚子'没有'的时候再抱你好不好"。久而久之，大宝也会理解妈妈的，他也就不会那么想让妈妈抱了。

让大宝看他自己婴儿时的照片

二胎孕妈妈、二胎准爸爸可以找个时间坐下来和大宝一起看他婴儿时的照片，给他讲讲他小时候的趣事，还有爸爸妈妈是如何照顾他的。也可以适度感慨那时候的辛苦，让大宝知道小宝宝需要更多的照顾，现在的他已经长大了，可以帮爸爸妈妈做很多事情了。这会让大宝非常有成就感，而且对二宝出生后的情况会有所准备，明白小宝宝才需要爸爸妈妈的照顾，自己是个"大人"了。

时常向大宝提起二宝

尽管已经早早地告诉大宝将会有一个小弟弟或小妹妹，但是这还远远不够。日常生活中，可以经常提起二宝，比如早上起床时，可以唤醒二宝并和他打招呼，吃饭时也要询问二宝吃好了没有，讲故事的时候还可以问问二宝好不好听啊，也可以让大宝给二宝讲故事，晚上睡觉前也跟二宝道晚安，有胎动的时候也可以让大宝感受一下。这样做能够让大宝比较早地适应爸爸妈妈关心二宝的生活，等二宝出生后，大宝会更容易接受弟弟或妹妹。

大宝在照顾玩具娃娃时，妈妈要鼓励他做得很棒。

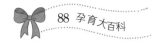

孕6月

孕6月，孕妈妈的大肚子已十分明显了，胎宝宝还在加速发育，简直是一天一个样儿。这时候，孕妈妈需要全面摄取营养，但不宜暴饮暴食，暴饮暴食可导致孕妈妈体重大增，营养过剩，这对孕妈妈的健康和胎宝宝的发育都没有好处。

本月孕妈妈体重管理

长胎不长肉的秘密 有些孕妈妈体重增加了不少，但是做B超却显示胎宝宝很小，肉全长在自己身上了。这时候，孕妈妈就要注意减少脂肪的摄入，每日控制在100克以内，并保证每日300~500克碳水化合物的摄入。

怀孕时间	胎宝宝身长、重量	孕妈妈体重
怀孕第21周	约26厘米，360克	（　　）千克
怀孕第22周	约27厘米，450克	（　　）千克
怀孕第23周	约28厘米，520克	（　　）千克
怀孕第24周	约30厘米，630克	（　　）千克

孕妈妈肚子越来越大，是标准的孕妇身材了。此阶段，孕妈妈体重增加还不是太多，行动起来还很轻松。如果发现体重增加过快，应注意调整饮食，控制体重过快增长。本月每周体重增加不宜超过350克。

本月注意事项

★ 孕妈妈在加餐时可以多吃一些全麦面包、麦麸饼干等点心，可以补充膳食纤维，防治便秘和痔疮。

★ 这个月是胎宝宝长肉的时期，孕妈妈可以在不疲劳的前提下多走动，有助于胎宝宝肌肉坚实有力。

★ 孕妈妈的阴道分泌物因怀孕而增加，容易引发阴道炎，需经常洗浴及更换内裤。

★ 孕妈妈每天食用坚果不宜超过50克。坚果油性较大，而孕妈妈消化功能相对减弱，过量食用坚果很容易引起消化不良。

★ 孕妈妈上午可以多喝水，傍晚则要少喝一些，从而减少夜里上厕所的次数，保持长时间的睡眠。

胎宝宝长

★ 孕 21 周

火龙果大小

胎宝宝的感觉器官日新月异，味蕾已经形成了，还能吮吸自己的手指。胎宝宝的消化系统也更为完善，肾脏系统也开始发挥作用。

★ 孕 22 周

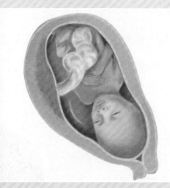

★ 孕 23 周

白兰瓜大小

肺部组织和血管正在发育，为出生后的呼吸做准备。视网膜也已形成，具备了微弱的视觉，会对外界光源做出反应。

★ 孕 24 周

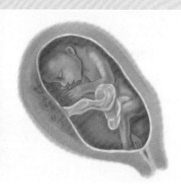

孕妈妈补

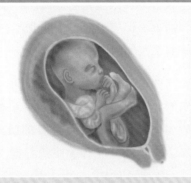

木瓜大小

胎宝宝的指甲完全形成，体重开始大幅度增加，胎宝宝的血管清晰可见，皮肤上有了汗腺，但皮下脂肪尚未产生，皮肤依然是皱巴巴、红红的。

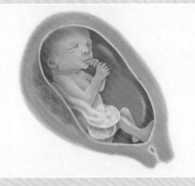

紫甘蓝大小

胎宝宝正在稳定地成长着，虽然还比较瘦，但是很快会增加更多的脂肪。他的皮肤薄薄的、皱皱的，大脑发育得非常快，味蕾现在可以发挥作用了。

★ 铁

孕周越长，胎宝宝发育越完全，需要的铁就越多。适时补铁还可以改善孕妈妈的睡眠质量。在吃含铁食物的同时，也要多吃富含维生素C的水果及蔬菜，如猕猴桃、草莓、樱桃等。

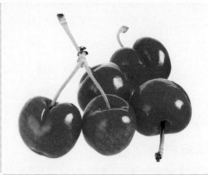

★ 维生素C

维生素C不仅能增强机体的抵抗力、维持牙齿和骨骼的发育，还能促进人体对铁的吸收。因此，孕妈妈在补铁的同时，还应该与维生素C同时补充。番茄不仅维生素C含量丰富，而且具有淡化妊娠斑的功效。

★ 膳食纤维

孕妈妈合理摄入膳食纤维能降低血压，预防妊娠糖尿病，建议每日总摄入量在20~30克为宜。只要孕妈妈每天能保证至少食用3份蔬菜和2份水果，基本就能满足需要。芦笋、红薯、苹果都是不错的选择。

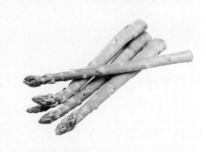

★ β-胡萝卜素

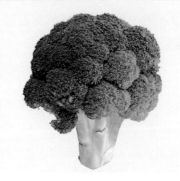

β-胡萝卜素能够保护孕妈妈和胎宝宝的皮肤细胞和组织健全，特别能保护胎宝宝的视力和骨骼的正常发育。β-胡萝卜素主要存在于深绿色或红黄色的蔬菜和水果中，如胡萝卜、番茄、西蓝花等。

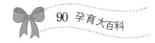

产检无小事

进入孕6月，大多数孕妈妈除了常规产检外，还需要做B超大排畸检查，以详细地检查胎宝宝有无兔唇、六指等畸形因素。此外，本月产检的重点项目还有葡萄糖耐量试验，以排除孕妈妈患妊娠糖尿病的危险。孕妈妈要定期到医院做产检，了解自身和胎宝宝的状况，这关系着孕妈妈和胎宝宝的健康。

本月产检项目

☐ 大排畸检查：通过B超了解胎宝宝的发育有无异常

☐ 葡萄糖耐量试验：检测是否患有妊娠糖尿病

☐ 测量宫高、腹围：了解胎宝宝宫内发育情况，是否发育迟缓或为巨大儿

☐ 听胎心音：监测胎宝宝发育情况

☐ 体重检查：通过孕妈妈的体重增长情况对孕妈妈进行合理的饮食指导

☐ 血压检查：检测孕妈妈是否患有高血压或低血压

☐ 尿常规检查：便于医生了解孕妈妈肾脏的情况

(以上产检项目和标准可作为孕妈妈产检参考，具体产检项目以各地医院及医生提供的建议为准)

对话专家：大排畸彩超的最佳时间

B超大排畸主要是为了了解胎宝宝的发育情况有无异常。B超大排畸最好在孕20~24周之间做，这个时候，胎宝宝在子宫内的活动空间较大，图像显影比较清晰。太早做B超，成像不太清楚，影响医生的诊断；太晚的话，胎宝宝太大，在子宫内的活动空间变小，检查时不能看到胎宝宝的全部情况，且羊水较多，对成像也会有影响。

大龄孕妈妈：不可忽视血压检查

由于大龄孕妈妈容易出现妊娠期高血压疾病，所以要在孕期定期监测血压。妊娠高血压轻者无症状或有轻度头晕，血压轻度升高并伴有水肿；重者出现头痛、眼花、恶心呕吐、血压明显升高、蛋白尿增多、水肿明显。

轻度妊娠高血压的孕妈妈可以通过在家休息、保证充足睡眠、增加营养的方法保守治疗。重度或者有症状的孕妈妈则需要住院治疗。

孕妈妈应进食富含蛋白质、维生素、矿物质的食物和新鲜蔬果，减少动物脂肪和过量盐分的摄入。保证充足的休息和愉快的心情，选择左侧卧位休息、睡觉。

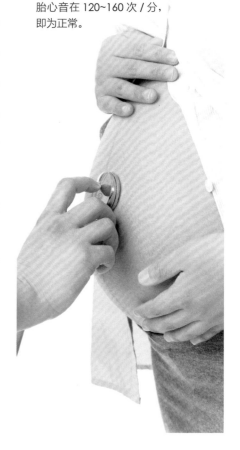

胎心音在120~160次/分，即为正常。

本月孕期营养

孕 6 月胎宝宝快速发育，孕妈妈消耗也大幅度增加，此时孕妈妈要注意摄入充足的营养。保证营养均衡的同时，有所侧重地增加胎宝宝骨骼生长发育所需的营养，并保持体重的正常增长。

细嚼慢咽有助营养吸收

食物未经充分咀嚼，就会影响人体对食物的消化、吸收，使食物中的大量营养不能被人体所用就排出体外。久而久之，孕妈妈就得不到足够多的营养，会形成营养不良。有些食物咀嚼不够，过于粗糙，还会加大胃的消化负担或损伤消化道。所以，孕妈妈要改掉吃饭时狼吞虎咽的坏习惯，做到细细嚼、慢慢咽，让每一种营养都不白白地流失，充分地为身体所吸收。

宜多吃补铁食物

孕中期，胎宝宝快速成长，孕妈妈血容量大增，而胎宝宝也需要吸收大量铁来辅助制造血液中的红细胞，此时孕妈妈宜补充富含铁的食物。维生素 C 有利于铁质吸收，孕妈妈在补充铁的同时，也要多吃一些富含维生素 C 的食物。

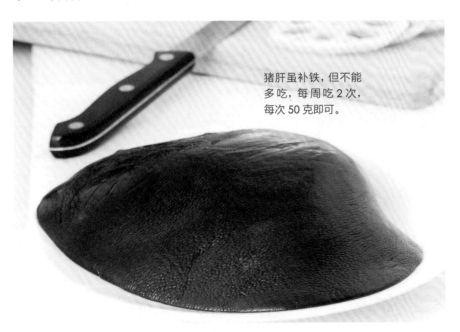

猪肝虽补铁，但不能多吃，每周吃 2 次，每次 50 克即可。

含油脂的食物不能少

只吃素食的孕妈妈在孕期会对胎宝宝有一些影响，单纯吃素食会造成营养种类的缺失，影响胎宝宝的生长发育。如果是素食主义者，建议至少要吃一些富含油脂的食物，比如坚果、大豆。妊娠期间最好还是充分摄入各种类型的营养。

吃对晚餐有学问

不宜过迟：如果晚餐后不久就上床睡觉，不仅会加重胃肠道的负担，还会导致难以入睡。

不宜进食过多：晚餐暴食，很容易导致消化不良及胃疼等现象。

不宜厚味：在晚餐进食大量蛋、肉、鱼，而活动量又很小的情况下，多余的营养会转化为脂肪储存起来，使孕妈妈越来越胖，从而导致胎宝宝营养过剩。因此，孕妈妈晚餐应以清淡、易消化为好。

工作餐要按时吃

由于工作的缘故，有些职场孕妈妈无法保证规律的进餐和休息。即使工作不定时，工作餐也应按时吃，不要贪图方便，吃方便面等一些没有营养的食物。规律的饮食对孕妈妈和胎宝宝是非常必要的。

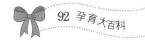

孕6月补铁补血营养餐

孕妈妈和胎宝宝的营养需要一直在增加，到了孕6月的时候，应该注重铁元素的摄入。铁是重要的矿物质，它的作用是生产血红蛋白，而血红蛋白负责把氧运送给细胞。孕妈妈需要充足的铁，预防缺铁性贫血。

猪肝拌黄瓜

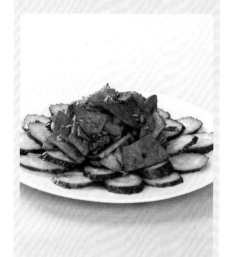

原料：猪肝50克，黄瓜100克，香菜1棵，盐、酱油、醋、香油各适量。

做法：❶ 猪肝洗净，煮熟，切成薄片；黄瓜洗净，切片；香菜择洗干净，切末。❷ 将黄瓜摆在盘内垫底，放上猪肝、酱油、醋、盐、香油，撒上香菜末，食用时拌匀即可。

营养功效：猪肝中富含维生素A、铁、锌等营养素，能为孕妈妈和胎宝宝提供全面的营养。

猪肝粥

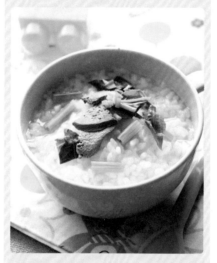

原料：猪肝20克，大米、菠菜各30克。

做法：❶ 猪肝洗净，切片；大米淘洗干净。❷ 菠菜洗净，切段，用开水焯烫。❸ 将大米放入锅中，小火煮至七成熟。❹ 放入猪肝片、菠菜段，煮至熟透即可。

营养功效：猪肝中含有丰富的蛋白质、铁、锌等，可有效补铁补血，让孕妈妈远离贫血。

凉拌藕片

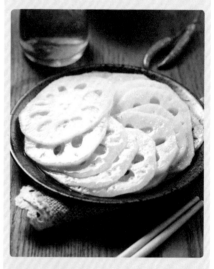

原料：莲藕250克，葱末、姜丝、蒜片、白醋、盐各适量。

做法：❶ 将莲藕洗净，去皮，切片。❷ 莲藕用热水焯熟，放入葱末、姜丝、蒜片、白醋、盐，搅拌均匀即可。

营养功效：莲藕是传统的养血食物，对缺铁性贫血的孕妈妈很有帮助。还可搭配红豆、排骨等食物，非常滋补，让孕妈妈气色越来越好。

盐水鸡肝

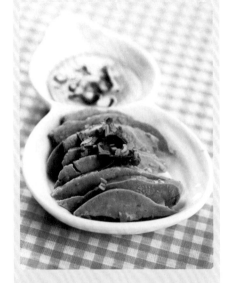

原料: 鸡肝 250 克, 香菜、葱末、姜末、蒜末、大料、料酒、米醋、香油、盐各适量。

做法: ❶ 香菜洗净, 切末, 备用。❷ 鸡肝洗净, 放入锅中, 加适量水、葱末、姜末、大料、料酒、盐同煮。❸ 煮 15~20 分钟后, 待鸡肝熟透, 取出晾凉。❹ 鸡肝切片, 加香菜末、蒜末、米醋、香油搅拌均匀即可。

营养功效: 鸡肝是传统的补铁佳品, 能有效调节孕妈妈的身体状态。

猪血鱼片粥

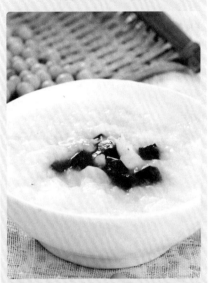

原料: 猪血 500 克, 草鱼肉 250 克, 大米 100 克, 干贝、盐、胡椒粉、料酒、酱油、香油、姜丝各适量。

做法: ❶ 将猪血洗净, 切成小方块。❷ 草鱼肉洗净, 切成薄片, 放入碗内, 加入料酒、酱油、姜丝拌匀。❸ 干贝用温水浸软, 撕碎; 大米淘洗干净。❹ 锅置火上, 放入清水、大米、干贝, 熬煮至粥将成时, 加入猪血, 煮至粥成, 再放入草鱼片、盐, 再沸时撒上胡椒粉, 淋入香油即可。

营养功效: 猪血营养丰富, 可去尘清肺、美容、补血, 让孕妈妈身强又貌美。

樱桃豆泥沙拉

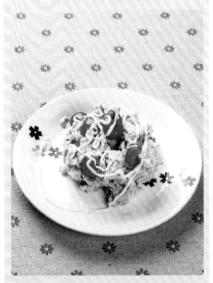

原料: 樱桃 30 克, 鹰嘴豆 10 克, 红豆 10 克, 蛋黄沙拉酱、盐、苹果醋各适量。

做法: ❶ 樱桃洗净, 去梗、去核, 对切。❷ 鹰嘴豆、红豆分别提前用清水浸泡一夜, 再次淘洗干净后放入锅中, 加水没过豆子, 大火煮开后改小火, 煮 10 分钟关火。❸ 将豆子捞出, 放入小碗中, 用勺子碾成豆泥, 然后点缀樱桃。❹ 将自制蛋黄沙拉酱和盐搅拌均匀, 淋在碗中, 加苹果醋调味, 搅拌均匀即可。

营养功效: 樱桃是含铁量较高的水果, 每天吃几颗有助于改善贫血症状。

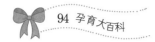

孕6月生活细节

到了孕6月，孕妈妈的怀孕之旅已经度过一大半了。孕妈妈和胎宝宝都已习惯了彼此的存在，甜蜜和欣喜成为了孕妈妈生活中的主题。但生活还是不要掉以轻心，小心谨慎是整个孕期的原则。这个月是孕妈妈身体比较稳定的时候，可以出去走走。

二胎孕妈妈注意提高免疫力

许多孕妈妈怀二宝的时候，已经进入大龄阶段，免疫力比年轻时有所下降，因此要有意识地提高自身的免疫力。

科学饮食：既不能过分滋补，也不能只凭自己的喜好进食，应该平衡膳食，粗细搭配，多摄取新鲜蔬果。

加强自我保护意识：到医院或人员密集处应戴口罩；饭前便后、外出归来以及打喷嚏、咳嗽和清洁鼻子后，都要立即用流水和香皂洗手。

睡眠充足：每天保证8~10小时的睡眠，最好在晚上10点前入睡，中午再睡1个小时。如果是上班族无法午睡，晚上还应再早些入睡。

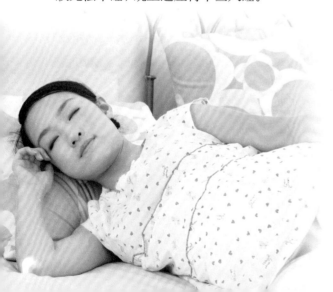

穿稍大一点儿的鞋

一双舒适的鞋，可以减轻身体的压力，还可以保证孕妈妈的安全。孕妈妈从怀孕开始就应该穿平跟、透气性好、材质轻、舒适的鞋，如轻便的运动鞋、布鞋、休闲鞋或软皮鞋，冬天穿雪地靴也是一个不错的选择。如果孕妈妈在孕期脚肿得厉害，就需要穿比自己平时的鞋码大半码的鞋。到孕晚期，则可能要穿大1码的鞋了。买鞋一定要试穿，以脚后跟处能插入1根手指为宜。

合适的鞋应该能在脚后跟处插入

1 根

手指，最好是下午试鞋

孕期脚肿比较严重的要穿比平时大

1 码

的鞋，也可以穿拖鞋

选择舒适的卧具有助睡眠

对于孕妈妈来说，过于柔软的床垫如席梦思床并不适合。应该在棕榈床垫或硬板床上铺9厘米厚的棉垫为宜，并注意松软、高低要适宜。市场上有不少孕妇专用的卧具，可以向医生咨询，应该选购哪种类型的。

床垫不可过软，硬板床上铺 **9** 厘米
厚的棉垫较为适宜

养成早睡早起的习惯，晚上 **10** 点
前睡觉有利于健康

重视上下楼梯的安全

　　孕妈妈往上爬楼梯时，腰部要挺直，脚尖先踩地，脚后跟再落地，落地后立即伸直膝关节，并将全身的重量移到该脚上，这时再以同样的方式抬起另一脚。如果楼梯有扶手，最好扶着扶手慢慢爬梯而上，这样比较安全。下楼梯时，要踩稳步伐，手仍然要攀着扶手，不要过于弯腰或挺胸凸肚，看准脚前阶梯再跨步，看得准自然就走得稳。

坐着系鞋带

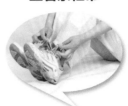

盘腿穿袜子

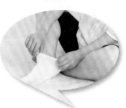

俯身弯腰要注意

　　孕6月后，膨大的腹部会给孕妈妈的脊椎造成很大压力，并引起孕妈妈背部疼痛，因此孕妈妈要尽量避免俯身弯腰，以免给脊椎造成过重的负担。

　　若孕妈妈必须要俯身弯腰时，应注意正确的姿势。扶住腹部，屈膝并把全身的重量分配到膝盖上，蹲下后，慢慢地、轻轻地向前俯身。孕妈妈在捡拾东西时，一定要蹲稳了才能进行，以免没控制好重心摔倒。

再慢慢直起身

先屈腿蹲下

然后慢慢直起腰身，将东西放置在腿上。再慢慢站起。

孕妈妈搬东西时，要先屈腿蹲下。

孕中期的坐、立、行走

　　孕6月，孕妈妈的腹部已经很大了，生活中坐、立、行走都应注意。

　　坐：孕妈妈坐时，宜把后背靠在椅子背上，必要时还可以在腰部放一个靠垫或小枕头。

　　立：孕妈妈由坐姿起身时宜缓慢有序，不能再像孕前一样"风风火火"，以免腹腔肌肉过分紧张，压迫子宫。

　　若孕妈妈由躺卧位变站立，应先侧身，使肩部前倾，然后屈膝，用肘关节支撑起身体后，使腿自然垂于床下，再缓慢起身坐起来。

　　行走：孕妈妈行走时宜保持身直，或上身稍稍向后仰，双肩放松，步子不宜迈得太大、太急，鞋子应选择舒适、厚底的运动鞋；行走时间不宜过长，一旦感觉疲劳就要坐下来休息一会儿。

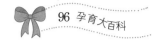

远离孕期不适

胎宝宝在长大,孕妈妈的腹部隆起更加明显了,在甜蜜的孕育时光里,孕妈妈也有不少烦恼。这个月,孕妈妈的不适症状比较多,会觉得十分辛苦。

轻微贫血,怎么食疗

妊娠中期是胎宝宝生长发育最快的时期,孕妈妈极易在此阶段发生贫血。这是因为随着胎宝宝不断长大,也需要铁来制造红细胞,因此会和孕妈妈争夺铁元素,一旦发现贫血,一定要从食物入手进行调理。医生一般会给出建议,适当补充些含铁的食物,如猪肝、红枣、樱桃等食物,再次产检时,就很可能不贫血了。但是患有严重贫血的孕妈妈,光靠食补是不够的,还需要遵医嘱补充铁剂等药物。

生活中,孕妈妈可以多食用含铁丰富的食物,如动物肝脏、蛋类、菠菜、红枣等。有少数贫血的孕妈妈缺乏叶酸或维生素 B_{12},应克服偏食的习惯,多吃一些深绿色蔬菜、肉类、动物内脏、蘑菇、全谷类食物等。在吃含铁丰富的食品的同时不要喝牛奶,牛奶中的钙会降低身体对铁的吸收率。多吃含维生素 C 的蔬菜和水果,以促进铁质的吸收。

缓解孕期抽筋

进入孕中期以后,有些孕妈妈睡觉时,腿和脚经常会发生抽筋现象,会突然疼醒。由于肚子大,自己一时够不到小腿或脚部,真是痛苦,还有可能会打扰到家人。抽筋的现象多是由于缺钙所致。另外,孕期腹内压力增加,会使血液循环不畅,也是造成腿抽筋的原因。

应对孕期抽筋的方法:适当进行户外活动,多进行日光浴;饮食多样化,多吃海带、芝麻、豆类等含钙丰富的食物;睡觉时调整好睡姿,采用最舒服的侧卧位;注意不要让腿部肌肉过度劳累,不要穿高跟鞋,睡前对腿和脚部进行按摩,注意腿部保暖。从怀孕中期开始就要增加钙的摄入量,每天 1000 毫克左右。

每天补钙
1000 毫克
左右,可缓解抽筋

每天晒太阳
1 小时
左右,可帮助钙吸收

"糖妈妈"应多摄入膳食纤维

在可摄入的分量范围内,血糖过高的孕妈妈应该多摄入高膳食纤维食物,如:以糙米或五谷饭取代白米饭,增加蔬菜的摄入量,吃新鲜水果而不喝果汁。这些做法可以延缓血糖的升高,也比较有饱腹感。

每日膳食纤维摄入
30 克
左右即可,不可过多

每天可摄入
500 克
新鲜蔬菜

给大宝更多的爱

孕期已经过了一大半，二胎孕妈妈心中是又高兴又担心。高兴是因为终于要见到二宝了，担心是怕两个宝宝之间相处不好。既然这样的话，不妨跟着大宝一起期待二宝的到来吧。让大宝跟着自己一起期待，他也会同你一样高兴的。

跟大宝一起准备迎接二宝

为了迎接二宝的到来，整个家庭都在做着各种准备。这时，可以请大宝一起来帮忙。可以和大宝一起为二宝布置房间，购买家具。大宝也许小，根本帮不到什么，但是不要因为这个原因就不让大宝参与。重要的是大宝参与了准备工作，就能对二宝即将出生有着直观的感受，并能让大宝更容易对二宝产生亲密感。

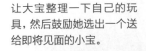
让大宝整理一下自己的玩具，然后鼓励她选出一个送给即将见面的小宝。

二胎准爸爸接过哄大宝睡觉的"任务"

在二胎准爸爸的悉心呵护与关爱中，幸福而艰辛的孕期已经过了大半。随着孕周的增加，二胎孕妈妈的不适也会增加，二胎准爸爸要更加耐心地陪伴在二胎孕妈妈身边，做她坚强的后盾。在照顾好妻子和孩子的同时，不要放过任何能够加深父子感情的机会，可以试着让二胎准爸爸来哄大宝入睡。既能够减轻二胎孕妈妈的辛苦，又能为以后和大宝分房睡做好铺垫。

让大宝了解二宝的发育情况

每次产检后，可以把二宝的发育情况告诉大宝，让他知道"二宝在妈妈的肚子里生长得很快、很健康"。比如，告诉他二宝长大了多少，现在长得有火龙果那么大了。他会在妈妈的肚子里吮吸手指，有时候也会踢踢小腿。还可以给大宝看看 B 超单上二宝的"照片"，指认宝宝的鼻子、嘴巴，看看两个小家伙是否长得很像呢。

这种交流不仅能够增进大宝对二宝的感情，还会激发大宝的好奇心，可能大宝还会有意识地保护、照顾尚未出生的弟弟或妹妹，可谓一举多得。

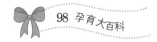

孕7月

孕7月是妊娠高血压综合征的高发期，最常见的症状是水肿、血压高、蛋白尿。孕妈妈这个时期要定期产检，监测血压、体重和尿蛋白的情况。日常饮食应该注意少盐少油，吃清淡易消化的利尿食物。如果只是轻微的手足水肿，属于正常现象，孕妈妈不必紧张，注意多休息，睡觉时把下肢垫高些，就能缓解症状。

本月孕妈妈体重管理

合理饮食，控制体重增长 本月孕妈妈体重迅速增长、胎宝宝迅速成长，多数孕妈妈体重增长会超标，这时期也是妊娠高血压综合征、妊娠糖尿病的高发期。此时孕妈妈的主食最好是米面和杂粮搭配，副食则要全面多样、荤素搭配。

怀孕时间	胎宝宝身长、重量	孕妈妈体重
怀孕第 25 周	约 31 厘米，750 克	（　　）千克
怀孕第 26 周	约 32.5 厘米，950 克	（　　）千克
怀孕第 27 周	约 34 厘米，1000 克	（　　）千克
怀孕第 28 周	约 35 厘米，1150 克	（　　）千克

从这个月开始，孕妈妈的体重增长会很迅速，从此时一直到分娩，体重有可能增加五六千克。如果体重增长过多，孕妈妈要注意适当控制哦。本月每周体重增加不宜超过 350 克。

本月注意事项

★ 患妊娠糖尿病的孕妈妈用糙米或五谷饭代替米饭，能延缓血糖的升高，帮助控制血糖。

★ 孕妈妈多吃一些含胶原蛋白丰富的食物，如猪蹄、羊蹄等，有利于增加皮肤弹性，缓解妊娠纹。

★ 怀孕 28 周起，孕妈妈就要在家里数胎动了，根据胎动的规律观察胎宝宝的情况。

★ 孕妈妈坐着时不要跷腿，不要压迫大腿内侧；也不要久站久坐，否则会加重孕期静脉曲张。

★ 孕妈妈在走路时要尽量挺直腰背，不要挺着肚子走路，这样会使腰痛加剧。

胎宝宝长

孕25周

大芋头大小

现在胎宝宝的皮肤变得舒展了许多，全身覆盖着一层细细的绒毛。胎宝宝的大脑细胞迅速增殖分化，体积增大。

孕26周

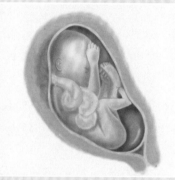

孕27周

一串葡萄大小

胎宝宝的肺继续发育，味蕾、虹膜、睫毛已基本形成，此刻他能感觉不同的味道，还能觉察光线的变化。胎宝宝出生后对黑白的东西更感兴趣。

孕28周

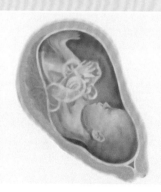

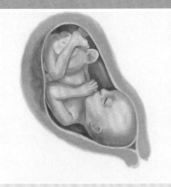

孕妈妈补

★ 卵磷脂

孕妈妈可以适当补充卵磷脂，这有助于保障胎宝宝大脑细胞膜的健康，保护脑细胞健康发育，是对胎宝宝非常重要的益智营养素。黄豆、蛋黄、鱼、芝麻都含有丰富的卵磷脂。

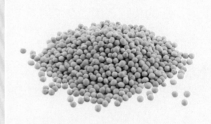

西蓝花大小

胎宝宝已经会吸气和呼气，眼睛已经形成，听觉也很敏锐，还能对触摸有反应。如果趴在孕妈妈的腹部仔细听，还能听到胎宝宝的心跳声。

★ 脂肪

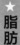
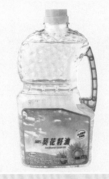

脂肪有益于本月胎宝宝中枢神经系统的发育和维持细胞膜的完整。以一个体重60千克的孕妈妈来说，每天需要摄入约60克的脂肪（包括烧菜用的植物油25克和其他食品中含有的脂肪）。

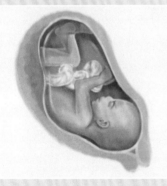

★ 镁

镁对胎宝宝的肌肉和骨骼的发育至关重要，而且有助于钙的吸收，防治孕妈妈的小腿抽筋。孕妈妈每天吃一小把坚果，就能满足孕妈妈一天的需求量。

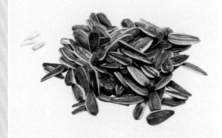

菠萝大小

胎宝宝的体重在一点点增加，脂肪占到胎宝宝体重的2%~3%。虽然肺叶还没发育完全，但胎宝宝已经在努力地练习呼吸了。

★ α-亚麻酸

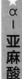
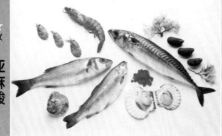

α-亚麻酸对孕妈妈的作用是：控制基因表达，优化遗传基因，转运细胞物质原料，影响胎宝宝脑细胞的生长发育，降低神经管畸形和各种出生缺陷的发生率。平时可注意摄入深海鱼虾类，如鲑鱼、海虾等。

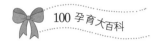
产检无小事

进入孕 7 月，孕妈妈的肚子更大了，行动也更笨拙了。本月要注意妊娠高血压的检查。因为孕 7 月至孕 8 月是妊娠高血压高发时期，孕妈妈应提前做好准备，做到心里有数。从孕 28 周开始，产检变为每 2 周一次。

本月产检项目

☐ B 超检查：通过观测羊水和胎盘，看胎宝宝的发育情况

☐ 测量宫高、腹围：了解胎宝宝是否发育迟缓或巨大儿

☐ 听胎心音：监测胎宝宝发育情况

☐ 体重检查：通过孕妈妈的体重增长情况对孕妈妈进行合理的饮食指导

☐ 血压检查：检测孕妈妈是否患有妊娠高血压

☐ 尿常规检查：便于医生了解孕妈妈肾脏的情况

☐ 血常规检查：检查孕妈妈是否贫血

(以上产检项目和标准可作为孕妈妈产检参考，具体产检项目以各地医院及医生提供的建议为准)

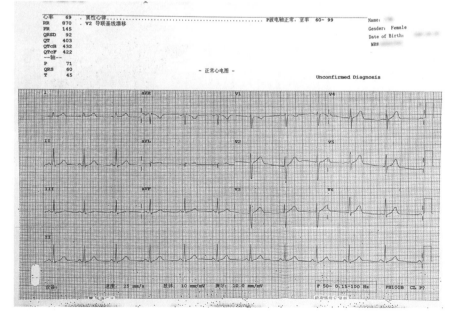

对话专家：子宫过速增大正常吗

随着孕妈妈妊娠月份的增加，子宫会逐渐长出盆腔并慢慢增大，腹部逐渐隆起。子宫的增大在一定程度上可以反映出胎宝宝的生长，因此，每次产检时均要测量宫高和腹围，以判断子宫增长速度。排除双胎妊娠、巨大儿或羊水过多等因素外，若子宫增大过快，孕妈妈可以在以后的日子里慢慢进行调整，日常生活中应适度运动，同时减少高热量、高脂肪、高糖分食物的摄入。

大龄孕妈妈：本月记得做羊水量检查

羊水量检查，是衡量胎宝宝健康的重要指数。孕中期若羊水量过多，胎宝宝容易发生胎位异常，甚至发生胎膜早破、脐带脱垂、胎宝宝窘迫。评价羊水量的指数是羊水指数（AFI）和羊水最大暗区垂直深度（AFV）。羊水深度在 3~7 厘米，羊水指数在 8~18 厘米为正常。

不是所有的孕妈妈都要做，一般大龄、生育过染色体异常患儿、有 X 连锁遗传病的孕妈妈需要检查。

本月孕期营养

在胎宝宝智力发育的关键时刻，孕妈妈要多吃些核桃、芝麻、花生等健脑食品，以及豆类和谷类等营养含量较高的五谷杂粮。另外，本月已经临近了孕晚期，为了防止妊娠高血压等并发症，在饮食方面反而需要比前几个月更细心。

适量吃利尿食物防水肿

为了防止水肿，孕妈妈可以适当吃些冬瓜、萝卜、黑豆、丝瓜、玉米、红豆、黄瓜等有利尿作用的食物。但孕妈妈不宜多吃利尿食物，因为利尿食物可能会增加孕妈妈尿频症状。此外，鲤鱼、鲫鱼等含有丰富的蛋白质，同时也具有利尿作用，孕妈妈可以适当烹制鲤鱼汤、鲫鱼汤饮用。

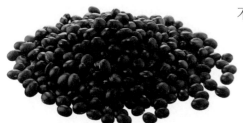

黑豆最好煮食或做成豆浆、豆腐等豆制品后再食用。

科学补充孕妇奶粉

喝孕妇奶粉时首先要控制量，不能既喝孕妇奶粉，又喝其他牛奶、酸奶，或者吃大量奶酪等奶制品，这样会增加肾脏负担，影响肾功能。其次，挑选的时候要看厂家、挑口味、看保质期，最好选择大厂家的品牌孕妇配方奶粉。当然，回家后别忘记在奶粉桶盖上贴一张小条，记下开盖日期，因为开盖后保质期仅3周。

水——不可忽视的营养素

为了把更多的营养输送给胎宝宝，并加速各类营养素在体内的吸收和运转，孕妈妈不可忽视水的补充。孕妈妈每天饮水量约为1200毫升，每天6~8杯水即可。如果饮食中有汤、粥、果汁等液体食物，饮水量就要相应减少。缺水和饮水过量都对孕妈妈和胎宝宝的健康有危害。

直接将自来水烧开后的白开水是补水的最佳选择。市售矿泉水也是孕妈妈外出时不错的饮品选择。

合理饮食，控制体重增长

孕13~28周是孕妈妈体重迅速增长、胎宝宝迅速成长的阶段，多数孕妈妈体重增长会超标，这时期也是妊娠高血压、妊娠糖尿病的高发期。此时孕妈妈的主食最好是米面和杂粮搭配，副食则要全面多样、荤素搭配。孕29~40周的孕晚期阶段，胎宝宝生长速度最快，很多孕妈妈体重仍会急剧增加。这个阶段除正常饮食外，可以适当减少米、面等主食的摄入量，不要吃太多水果，以免自身体重增长过快和胎宝宝长得过大。

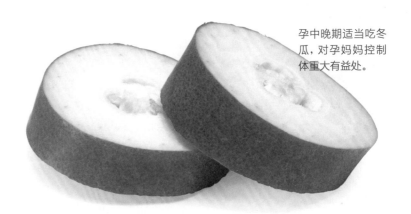

孕中晚期适当吃冬瓜，对孕妈妈控制体重大有益处。

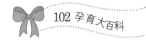

孕 7 月调理肠道营养餐

此时，受胎盘激素的影响，肠道肌肉放松，肠蠕动减慢，肠内容物滞留，便秘甚至痔疮可能会出现。孕妈妈要适时摄入富含膳食纤维的食物，如谷物、水果、蔬菜等，以预防便秘。还要喝足够量的液体，如水、牛奶、果汁。

红薯山药粥

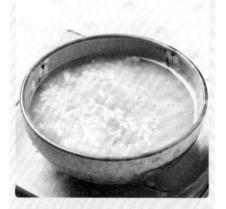

原料：红薯1个，山药1根，大米50克。

做法：❶ 将红薯、山药洗净，去皮切丁。❷ 锅中倒入适量水，大火煮沸。❸ 水开后放入大米、红薯丁、山药丁，煮至熟烂即可。

营养功效：红薯、山药膳食纤维含量高，能够促进肠道蠕动，帮助消化，还能为孕妈妈提供充足热量。

西芹炒百合

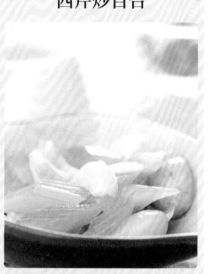

原料：百合100克，西芹200克，葱段、盐、水淀粉、油各适量。

做法：❶ 百合洗净，掰成小瓣；西芹洗净，切段，用开水焯烫。❷ 油锅烧热，下入葱段炝锅，再放入西芹和百合翻炒至熟，调入盐、少许水，以水淀粉勾芡即可。

营养功效：西芹不仅营养丰富，还可促进肠道蠕动，清爽的口感还能使孕妈妈有个好胃口。

荠菜黄鱼卷

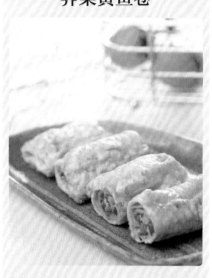

原料：荠菜25克，油豆皮50克，黄鱼肉100克，鸡蛋清、干淀粉、料酒、盐、油各适量。

做法：❶ 荠菜择洗干净，切末；用鸡蛋清与干淀粉调成稀糊备用。❷ 黄鱼肉切细丝，同荠菜、剩余蛋清、料酒、盐混合成肉馅。❸ 将馅料包于油豆皮中，卷成长卷，抹上稀糊，切小段，放入油锅中煎熟即可。

营养功效：这道菜富含蛋白质和膳食纤维，是孕妈妈的滋补佳肴。

什锦面

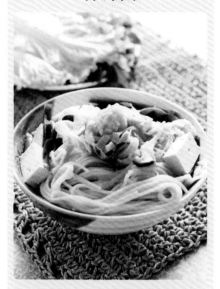

原料：面条 100 克，肉末 50 克，香菇 1 朵，豆腐 60 克，鸡蛋 1 个，胡萝卜 30 克，海带 1 片，香油、盐、鸡骨头各适量。

做法：❶ 鸡骨头和洗净的海带一起熬汤；香菇、胡萝卜洗净，切丝；豆腐洗净切条。❷ 把肉末加入鸡蛋后揉成小丸子，在开水中烫熟。❸ 把面条放入熬好的汤中煮熟，放入香菇丝、胡萝卜丝、豆腐条和小丸子及盐、香油即可。

营养功效：什锦面含有多种营养素和膳食纤维，适合孕妈妈补充体力之用。

红薯饼

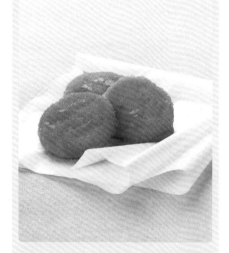

原料：红薯 100 克，糯米粉 80 克，豆沙馅、蜜枣、白糖、葡萄干、油各适量。

做法：❶ 将红薯洗净、煮熟，去皮捣碎后加入适量糯米粉和匀成红薯面。❷ 葡萄干用清水泡后沥干水，加入蜜枣、豆沙馅、白糖拌匀。❸ 将红薯面揉成丸子状，包馅，压平，用小碗压成圆形。❹ 锅内放油烧热，放入包好的饼煎至两面金黄熟透即可。

营养功效：红薯不仅能提供热量，还能保证孕妈妈消化系统的健康。

核桃仁拌芹菜

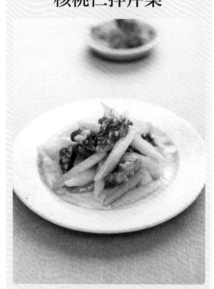

原料：芹菜 100 克，核桃仁 20 克，盐、香油各适量。

做法：❶ 芹菜择洗干净，切段，用开水焯一下。❷ 焯后的芹菜用凉水冲一下，沥干水分，放盘中，加盐、香油。❸ 将核桃仁用热水浸泡后，去掉表皮，再用开水泡 5 分钟，放在芹菜上，吃时拌匀即可。

营养功效：芹菜含有维生素 C、铁及膳食纤维，有利于缓解孕期便秘。

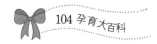

孕 7 月生活细节

有些孕妈妈到孕中期会担心将来分娩是否顺利，胎宝宝发育是否正常，也担心胎宝宝出现仪器无法检测到的智力发育等问题。孕妈妈常独自思考这些问题，容易形成焦虑情绪。

为宝宝准备物品

趁着现在走动还方便，赶快为宝宝准备一些出生之后要用的东西吧。

不要想在生产前把宝宝出生以后很长时间内需要用的东西都预备齐了。把月子里需要的物品备齐就行，如果想从容些，最多备到宝宝 3 个月用的就足够了。

宝宝长得快，小婴儿装很快就穿不上了，小号的奶嘴、纸尿裤也会很快过渡到中号或大号，加上季节更替，一个品种准备多了，用不上反而浪费。

买够宝宝出生后 **3** 个月 内用的物品就足够了

最小号婴儿服准备 **3** 件 就够了，宝宝很快会长大

二胎孕妈妈的产前准备

婴儿用品的使用期限都很短，相信二胎孕妈妈对此认识更为深刻吧。生大宝时没少花冤枉钱的，这次要好好准备产前需要的物品了。

二胎孕妈妈可以想办法利用已有的物品，比如大宝用过的婴儿床、衣物、玩具等，都可以重新清洗、消毒后给二宝用，能够减少不少开支。实在不想给二宝穿旧衣物的，也可以把大宝的旧衣物剪了做清洁巾用。抽纸、湿巾、纸尿裤等可一次性购买多一些，价格会比较便宜。

二胎孕妈妈也要为自己准备吸管水杯、吸奶器、一次性护理床垫、产妇大号卫生巾等，如果有侧切或是剖宫产最好还要准备一次性马桶垫，这个根据个人实际需求购买。

旧衣物要在太阳下 暴晒 **4** 小时 彻底消毒后再给二宝穿

二胎孕妈妈的用品 可在母婴店 **1** 次买齐 并存放在一个包里

正确护理头发

如果孕妈妈是短头发，比较好洗，可坐在高度适宜、能让膝盖弯成 90° 的椅子上，头往前倾，慢慢地清洗。如果孕妈妈留长发，那么洗头发时可能会因为弯腰太久，不但腰酸背痛，肚子也会不舒服，还有可能造成子宫收缩。所以，长发的孕妈妈最好坐在有靠背的椅子上，请家人帮忙冲洗。

洗完头后，如何处理湿发也是孕妈妈的困惑。顶着湿漉漉的头发外出或上床睡觉不但不舒服，而且容易着凉，引起感冒。其实干发帽、干发巾就可以很好地解决这个问题。戴上吸水性强、透气性好的干发帽、干发巾，很快就可以弄干头发。不过要注意选用抑菌又卫生、质地柔软的干发帽、干发巾。

缓解便秘的方法

如果便秘情况非常严重，会影响夜里的睡眠质量，导致白天没有精神，心情烦躁等。虽然便秘是孕期的自然生理反应，但是也要注意缓解。

每天早起喝 1 杯温开水。早起喝水有助于唤醒肠胃，加速肠胃蠕动，还能为身体补充水分。下班或晚餐后可以散散步，活动活动身体，能够促进食物消化。工作时带两三样水果，隔两三个小时就吃一点。每天睡觉前搓热双手轻轻按揉胃部 5 分钟。

每天早晨喝 1 杯温开水

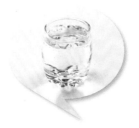

可加点蜂蜜

每天吃两三样水果

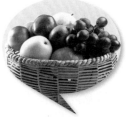

不可过量食用

远离孕期抑郁的小窍门

很多时候，家人甚至医生都会简单地把孕妈妈的沮丧和抑郁归结为一时的情绪失调。其实，这是因为孕期激素水平迅速增加而引起的。找到孕妈妈抑郁的原因和根源，采取相应的办法，才能使孕妈妈和胎宝宝快乐度过这段美好时光。

和准爸爸多交流：保证每天有足够的时间和准爸爸在一起，并保持亲密的交流。如果身体允许，可以考虑一起外出度假，尽可能营造温馨的家庭环境。

把坏情绪表达出来：向亲人和朋友们说出自己对于未来的恐惧和担忧，告诉他们自己对怀孕感到恐慌和害怕。相信他们一定会给予孕妈妈想要的安慰和帮助。

转移注意力：孕妈妈可以在孕期为胎宝宝准备一些出生后要用的东西，比如衣服、帽子和鞋袜等，看着这些可爱的小物品，想着宝宝出生后的幸福生活，孕妈妈会感觉心情愉快，对缓解孕期抑郁很有帮助。

准爸爸和孕妈妈聊天

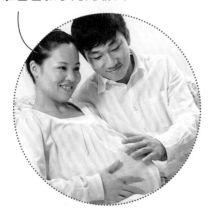

准备宝宝的物品

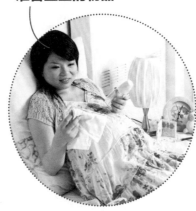

和朋友聊聊天

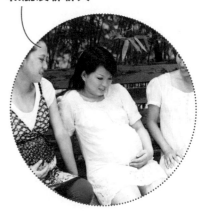

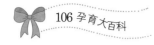

8分钟

孕期舒缓瑜伽

孕妈妈练习瑜伽可以增强体力和骨盆、肌肉张力,提升身体的平衡感,提高整个肌肉组织的柔韧度和灵活度。同时加快血液循环,还能够很好地控制呼吸。练习瑜伽还可以起到按摩身体内部器官的作用,有益于改善睡眠,让孕妈妈健康、舒适,形成积极健康的生活习惯。

孕期做瑜伽的好处
增加肌肉韧性、耐力
锻炼平衡感
塑造良好的体态
改善血液循环,增强骨盆肌肉
控制血压,降低先兆子痫风险

站立蹲式

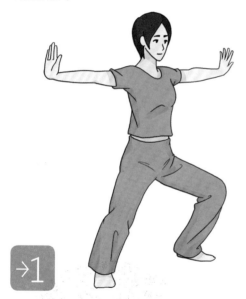

→1

基本动作 自然站立姿势,平稳呼吸,双脚分开大约1.5个肩宽,双臂平伸呈180°,手掌竖起来,掌心朝外,掌根用力向外推,双臂保持180°,呼气屈腿下蹲。注意保持平衡,下蹲程度以不压迫腹部为限。

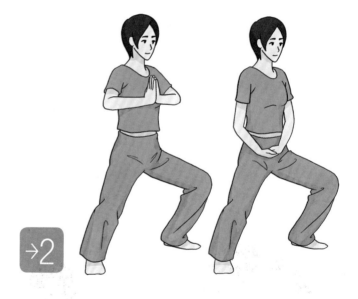

→2

变化动作 如果感觉以上动作有难度,孕妈妈可以适当放宽手部的动作,将双手在胸前合十,或者放于身体前方,只做下蹲动作,注意脚掌用力,维持身体平衡。

瑜伽运动要注意

练习瑜伽要循序渐进→瑜伽初学者练习时不要着急，动作要求可以放低一些，不要冒险做得过度。

选择适合你的瑜伽动作→孕妈妈练习的瑜伽动作要选择安全、有效的，可以咨询专业的瑜伽教练帮你挑选难度系数比较低的。

选择适当的服装→质地轻盈、透气性好、弹性大的服装比较适合练习瑜伽时穿着，练习瑜伽时最好不要穿鞋。

专家贴心小提示

做瑜伽动作时，孕妈妈需要特别注意，对于那些谁都能做到的初级瑜伽动作，孕妈妈可以自己练练。但是一旦动作有难度，练习时必须有专业人员的指导，什么时候开始做，什么时候不宜做，哪些动作不适宜做，应听从专业人员的指导。

面朝上的桌式

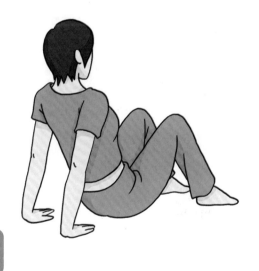

→1

准备动作 坐在瑜伽垫上，双腿打开，双脚距离与肩同宽，双膝自然弯曲，自己感觉舒服就可以，双手放于臀部后方一掌的位置，指尖朝向臀部。

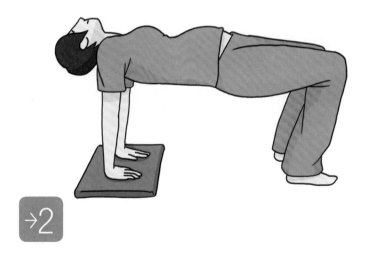

→2

抬高臀部 吸气，臀部上抬，让膝盖、髋骨、头在同一个平面上，并且与地面平行，保持 3~5 个呼吸（一定要有家人保护）。如果孕妈妈觉得手腕用不上劲，可以垫上毯子或薄被来缓解手腕的不适感。

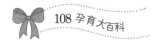

远离孕期不适

这个月胎动更加明显了，孕妈妈跟胎宝宝进行交流他都能有所回应，这种感觉太奇妙了。不过，随着妊娠月份的增大，失眠、水肿、妊娠高血压等不适症状不断侵扰，这令孕妈妈颇为担心。

妊娠高血压这样吃

妊娠高血压综合征以血压升高为主要表现，伴有蛋白尿和水肿。如果是轻度妊娠高血压，通过非药物疗法，包括饮食调节、体位治疗等，能够将血压降下来。然而，如果经过非药物疗法不能使血压下降，那么就要给予适当的降压药物治疗。

宜多吃芹菜：芹菜有镇静降压、醒脑利尿、清热凉血、润肺止咳等功效，常吃对于妊娠高血压、妊娠水肿、缺铁性贫血的疗效比较显著。

宜多吃鱼：鱼富含优质蛋白质与优质脂肪，其所含的不饱和脂肪酸可降低血液中的胆固醇和甘油三酯，是孕妈妈防治妊娠高血压综合征的理想食物。

宜多吃鸭肉：鸭肉富含蛋白质、脂肪、铁、钾、糖等多种营养素，有清热凉血、祛病健身之功效。研究表明，鸭肉中的脂肪不同于猪油，其化学成分近似于橄榄油，有降低胆固醇的作用，对防治妊娠高血压综合征有益。

别忽视孕期水肿

孕期出现水肿的原因通常有两个，一个是因为胎宝宝发育，子宫增大压迫下肢，使血液回流受影响，造成孕妈妈下肢出现水肿，这样的水肿经过卧床休息后基本可以消退。另一个则是孕期全身疾病的一种表现。

这种水肿在卧床休息后仍不能消退，医学上称为"妊娠水肿"，是不正常现象。

妊娠水肿在开始时有可能是隐性的，也就是孕妈妈体内水分已经开始增加，但没有表现为水肿，而是表现为体重增加过多、过快。所以若孕妈妈孕7月每周体重增长超过500克以上，就要引起重视。

妊娠水肿的	每周体重增长
2种	**500**克
情况要区别对待	以上要引起重视

晚饭后吃香蕉缓解失眠

临近孕晚期，孕妈妈没有之前那么轻松了，身体会感觉疼痛，心情也会变得急躁，容易失眠。香蕉对情绪紧张和失眠有一定的缓解效果。孕妈妈在晚饭后吃一点香蕉，有助于孕妈妈稳定情绪和促进睡眠。

"糖妈妈"慎吃香蕉，每次不宜超过

50克

热牛奶也有助缓解失眠状况，睡前可喝

250毫升

给大宝更多的爱

孕妈妈的肚子越来越大，大宝对二宝的感情是否越来越深厚了呢？如果大宝对你的大肚子表现得非常淡漠或者更糟，就需要爸爸妈妈再多些努力了。

不要让大宝有压力

当大宝做出一些意想不到的举动时，不要不分青红皂白就训斥大宝："你都当哥哥（姐姐）了，不能这样！"这会让他对"哥哥（姐姐）"这个词产生反感，认为当"哥哥（姐姐）"有负担和压力，做不好总要挨爸爸妈妈的训斥。而要对他说："妈妈的肚子里还有一个小宝宝，我们要一起保护他、照顾他。"虽然大宝不能马上理解并接受，但时常这样，他也会开始照顾二胎孕妈妈的肚子的。

用父母的手足之情感染大宝

如果孕妈妈或者准爸爸有兄弟姐妹，也可以和大宝多分享一些你们兄弟姐妹之间的事情，当然，给大宝分享的事情最好是积极的正能量的。通过父母和手足之间的故事，能够让大宝明白有了弟弟或妹妹的陪伴会发生很多意想不到的事情，生活会更加丰富有趣。

及时否定不实的哄逗言论

孩子的世界是非常单纯和天真的，他们可能还没有分辨"谎言"的能力。一些亲人和朋友往往会用一些话语哄逗大宝。"有了小宝宝，妈妈就不喜欢你了"这是最常用的"谎言"，虽然说的人并不心存恶意，但是对大宝的心理可能会造成伤害。所以，如果发现有人这样哄逗大宝，一定要及时坚决地否定这句话，并表达"爸爸妈妈会永远爱你"。还可以教给大宝如何"反击"这类不实的言论，告诉那些人"我才是爸爸妈妈最爱的人"，千万不要再哭哭啼啼，这样会让那些喜欢哄逗你的人"得逞"。

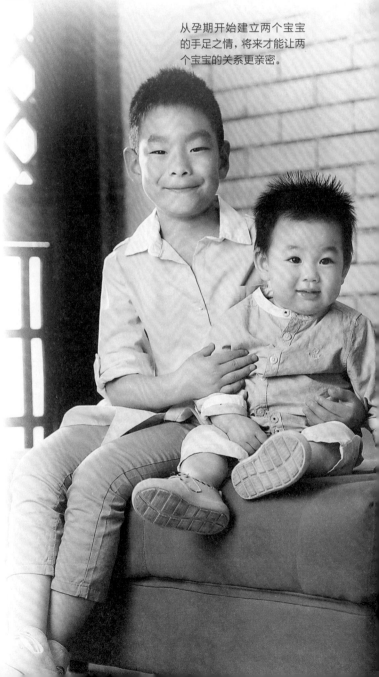

从孕期开始建立两个宝宝的手足之情，将来才能让两个宝宝的关系更亲密。

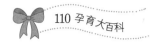

孕8月

孕8月正式进入孕晚期，孕妈妈更容易感觉焦虑、沮丧，不过没关系，我们可以选用食物作为对抗孕期抑郁的"武器"。只要选对了食物，就能远离坏情绪，这样才能使孕妈妈和胎宝宝快乐地度过这段美好时光。

本月孕妈妈体重管理

警惕体重超标 孕晚期是体重管理的重点时期，60% 的多余体重一般都是在孕晚期增长的，所以，孕妈妈一定要在饮食上讲究"少而精"。还要注意少食多餐的饮食原则，尤其不要在晚上吃得太多。

怀孕时间	胎宝宝身长、重量	孕妈妈体重
怀孕第 29 周	约 36 厘米，1300 克	（　　）千克
怀孕第 30 周	约 37 厘米，1500 克	（　　）千克
怀孕第 31 周	约 38 厘米，1600 克	（　　）千克
怀孕第 32 周	约 40 厘米，1800 克	（　　）千克

从现在开始直至分娩，孕妈妈体重将增加 5 千克左右。现在，胎宝宝正在为出生做最后的冲刺，孕妈妈体重每周可增加 500 克，但是最好不要超过这个数值，否则易造成分娩困难。

本月注意事项

★ 随着胎宝宝的长大，子宫挤压胃部，孕妈妈会觉得胃口不好了，这时可以少食多餐，多吃一些有养胃作用、易于消化吸收的粥和汤羹。

★ 这时是胎宝宝皮肤形成的时期，孕妈妈要常保心平气和、不生气，饮食忌热，让胎宝宝皮肤健康有光泽。

★ 准爸爸要对孕妈妈的情绪波动及时加以开导，将有助于减少孕期抑郁症的发生。

★ 因为行动不便，孕妈妈更多地留在家里，但别把时间都用来看电视和上网，保持生活的规律性对孕妈妈和胎宝宝都很有好处。

胎宝宝长

椰子大小

★ 孕29周

胎宝宝快充满整个子宫了，大脑和内脏器官还在继续发育中，头部随着大脑的发育而增大，听觉系统也发育越来越完善了。

★ 孕30周

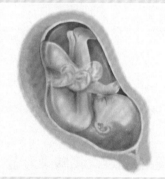

圆生菜大小

★ 孕31周

此时胎宝宝的身长增长速度没之前快了，但是体重还会增加。大脑的发育进入最后阶段了，多和胎宝宝聊天，可以促进胎宝宝大脑的发育。

★ 孕32周

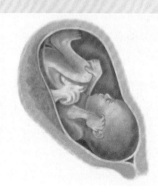

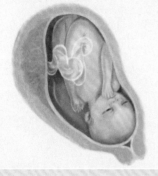

孕妈妈补

★ 碳水化合物

怀孕第 8 个月，胎宝宝开始在肝脏和皮下储存糖原及脂肪，此时孕妈妈要及时补充足够的碳水化合物。结合孕妈妈的体重，碳水化合物每日摄入量要控制在 350~450 克。

柚子大小

此时，胎宝宝大脑发育非常迅速，肌肉和肺也都在继续生长发育着，眼睛时不时地一睁一闭。头发越来越密集，骨骼也变硬了，皮下脂肪不断被"充实"。

★ 蛋白质

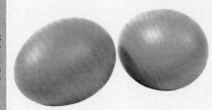

孕晚期是胎宝宝大脑快速发育的时期，孕妈妈对蛋白质的摄入要增加到每天 85~100 克，建议将动物性蛋白质与植物性蛋白质搭配摄取。

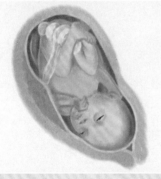

★ 维生素C

水果和蔬菜中富含的维生素 C 可减少皮肤黑色素的沉积，有助于孕妈妈祛除妊娠斑和妊娠纹，增强身体抵抗力，而且有助于铁的吸收。

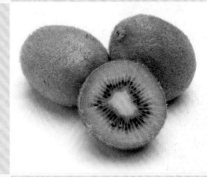

卷心菜大小

胎宝宝的皮下脂肪更加丰富，看起来已经是个漂亮的小娃娃了！各个器官继续发育完善，内脏器官正在发育成熟，肺和胃肠功能已接近成熟了哦！

★ 膳食纤维

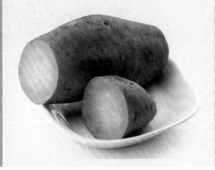

孕妈妈每天摄入膳食纤维有助于保持消化系统的健康，为胎宝宝提供充足的营养素。膳食纤维在蔬菜、水果、五谷杂粮、豆类及菌藻类食物中含量丰富。

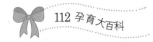

产检无小事

到了孕 8 月，孕妈妈每次产检都需要进行胎心监护，以动态监护胎宝宝的活动情况。同时，在本月医生会做骨盆测量，以检查骨盆大小和形态，判断是否适合顺产。借此，还可经阴道检查胎位，及时纠正胎位不正。这时的产检一般 2 周一次。

本月产检项目

☐ B 超检查：补充大排畸时看到的数据

☐ 胎心监护：记录胎宝宝心率的变化，推测出宫内胎宝宝有无缺氧

☐ 骨盆测量：骨盆狭小或畸形骨盆均可引起难产

☐ 白带检查：判断孕妈妈是否有生殖道感染

☐ 体重检查：通过孕妈妈的体重增长情况对孕妈妈进行合理的饮食指导

☐ 血压检查：检测孕妈妈是否患有高血压或低血压

☐ 血常规检查：检查孕妈妈是否贫血

(以上产检项目和标准可作为孕妈妈产检参考，具体产检项目以各地医院及医生提供的建议为准)

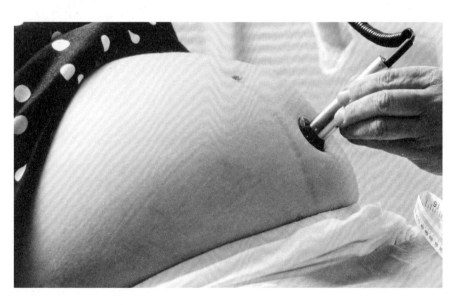

对话专家：做胎心监护的注意事项

很多孕妈妈做胎心监护时都不是一次通过的，其实大多数的时候胎宝宝并没有异常，只是睡着了而已。所以，孕妈妈在做检查前就要把胎宝宝叫醒。孕妈妈可以轻轻摇晃你的腹部或者抚摸腹部，把胎宝宝唤醒。也可以在检查前的 30 分钟内吃些巧克力、小蛋糕等甜食。

二胎孕妈妈：第二胎更易变横位

如果有过孕产经历或腹壁松弛，二宝的活动空间较大，或有子宫肌瘤、卵巢囊肿等疾病，使胎头下降受阻，都会增加横位的可能性，也就是二宝横躺在骨盆入口上，头无法入盆。横位时，宫高并不高，但子宫形状偏横，在腹部的一侧可以摸到胎宝宝的头部。

如果临产时二宝还是横着，就容易出现胎膜早破，引起脐带脱垂。也容易出现二宝的一只胳膊入盆并脱出阴道的情况，这可导致二宝在宫内窒息，如抢救不及时，易引起严重后果。如果到了孕晚期也没能纠正，或临产后才发现横位，应选剖宫产来避免横位带来的危险。

本月孕期营养

传统观念认为，怀孕时多吃点，宝宝出生时胖一点，就是健康。其实这是错误的观念，孕晚期如果营养过剩，孕妈妈摄入过多的热量，可能会导致葡萄糖耐受性异常，糖代谢紊乱，引发妊娠糖尿病，还有可能增加妊娠高血压综合征发生的风险，直接导致分娩困难。

均衡摄入各种营养素

进入本月，孕妈妈会因身体笨重而行动不便。同时，子宫的增大会让孕妈妈的胃部受到挤压，饭量受到影响。孕妈妈应尽量补足因胃容量减小而减少的营养，实行一日多餐，均衡摄取各种营养素，防止胎宝宝发育迟缓。

睡前 1 杯牛奶，能缓解孕晚期因胎宝宝压迫而产生的疼痛现象。避免高热量食品，以免体重增长过快。孕晚期每周的体重增加不宜超过 500 克。

适当吃点紫色蔬菜

孕妈妈宜吃紫色蔬菜，紫色蔬菜中含有一种特别的物质——花青素。花青素除了具备很强的抗氧化能力、预防高血压、减缓肝功能障碍等作用之外，还有改善视力、预防眼部疲劳等功效。对于孕妈妈来说，花青素是预防衰老的好帮手，其良好的抗氧化能力，能帮助调节自由基。长期使用电脑或者看书多的孕妈妈更应多摄取。

但是要注意紫苋菜之类的寒凉类蔬菜不宜吃，容易滑胎。紫薯、紫甘蓝等则是比较安全又有营养的紫色蔬菜。

坚持补钙

孕晚期胎宝宝增长速度加快，骨骼、肌肉发育所需的钙质大大增加，孕妈妈宜补钙，每天摄入钙质应增加到 1500 毫克。孕妈妈不仅要多吃一些富含钙的食物，如鸡蛋、虾皮、豆制品、瘦肉等，每天早起、临睡前可各喝 1 杯牛奶。必要时还可以在医生指导下，通过吃钙片来获得所需的钙质。

优质脂肪满足胎宝宝的营养需求

本月，母体基础代谢率增至最高峰，胎宝宝生长速度也增至最高峰，孕妈妈应尽量补足各种营养。其中，优质脂肪的摄入千万不能少，这对胎宝宝的发育来说，意义重大。

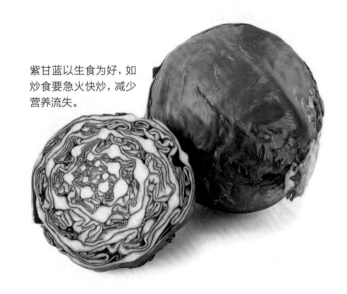

紫甘蓝以生食为好，如炒食要急火快炒，减少营养流失。

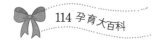
孕8月壮胎营养餐

胎宝宝本月身高增加减慢而体重迅速增加，表明胎宝宝需要更多的蛋白质和脂肪，孕妈妈可适当增加肉食类及大豆类食品的摄入。另外，早餐、晚餐、加餐可以多吃一些粥、汤及面条，既易消化，又能提供充足的营养素。

花生排骨粥

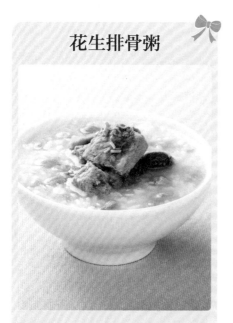

原料：大米 150 克，排骨 80 克，花生仁 20 克，盐、香油、香菜末各适量。

做法：❶ 大米洗净，泡 2 小时；排骨切块，汆水沥干。❷ 汤锅置于火上，放足量的水，放入大米、排骨块、花生仁，大火烧开后改用小火煮 1 小时，要不断搅动。❸ 煮至米烂成粥，排骨酥软，加入盐，搅拌均匀。❹ 食用时淋上香油，撒上香菜末。

营养功效：花生能提供充足的能量，与排骨同煮，还能促进蛋白质的吸收。

老鸭汤

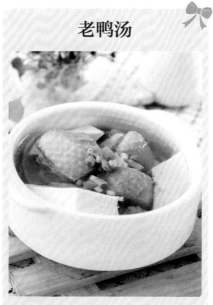

原料：鸭肉 300 克，豆腐 100 克，葱花、盐、油各适量。

做法：❶ 鸭肉洗净，切块；酸萝卜洗净，切片，豆腐切块。❷ 油锅烧热，把鸭块倒入锅中翻炒至金黄色。❸ 水烧开，倒入炒好的鸭块、豆腐、盐，用小火煨至肉烂，加葱花调味即可。

营养功效：鸭肉里含有丰富的蛋白质和氨基酸，适合孕妈妈和胎宝宝，而且味道鲜美。

四季豆烧荸荠

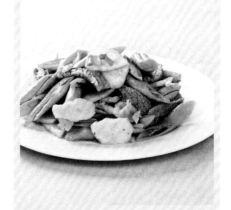

原料：四季豆 200 克，荸荠 100 克，牛肉 50 克，料酒、葱姜汁、盐、高汤、油各适量。

做法：❶ 荸荠削去外皮，切片；四季豆斜切成段；牛肉切成片，用料酒、葱姜汁和盐腌制。❷ 油锅烧热，下入牛肉片炒至变色，下入四季豆段炒匀，再放入余下的料酒、葱姜汁，加高汤烧至微熟。❸ 下入荸荠片，炒匀至熟，加适量盐调味。

营养功效：含丰富的蛋白质、胡萝卜素、钙等，有利于胎宝宝的发育。

琵琶豆腐

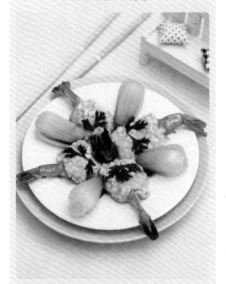

原料：豆腐 100 克，虾 4 只，油菜 4 棵，鸡蛋 1 个，香菜叶、香油、酱油、蚝油、水淀粉、白糖、盐、姜片、油各适量。

做法：❶ 虾去壳及虾线，加盐略腌，拍烂，加入豆腐拌匀做成琵琶豆腐；油菜洗净，入水焯烫。❷ 取适量油放入上述拌匀的材料中，蒸 5 分钟，成形后用小刀取出。❸ 琵琶豆腐撒上淀粉，蘸上鸡蛋清，炸至微黄色盛起。❹ 油锅爆香姜片，加水淀粉、酱油、香油、蚝油、白糖、盐勾芡，煮沸后淋在琵琶豆腐上，用小油菜、香菜叶及虾尾点缀即可。

营养功效：此菜富含的大量优质蛋白质，对胎宝宝的发育大有益处。

新疆手抓羊肉饭

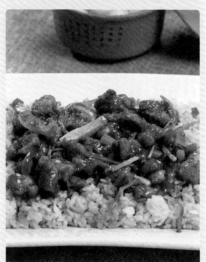

原料：羊肉 200 克，胡萝卜 1 根，洋葱 1 个，大米 100 克，盐、香菜段、油各适量。

做法：❶ 大米用水泡半个小时，羊肉切片，胡萝卜切成细条，洋葱切丝。❷ 锅里放油，油要比平时炒菜的量稍多些，放入羊肉翻炒。把羊肉炒得略干后放入洋葱，洋葱炒出香味后放胡萝卜和盐，一起翻炒至熟，出锅时撒上香菜段拌匀。❸ 大米加水蒸熟，盛入盘中，淋上炒好的羊肉即可。

营养功效：羊肉对孕妈妈和胎宝宝有较好的补益作用。

虾肉粥

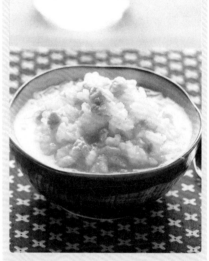

原料：大米 50 克，虾 100 克，淀粉、料酒、白糖、酱油、香油、盐各适量。

做法：❶ 大米淘洗干净，浸泡。❷ 虾去壳，挑出虾线，洗净，切成小块，盛入碗中。❸ 将淀粉、料酒、酱油、白糖、盐，搅拌均匀后给虾肉块上浆。❹ 锅中放适量水，烧开，倒入大米。大火烧开后，转小火熬煮至米粒开花、汤汁黏稠时，放入浆好的虾肉块，用大火煮沸。❺ 出锅前淋上香油即可。

营养功效：虾煮粥可以将营养物质很好地保留，是补钙的上好佳品。

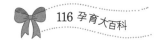

孕8月生活细节

此时的胎宝宝发育已经接近成熟了，孕妈妈的肚子越来越大，生活越来越不方便了，千万不要一个人外出走太远。另外，一些重体力家务活就留给准爸爸来做吧！孕晚期，孕妈妈身体负担增加，生活节奏宜放缓，工作量、活动量都应适当减少。如果身体情况不乐观，大龄孕妈妈在孕32周后还可以申请休假。

看情况使用托腹带

如果孕妈妈的工作需要长时间站立或走动，则需要购买托腹带或托腹裤。使用托腹带或托腹裤，可以支撑腹部，减轻腰部负担及耻骨压力，会让孕妈妈感觉轻松很多。

孕妈妈穿托腹带时，托腹带不要包得太紧，睡觉的时候应该脱掉。穿得太紧不仅会影响腹部的血液循环，还会影响胎宝宝的发育。穿戴托腹带时最好躺卧床上，待固定之后再站立起来，这样才能够完整地固定住。

并不是所有孕妈妈都需要穿托腹带的。已经生过宝宝，腹壁比较松弛，易成为悬垂腹的孕妈妈；多胞胎或胎宝宝过大，站立时腹壁下垂严重的孕妈妈；连接骨盆的多条韧带发生松弛性疼痛的孕妈妈最好使用托腹带。还有本来胎位为臀位，经医生做外倒转术转为头位的孕妈妈，可以用托腹带来限制其再转为臀位。

抓紧时间纠正胎位不正

胎位不正最合适的纠正时间为孕30~32周。孕28周以前，由于羊水相对较多，胎宝宝又比较小，在子宫内活动范围较大，所以位置不容易固定。孕32周以后，羊水减少，此时胎宝宝的姿势相对固定，一般来说不容易纠正。

纠正胎位不正的最佳时间是

孕**30~32**周

太早或太晚都无法达到纠正胎位的效果

饭菜中少放盐

孕晚期由于身体负担增加、胎宝宝压迫下腔静脉、血液循环不好等原因，孕妈妈比前几个月更易出现水肿的情况。最常见的是下肢水肿，严重者可有大腿、腹部甚至全身水肿的情况。食盐中的钠会增加体内水分的潴留，加重水肿的程度。因此，这个时期应适当限盐，以每天不超过5克为佳，如有水肿及妊娠高血压，可限制食盐在3克之内更为安全。

身体健康的孕妈妈每日食盐量不可超过

5克

过量容易加重水肿或引发妊娠高血压

如有水肿及妊娠高血压的孕妈妈，食盐量应控制

在**3**克以内

否则会加重水肿及妊娠高血压

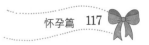

二胎孕妈妈要小心保护腹部

　　每位孕妈妈都宜小心保护腹部，尤其是剖宫产后再次怀二胎的孕妈妈。因为剖宫产后子宫壁的刀口处是结缔组织，缺乏弹力，而胎宝宝的发育使子宫不断增大，子宫壁变薄，因此，必须注意腹部不能受到挤压，预防瘢痕处裂开。孕妈妈也要注意控制胎宝宝体重，不能过大，以预防瘢痕处裂开。

左侧卧睡觉

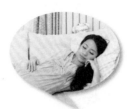

孕晚期睡眠最好左侧卧

去公园散步

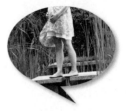

在日常生活中，乘车、走路等要避开拥挤的人群

孕妈妈擦桌子

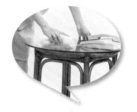

家务劳动要适当，避免提重物

二胎准爸爸别闲着

　　还有 2 个月就要和二宝见面了，经过几个月的陪伴，二胎准爸爸一定感受到了二胎孕妈妈怀孕的辛苦和不易，二胎准爸爸可以抽出时间陪二胎孕妈妈聊聊关于生产的问题，帮她缓解产前的紧张。

协助妻子做运动，增加顺产概率

睡觉时帮妻子翻身

讨论两个孩子都由谁照顾

怀着二宝带大宝

大宝的年龄

6岁以上
给大宝心理疏导
多关注大宝的心理变化

4~6岁
多交流
给大宝看妈妈的产检报告，了解二宝

3~4岁
讲《孔融让梨》
早教、胎教一起做

0~2岁
提前感受
让大宝和邻家小朋友一起玩，感受下兄弟姐妹之间如何相处

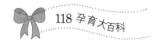

远离孕期不适

孕 8 月，各器官被增大的子宫挤压，孕妈妈的便秘、背部不适、腿肿和呼吸费力的状况可能会更严重。沉重的腹部也会让孕妈妈更容易疲惫，这些都是正常现象，为了将来分娩能顺利一些，孕妈妈还是要适当运动。

感觉腹胀要注意休息

无论是否是正常的生理性腹胀，孕妈妈首先要做的就是休息一下。能躺下自然是最好的了，但如果是在外面，可以坐在椅子上休息。一般孕妈妈容易在晚上感觉腹胀，这是由于一天的疲劳导致的，一定要早点休息。有的孕妈妈也会在早上醒来时感觉腹胀，这时因为刚醒来，对各种感觉比较敏感的缘故，或者可能是对将要开始的一天感到紧张。这时，孕妈妈不要着急起床，稍微休息一下，感觉好点后再起床。如果孕妈妈休息了一两个小时后，腹胀依然得不到缓解，则有可能是由于某种病症刺激子宫造成的，此时就应该去医院进行检查。

呼吸急促怎么办

孕晚期，增大的子宫顶到胸膈膜，并压迫到肺，会使孕妈妈呼吸急促，这是正常现象，孕妈妈不用太担心。当胎宝宝胎头降入盆腔后，这种状况就会好转。

此时孕妈妈可放松自己，常做深呼吸，平日多出去走走，呼吸一下外面的新鲜空气。不过，如果孕妈妈呼吸急促，同时还出现了胸痛，或者口唇、手指发紫的情况，应立即去医院检查。

深呼吸时孕妈妈先深吸一口气，
心中默默地数

1~5

然后呼出，呼气时间是吸气时间的 2 倍

乳头凹陷，可做做"十字操"

如果孕妈妈发现自己乳头凹陷，可在孕 32 周后开始做"十字操"进行纠正。

将两拇指（或食指）平行放在乳头两侧，慢慢地将乳头向两侧外方拉开，牵拉乳晕皮肤及皮下组织，使乳头向外突出。拉乳头时手法和动作都要轻柔，时间不能太长，每天 2 次，每次重复 10~20 次即可。

有早产先兆（如频繁下腹痛、阴道有血性分泌物）的孕妈妈及有早产史者，则应将"十字操"改至孕 37 周后再做。如果拉乳头引起宫缩，要立刻停止，待宝宝出生后再进行纠正。

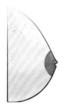

凹陷乳头

乳头凹陷的孕妈妈可在

孕 **32** 周

后开始做"十字操"进行纠正

正常乳头

如有早产先兆或早产史者，应在

孕 **37** 周

后再做，或等宝宝出生后再做

给大宝更多的爱

　　想要享受四口之家的天伦之乐，也并不是容易的事情，爸爸妈妈除了做好自身的心理准备外，还需要对家庭状况做出准确的估量，时刻关注大宝的情绪问题，否则，有可能带给家庭过多的矛盾而降低幸福感。

和大宝一起准备二宝用品

　　在准备待产用品时可以让大宝一起去帮忙采购，也许根本帮不上什么忙，但重要的是大宝参与了准备工作，对二宝出生有了直观的感受。在选购物品时，可以多听听大宝的意见，他希望给二宝买什么颜色的，最好也尊重他的选择，然后还可以问问他还想为自己买些什么，不要让大宝产生"爸爸妈妈只想着小宝"的想法。如果有什么东西需要用到大宝的，要跟大宝做好沟通，是否能够"借给"二宝用，这也是让大宝学会分享的好时机。如果大宝不愿意分享，爸爸妈妈也不要勉强。

邀请大宝参与妈妈的产检

　　孕妈妈去做产检时可以带上大宝，让大宝也听听二宝的发育状况，可以让他摸摸大肚子，听听胎心音，看看 B 超影像，这些比较直观的感受会提升大宝做哥哥或姐姐的自豪感，增加对二宝的期待，同时他也会感受到妈妈孕育的辛苦。

不见面也能交流

　　虽然现在两个宝贝还不能见面，但也可以让他们多做交流，比如和肚子里的胎宝宝多说说话，看他是否能做出回应；还有测胎动的时候也可以让大宝摸着肚子，计算胎动的次数。二胎孕妈妈要经常

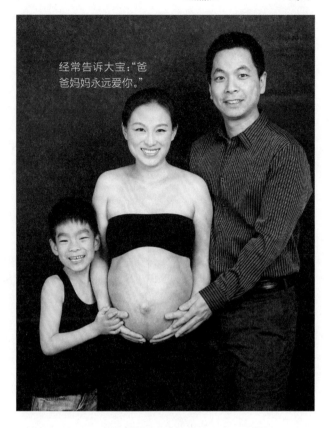

经常告诉大宝："爸爸妈妈永远爱你。"

和大宝提提二宝，包括他的成长，让大宝多了解肚子里的宝宝。还可以给大宝讲讲曾经怀他是什么样的心情，让大宝了解，爸爸妈妈对每一个孩子的诞生都是一样的欢喜。

用心了解大宝

　　每个孩子都有自己的个性，任何一种教育方法都不能称之为标准答案。父母只有用心了解自己孩子的性格、品性，多观察他的表现，读懂孩子的心声，才能找到教育孩子的方法，你才能真正和他做朋友，成为解开他"心结"的人。所以，父母在了解大的育儿原则后还是要根据自己宝贝的个性，采取适合他的教育方法，否则结果会事与愿违。

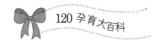

孕9月

孕9月了，距离宝宝降生还有一段日子，孕妈妈还要为最后的顺利生产继续努力。这一阶段，孕妈妈除了要保证胎宝宝的营养供给外，还要预防宝宝早产。凡在孕28~37周之间胎宝宝未成熟就生产的，称为早产。本月起，孕妈妈应多吃富含锌的食物，如鱼类、贝类等，预防早产。

本月孕妈妈体重管理

不要盲目控制饮食 很多孕妈妈在孕晚期猛然发现体重超标，便临时起意，想通过克制饮食的方法来控制体重，这种做法无论是对孕妈妈的健康、胎宝宝的发育，还是日后的分娩都是不利的。

怀孕时间	胎宝宝身长、重量	孕妈妈体重
怀孕第 33 周	约 41.5 厘米，2000 克	（　　）千克
怀孕第 34 周	约 43 厘米，2300 克	（　　）千克
怀孕第 35 周	约 44 厘米，2500 克	（　　）千克
怀孕第 36 周	约 45 厘米，2700 克	（　　）千克

发育到孕 9 个月末的时候，胎宝宝大约有 45 厘米长，2700 克重了，像一个小西瓜。此时，孕妈妈的体重以每周约 500 克的速度增长，几乎有一半重量长在了胎宝宝身上。本月末，孕妈妈已增重 11~13 千克。本月每周体重增加不宜超过 500 克。

本月注意事项

★ 胎宝宝体内的钙有一半是在最后 2 个月储存的，所以在这最后的时刻，孕妈妈要保证补充足够的钙。

★ 沉重的身体加重了腿部肌肉的负担，孕妈妈睡觉前可以按摩腿部或将脚垫高，有利于减少腿部抽筋和疼痛。

★ 不要因为体重增加而节食或者少吃一餐。孕妈妈和胎宝宝都需要从健康的饮食中获得营养和热量。

★ 尿频严重时会影响孕妈妈睡眠质量，所以孕妈妈临睡前尽量不要喝过多的水或汤。

★ 孕妈妈要避免看一些紧张、惊悚的刺激性节目，以免引起精神高度紧张，对妊娠安全不利。

胎宝宝长

花椰菜大小

孕 33 周

孕 34 周

胎宝宝现在的样子已经和出生时很接近了，头骨现在还很软，每块头骨之间有空隙，这是为胎宝宝在出生时头部能够顺利通过阴道做准备。

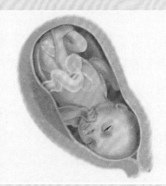

大白菜大小

孕 35 周

孕 36 周

胎宝宝变得圆滚滚的，看起来已经很丰满了，这也使得孕妈妈越来越辛苦。如今，胎宝宝已经完成了大部分的身体发育，不过体重还将继续增加。

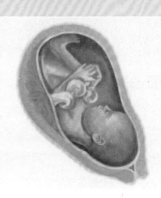

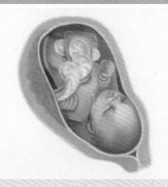

孕妈妈补

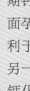 **钙**

整个孕期都需要补钙，但孕晚期钙的需求量明显增加，一方面孕妈妈自身钙的储备增加有利于防止妊娠高血压的发生；另一方面胎宝宝的牙齿、骨骼钙化加速，胎宝宝自身也要储存一部分钙以供出生后所需。

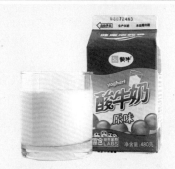

南瓜大小

胎宝宝现在可能已经停留在头向下的姿势了，但跟入盆是不一样的噢，这个姿势要维持一两个星期。

 维生素 B_1

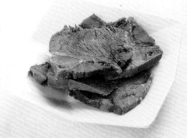

维生素 B_1 的需求量与机体热能总摄入量成正比，孕期热量每日需求增加 2090 焦（约 500 千卡），因此维生素 B_1 的供给量也增加为 1.5 毫克／天。

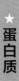 **蛋白质**

肉类食物是优质蛋白质的最佳来源。如果孕妈妈不喜欢吃肉类食物，可以从鸡蛋和乳制品中摄入足够的蛋白质。所以为了胎宝宝的健康，素食的孕妈妈应该适量吃一些肉类，至少要吃一些蛋类和乳制品。

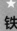

哈密瓜大小

胎宝宝的肾脏已发育完全，肝脏也已能够处理一些代谢废物。覆盖胎宝宝全身的绒毛和胎脂正在开始脱落。

铁

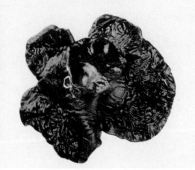

孕晚期孕妈妈对铁的需求量增加，所以孕妈妈要注意日常饮食中铁的摄入量，孕妈妈对铁的需求量为每天 20~30 毫克，应该注重从饮食中获取足量的铁。

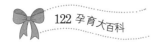
产检无小事

　　孕9月的产检也是每2周1次，产检项目除了常规地完成前几次检查的项目外，医生还会进行有关分娩前的准备检查，如骨盆内测量、心电图。由于临近产期，孕妈妈要积极配合医生做胎心监护，随时监测胎宝宝胎动、胎心，随时准备迎接宝宝的到来。

本月产检项目

☐ 心电图：判断孕妈妈心脏能否承受生产压力

☐ 胎心监护：推测出宫内胎宝宝有无缺氧

☐ 听胎心音：随时监测胎宝宝是否有异常

☐ 测量宫高、腹围：估计胎宝宝宫内发育情况

☐ 血压检查：检测孕妈妈是否患有高血压或低血压

☐ 骨盆内测量：判断孕妈妈适合哪种分娩方式

☐ 羊膜镜检查：主要用于高危妊娠及出现胎宝宝窘迫征象或胎盘功能减退的检测

(以上产检项目和标准可作为孕妈妈产检参考，具体产检项目以各地医院及医生提供的建议为准)

对话专家：脐带绕颈会不会勒坏胎宝宝

　　脐带绕颈一周的情况很常见。脐带绕颈松弛，不影响脐带血循环，不会危及胎宝宝的生命安全。脐带绕颈的发生率为20%~25%，也就是说，每四五个胎宝宝中就有一个生下来发现是脐带绕颈的。

　　当然，也不排除意外。如果脐带绕颈过紧可使脐血管受压，导致血循环受阻或胎宝宝颈静脉受压，使胎宝宝脑组织缺血、缺氧，造成宫内窘迫或新生儿窒息。这种现象多发生于分娩期，如同时伴有脐带过短或相对过短，往往在产程中影响胎先露(胎宝宝最先进入骨盆入口的部分)下降，导致产程延长，加重缺氧，危及胎宝宝。

二胎孕妈妈：瘢痕子宫注意检查子宫厚度

　　头胎剖宫产的二胎孕妈妈到孕晚期要特别注意检查瘢痕子宫的厚度，一般检查子宫瘢痕最薄处大于3毫米为正常，如果低于3毫米就要住院观察，随时准备剖宫产了。所以，孕妈妈平时应注意控制体重，避免胎宝宝增长过快。

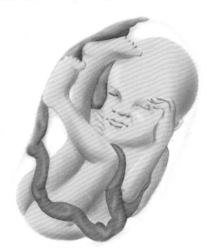

脐带绕颈一周，一般不影响自然分娩。

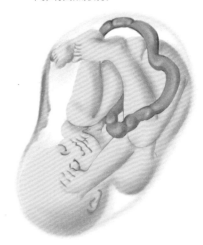

本月孕期营养

孕9月孕妈妈的饮食依然遵从食品多样化，营养均衡，适当摄入碳水化合物的原则。由于孕晚期胎宝宝增长速度加快，孕妈妈还应持续补钙，但到这个月下旬就不要再额外补充钙质，以免造成胎宝宝骨骼硬化，增加分娩难度。

不要盲目控制饮食

很多孕妈妈在孕晚期猛然发现体重超标，便临时起意，想通过克制饮食的方法来控制体重，这种做法无论是对孕妈妈的健康、胎宝宝的发育，还是日后的分娩都是不利的。孕晚期，胎宝宝体重增加非常快，需要充足的营养支持，孕妈妈宜保证充足的营养。

如果此时确实出现了体重超标问题，孕妈妈也不要慌，可以咨询医生或营养师，根据自己的情况制订科学的食谱。不过，孕妈妈也应认识到，想要在孕9月立即减掉超标的体重也是不现实的。如果在孕期没有控制好体重，孕晚期体重控制应听从医生建议，不宜自作主张。

吃点莲藕好处多

莲藕中含有丰富的维生素、蛋白质、铁、钙、磷等营养，食用价值很高，可防止意外早产。而且莲藕中含有丰富的膳食纤维，可缓解孕晚期孕妈妈的便秘症状。

吃鱼防早产

鱼肉中含有丰富的蛋白质和脂肪酸，孕妈妈在孕晚期经常吃鱼可帮助胎宝宝成长，减少新生儿体重不足的发生概率。鱼肉富含的 ω-3 不饱和脂肪酸可促进胎宝宝大脑发育，也有助于胎宝宝孕晚期皮下脂肪的积累。所以，在孕9月，孕妈妈可适当多吃鱼类食物。

没必要天天喝浓汤

孕晚期不宜天天喝浓汤，尤其是脂肪含量很高的汤，如猪蹄汤、鸡汤等，因为过多的高脂肪食物不仅让孕妈妈身体发胖，也会导致胎宝宝过大，给分娩造成困难。

比较适宜的汤是富含蛋白质、维生素、钙、磷、铁、锌等营养素的清汤，如瘦肉汤、蔬菜汤、蛋花汤、鲜鱼汤等。而且要保证汤和肉一块吃，这样才能真正摄取到营养。

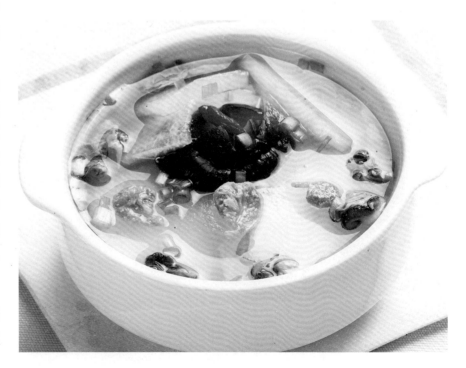

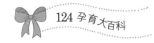

孕9月健脾开胃营养餐

孕晚期，不少孕妈妈的胃口会变得较差，每次吃饭的量变少了，胃时常会感到不舒服，还会影响睡眠。孕妈妈可以少食多餐，努力克服各种身体不适，保证自身和胎宝宝的营养需求。

银耳花生汤

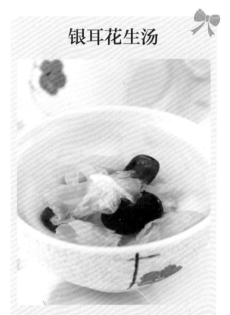

原料：银耳5朵，花生仁10颗，红枣4颗，白糖适量。

做法：❶ 银耳用温水泡开，去根洗净；红枣去核。❷ 锅中注入清水，煮开，放入花生仁、红枣同煮，待花生仁煮熟时，放银耳同煮15分钟，加白糖调味即可。

营养功效：银耳花生汤有清热降火、滋补脾胃的作用，孕妈妈经常服用此汤，不仅可以滋补脾胃，还能为胎宝宝的发育储存充足能量和营养。

鱼头冬瓜汤

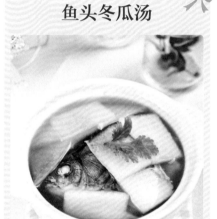

原料：鲢鱼头1个，冬瓜200克。

做法：❶ 将鲢鱼头洗净去鳞；冬瓜洗净，去皮，切成薄片。❷ 将鲢鱼头和冬瓜一起放入锅里加水3小碗熬煮。❸ 待鲢鱼熟透后即可吃鱼头、冬瓜，喝汤。此汤不宜加盐。

营养功效：此汤有补脾益胃、利水消肿的作用，孕晚期的孕妈妈最适宜食用。

豌豆粥

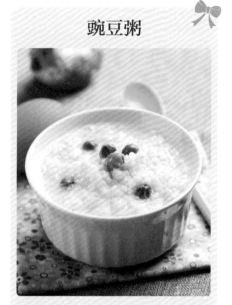

原料：豌豆50克，大米50克，鸡蛋1个。

做法：❶ 豌豆、大米洗净，放入锅内，加适量水，再用大火煮沸。❷ 撇去浮沫后用小火熬煮至豌豆酥烂。❸ 淋入鸡蛋液稍煮即可。

营养功效：经常食用豌豆粥可健脾和胃、增进食欲。

虾仁腰花丁

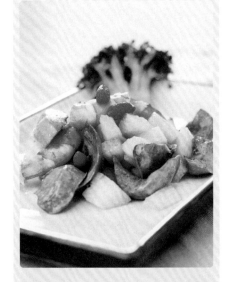

原料： 虾仁、猪腰各 100 克，鸡蛋 2 个，西蓝花 50 克，山药 1/4 根，枸杞子 5 克，酱油、料酒、米醋、白糖、淀粉、葱末、姜末、蒜末、盐、油各适量。

做法： ❶ 枸杞子用温水浸泡，备用；山药去皮，切丁；西蓝花掰小朵，烫熟摆盘备用。❷ 鸡蛋取蛋清备用；虾仁洗净，除去虾线，加淀粉、蛋清上浆。❸ 猪腰洗净，切片，在酱油、料酒、米醋、白糖、盐的混合液中浸泡 30 分钟。❹ 油锅中放入葱末、姜末、蒜末炒香，然后放入所有材料和调料，炒熟即可。

营养功效：这道菜能补充钙、叶酸和多种维生素，还能滋补脾肾。

三丝黄花羹

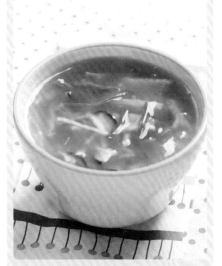

原料： 干黄花菜 50 克，鲜香菇 5 朵，冬笋、胡萝卜各 25 克，盐、白糖、油各适量。

做法： ❶ 将干黄花菜放入温水中泡软，剪去老根，洗净，沥干水。❷ 将鲜香菇、冬笋、胡萝卜均洗净，切丝。❸ 油锅烧热，放入黄花菜和冬笋、香菇、胡萝卜快速煸炒。❹ 加入清水、盐、白糖，用小火煮至黄花菜入味，完全熟透即可。

营养功效：香菇和黄花菜具有很强的滋补作用，可以补脾健胃，大补元气。

胡萝卜玉米粥

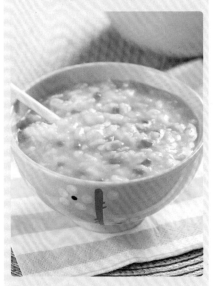

原料： 鲜玉米粒 50 克，胡萝卜 1 根，大米 150 克。

做法： ❶ 玉米粒洗净；胡萝卜洗净，去皮，切成小块，备用。❷ 大米洗净，用清水浸泡 30 分钟。❸ 将大米、胡萝卜块、玉米粒一同放入锅内，加适量清水，大火煮沸，转小火熬煮成粥即可。

营养功效：胡萝卜健脾和胃，玉米调中健胃。此粥可帮助孕妈妈调理肠胃。

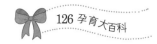

孕 9 月生活细节

孕 9 月，孕妈妈就连睡觉也会觉得辛苦，可是这辛苦之后是甜蜜，宝宝到来的幸福会让妈妈觉得任何辛苦都是值得的。这个月的胎宝宝似乎也很期待和孕妈妈见面，胎动的力气比以前大很多。但孕妈妈和胎宝宝都不要着急，还有 1 个多月才能见面呢。

提前讨论好谁来照顾月子

月子期间由谁来照顾妈妈和宝宝？是家里的老人来照顾，还是请月嫂，或者直接去月子中心，孕妈妈要提前和家人商量。二胎家庭更要提前安排好照顾大宝的人，住院前应疏导大宝的情绪，避免大宝产生失落感。

家里的老人照顾是传统的坐月子方式，一般都是妈妈或者婆婆来照顾。老人因为都是过来人，经验比较丰富，遇到一些常见情况也知道怎么处理。请老人照顾的话，最好是妈妈和婆婆能轮换一下，可以避免老人过度劳累，也可以在一定程度上缓解婆媳关系。如果老人身体不好，就不适合照顾月子了。这时可以考虑请保姆或是专业月嫂，除了要考虑经济问题外，还要对保姆或月嫂的性格和人品进行了解，避免用人不当带来很多麻烦。如果家庭条件允许也可以考虑住月子中心，专业的护理人员能更好地照顾妈妈和宝宝。

反复确认待产包

很多医院会提供部分母婴用品，所以，最好事先向准备分娩的医院了解一下，以免重复。另外，对于孕中期已经准备好的待产包，准爸爸最好在孕晚期抽时间多检查几次，一来保证衣物、物品、证件没有遗漏，二来临产时许多事情都要准爸爸做，为避免到时手忙脚乱，提前熟悉好各种物品所在的位置，能更从容地应对临产的局面。

不同的物品分门别类放好，然后再一起装入

1 个

大包，不要整理三四个包，以免有遗落

待产包的准备最晚不要晚过

孕 9 月

因为有早产的可能性，二胎孕妈妈更不能太晚准备

锻炼盆底肌肉，避免漏尿尴尬

为了解决产后漏尿的尴尬，孕妈妈可以在怀孕期间做一些运动锻炼盆底肌肉。孕妈妈可以尝试在排尿时随意停止四五次，这样能锻炼骨盆底部的肌肉，同时还能锻炼会阴。

掌握了如何锻炼之后，孕妈妈可以在家每天练习三四次，每次收缩与放松 10 下左右，待熟练之后，可慢慢延长，增加到 50 下左右，而且只要想起来就可以练。

站、坐、行均可进行锻炼，最开始可以每次运动

10 下

左右，每天可进行 3 次或 4 次

掌握了要领后，可以随时锻炼，每次持续

50 下

左右，用力收缩阴道及肛门

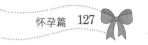

大龄孕妈妈，工作该停就停

　　有些孕妈妈在即将临产前才请产假，然而大部分医生认为，年龄大于等于 35 岁的孕妈妈被定义为"大龄产妇"，是生产中需要多加注意的高危人群，自妊娠 32 周以后就不宜再工作。因为这个时候的孕妈妈心脏、肺及其他重要器官必须更辛苦地工作，且鼓起的肚腹对脊柱、关节和肌肉形成沉重的负担。此时，应尽可能让身体休息。所以，职场大龄孕妈妈要提前跟公司领导商量好休假时间，千万不要不好意思开口，这个时候，没有什么比自己和胎宝宝更重要的，相信公司会理解你的难处，提前帮你安排好工作交接及后续问题。

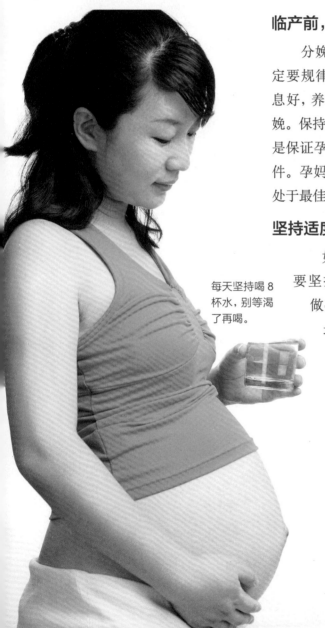

每天坚持喝 8 杯水，别等渴了再喝。

临产前，休息很重要

　　分娩前，孕妈妈生活起居一定要规律，要放松心情，吃好休息好，养精蓄锐，从容地等待分娩。保持精力，避免疲倦劳累，这是保证孕妈妈顺利生产的重要条件。孕妈妈要努力让精神和身体处于最佳状态，以利于顺利生产。

坚持适度运动多喝水

　　如果想自然分娩，这时仍要坚持适度运动，可散步和做孕妇体操，有助于顺产。最好每天喝 8 杯左右的水，可以有效缓解孕期的便秘，还有助于减少早产的可能，并且能帮助孕妈妈的身体"生产"充足的乳汁。

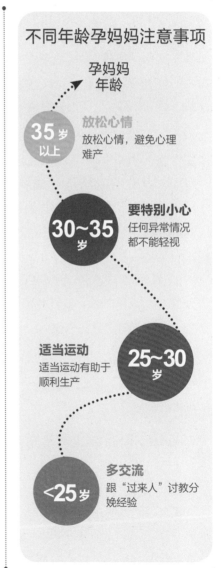

不同年龄孕妈妈注意事项

孕妈妈年龄

35 岁以上
放松心情
放松心情，避免心理难产

30~35 岁
要特别小心
任何异常情况都不能轻视

25~30 岁
适当运动
适当运动有助于顺利生产

<25 岁
多交流
跟"过来人"讨教分娩经验

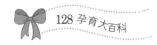

远离孕期不适

随着分娩期的临近，孕妈妈生理变化较大，宫内环境几近成熟，一些与分娩有关的"意外情况"可能发生，孕妈妈要对胎宝宝宫内状况及时监测。胎动依然是判断本月胎宝宝健康与否的标准之一。

胎动异常不可轻视

即使到了孕晚期，孕妈妈也应坚持计数胎动。如果发现胎动突然减少，先看孕妈妈有无发热。孕妈妈的体温持续超过 38℃，会使胎盘、子宫的血流量减少，小家伙也就变得安静许多。

如果胎动突然加剧，随后很快停止，这种情况多发生在怀孕中期以后，有高血压、严重外伤或短时间子宫内压力减少的孕妈妈多容易出现，且可能伴随阴道出血、腹痛、子宫收缩等症状。一旦出现这样的症状，胎宝宝会因为突然的缺氧，出现短暂的剧烈运动，随后又很快停止。如果胎动很急促又突然停止，可能是脐带绕颈或打结。一旦出现脐带绕颈或是打结的情况，就会使血液无法流通，导致胎宝宝因缺氧而窒息的现象。

因此，一旦出现异常胎动的情况，孕妈妈要立即就诊，以免耽误时间造成遗憾；孕妈妈要细心观察每天的胎动，发现异常时，马上去医院检查。

怎么都睡不好，侧卧枕来帮忙

肚子大了之后，孕妈妈会发现向一侧躺着肚子就会跟着下坠，会有些不舒服。此时孕妈妈不妨为自己选一个舒服的侧卧枕，放在肚子下面，以填补腹部与床面的空间，撑起扭曲下垂的肚子，这样睡起来会舒服很多。

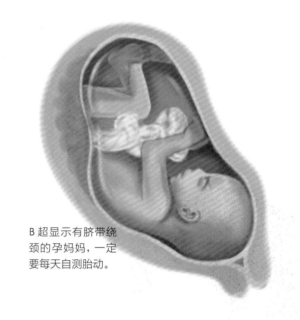

B 超显示有脐带绕颈的孕妈妈，一定要每天自测胎动。

脐带绕颈需定时监测胎动

脐带绕颈是由于胎宝宝在子宫内活动引起的，发生率是比较高的。若脐带绕颈发生在孕中期，或者孕 8 月，就不用担心，一般胎宝宝会自行转动解决。但如果在孕 9 月发生脐带绕颈，孕妈妈就宜多加注意，定时监测胎动。一般轻微的脐带绕颈，没有绕颈一周，孕妈妈可不必太担心，若发现脐带缠绕过紧，或脐带绕颈两周，孕妈妈要定时监测胎动，一旦发现胎动次数过少，应尽快去医院。

脐带绕颈其实是一种较常见的现象，发生率为

20%~25%

在所有的脐带绕颈里，脐带绕颈一周发生率为	在所有的脐带绕颈里，脐带绕颈两周发生率为
89%	**11%**

给大宝更多的爱

马上就要分娩了，此时二胎孕妈妈就不要再做打扫、做饭的琐碎家务了。跟大宝提前交流，把他交给家人照顾一段时间。

告诉大宝他是如何出生的

孕9月离生产的日子不远了，孕妈妈可以在这时候告诉大宝他是如何出生的，为他上一堂生命教育课，也为他更好地接受二宝打基础。在尊重基本事实的情况下，去掉痛苦分娩的场面，为大宝讲述生命诞生的美好故事。讲述大宝出生的故事后，也要告诉大宝，再过一段时间，二宝也会那样出生，他们两个会有一段相似的经历。这样会让大宝对二宝产生更多的感情。同时，这个故事也有"预防针"的作用，等孕妈妈到医院待产时，大宝就会明白是二宝要出生了。

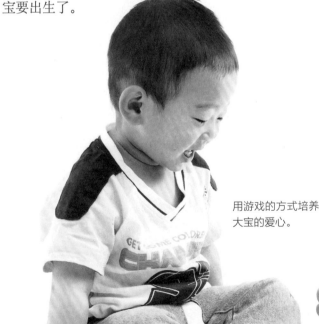

用游戏的方式培养大宝的爱心。

化解大宝对妈妈的担心

临近分娩，要做好大宝的工作，告诉他自己要去生二宝，要暂时离开他一段时间，让他不要担心，并告诉他等二宝出生后，一起照顾二宝。此外，尽量不要让大宝去医院陪产，因为如果大宝看见妈妈生产后虚弱的样子很可能会迁怒于二宝。

激发大宝的爱心

在引导大宝接受二宝的过程中，无论采取什么样的方法，都不能忘记重要的原则——让大宝的内心充满爱。一个心中充满爱的孩子，面对二宝带来的变化，会更容易接受和适应，也会对二宝发自内心的关怀和爱护。

培养大宝的爱心，首先需要爸爸妈妈有爱，然后通过日常生活中潜移默化的影响将爱传递给孩子。这里注意，不能只是嘴上说"爱"，而实际行动中总是批评、打骂孩子，更不能利用爱来要挟孩子，"你再怎样怎样，我就不喜欢你了"，这是非常典型的要挟性话语。经常处于这样的环境，孩子会缺乏安全感，认为自己只有达到父母的要求才能被爱。

爸爸妈妈要为孩子示范健康、无私的爱，要耐心教育孩子，关心体贴家人，帮助身边需要帮助的每一个人，爱世界上所有美好的事物。在这样的氛围中，孩子才会懂得关心家人，友好地对待自己的弟弟、妹妹，甚至是完全陌生的人。

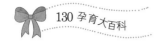

孕10月

离分娩的日子越来越近，胎宝宝也开始储存能量，为出生做准备。孕妈妈的食欲此时也会增加，因而各种营养的摄取应该不成问题。为了最后的分娩，孕妈妈本月饮食的关键在于重质不重量，少食多餐，积极储备能量，安心等待宝宝的降生。

本月孕妈妈体重管理

不要吃得太多 这个月即使胃口很好，也不能吃得过多，避免因为胎宝宝过大和孕妈妈体重过重带来的不良影响。这个时候，体重偏重的话，要根据医生的建议选择剖宫产，否则孕妈妈体重过大、胎宝宝过大，都会增加顺产的难度，增加生产的危险性。

怀孕时间	胎宝宝身长、重量	孕妈妈体重
怀孕第 37 周	约 46 厘米，2900 克	（　）千克
怀孕第 38 周	约 47.5 厘米，3000 克	（　）千克
怀孕第 39 周	约 49 厘米，3100 克	（　）千克
怀孕第 40 周	约 50 厘米，3200 克	（　）千克

胎宝宝现在身长约 50 厘米，体重约 3200 克。怀孕 10 个月，每个孕妈妈的增重各不相同。一般来说，增重 12~15 千克对于孕妈妈和胎宝宝是个相对安全和健康的数字。如果孕妈妈在怀孕前体重过轻，一般会比正常的孕妈妈有更多的体重增长。本月内，孕妈妈每周体重增加不宜超过 300 克。

本月注意事项

★ 由于有早产可能，所以要做好一切准备，包括去医院要带的物品，如外衣、喂奶大罩衫、内衣、内裤、卫生巾、拖鞋等。

★ 分娩时不宜多吃鸡蛋，因为鸡蛋不易消化吸收，会增加肠胃负担，还会引起腹胀、呕吐等，反而不利于分娩。

★ 关于二胎的生产方式，孕妈妈只要根据自己和胎宝宝的身体状况，听从医生的指导便大可放心。对于那些没有体验过自然分娩过程的二胎孕妈妈，只要身体条件符合，是有机会弥补遗憾的。

胎宝宝长

冬瓜大小

孕 37 周

胎宝宝的肺和其他呼吸器官都已经发育成熟。体内的脂肪增加到约 8%，到出生时约 15%。很多胎宝宝的头发已有 1~3 厘米长。

孕 38 周

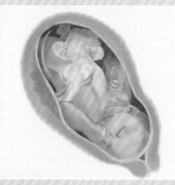

榴莲大小

孕 39 周

胎宝宝现在还在继续长肉，这些脂肪储备将会有助于出生后的体温调节。通常情况下，男宝宝出生时的体重比女宝宝重一些。

孕 40 周

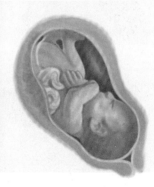

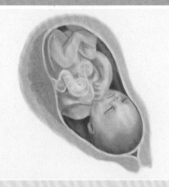

孕妈妈补

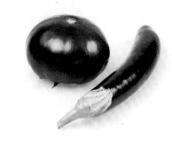

★ 膳食纤维

由于胃酸减少，胃肠蠕动缓慢，很多孕妈妈都会被便秘困扰。膳食纤维有促进肠蠕动、缩短食物在消化道通过的时间等作用，是改善便秘的得力助手。孕妈妈可适当多吃海带、口蘑、茄子等食物。

西瓜大小

身上覆盖的一层绒毛和大部分胎脂逐渐脱落，这些分泌物会被胎宝宝随着羊水一起吞进肚子里，在肠道中渐渐变成黑色，出生后排出体外，这就是"胎便"。

★ 锌

胎宝宝对锌的需求在孕晚期最高。孕妈妈体内储存的锌，大部分在胎宝宝的成熟期被利用，因此孕妈妈在孕晚期要坚持补锌。除了海产品、红色肉类、动物内脏外，坚果类、谷类中也含有丰富的锌。

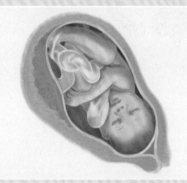

★ 维生素 B_1

到了临产前，如果维生素 B_1 摄入量不足，孕妈妈可能会出现呕吐、倦怠、疲乏，还可能影响分娩时子宫收缩，使产程延长，分娩困难。所以，孕妈妈应注意摄取鸡蛋、谷物、土豆、猪肝、瘦肉等食物。

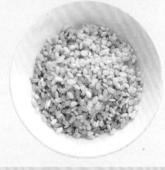

菠萝蜜大小

孕 40 周是胎宝宝降生的时候，胎宝宝内脏和神经系统功能已经健全，手脚肌肉发达，富有活力，脑细胞的发育基本定型。

★ 铁

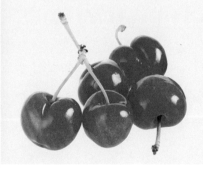

本月除了胎宝宝自身需要储存一定量的铁之外，还要考虑到孕妈妈在生产过程中会失血。孕妈妈如果缺铁，很容易造成产后贫血。因此孕晚期补铁是不容忽视的，推荐补充量为每日 20~30 毫克。

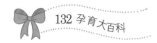
产检无小事

孕妈妈在怀孕的最后这个月应每周去医院检查一次，以便第一时间了解胎宝宝的变化，据此推测分娩日期，孕妈妈产检时最好有家人陪伴。这时候的产检除了常规检查之外，最重要的就是胎心监护以及有关分娩的一些检查，这些检查可以保证孕妈妈和胎宝宝的安全。

本月产检项目

☐ 胎心监护：推测出宫内胎宝宝有无缺氧

☐ 胎位检查：确定孕妈妈适合自然分娩，还是适合剖宫产

☐ 胎宝宝成熟度检查：测量宫高和腹围，计算胎宝宝体重，推测胎龄

☐ 手摸宫缩：宫缩的频度和强度是指导医生进行相应处理的依据

☐ B超检查：B超将为确定生产方式提供可靠的依据

☐ 测量宫高、腹围：本月测量宫高和腹围可判断胎宝宝是否成熟

☐ 血压检查：检测孕妈妈是否患有高血压或低血压

（以上产检项目和标准可作为孕妈妈产检参考，具体产检项目以各地医院及医生提供的建议为准）

对话专家：胎宝宝有些缺氧该怎么办

导致胎宝宝缺氧的因素有3种，孕妈妈可根据不同原因采取不同措施。

母体因素：孕妈妈有妊娠高血压、重度贫血症状时，会导致胎宝宝缺氧。此时可根据孕妈妈疾病程度，看胎宝宝缺氧状况能否得到改善，若能改善，则采取措施改善。若不能，要在医生建议下采取剖宫产。

胎盘、脐带因素：脐带缠绕、过长、过短、扭转和胎盘功能低下等也会导致胎宝宝缺氧。此时孕妈妈要卧位休息，定时吸氧，并及时监测胎宝宝情况，若发现缺氧情况严重，要及时采取措施。

胎宝宝因素：胎宝宝有严重先天性疾病也可能会出现缺氧状况，预防这种状况的最好方式是定期产检。

二胎孕妈妈：不可轻视阴道出血

孕晚期阴道出血除了是临产征兆外，还有可能是其他原因。二胎孕妈妈不要因为有了经验就轻视。如果是产兆和前置胎盘，表现为无痛、反复多次的出血；如果是胎膜早破，表现为持续性腹痛和少量出血；如果是子宫破裂，则表现为突然痉挛和剧烈腹痛，并有休克体征。一旦发生出血情况，应及时就医。

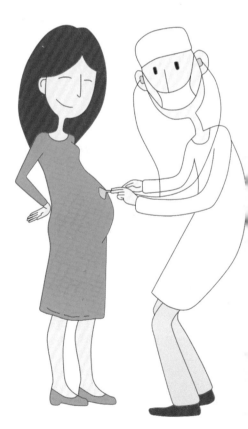

本月孕期营养

从进入本月开始，孕妈妈到了怀孕的最后阶段，每过 1 小时，胎宝宝就为出生做了更充足的准备，孕妈妈随时都有可能和宝宝见面。这个月由于胎宝宝下降到骨盆，孕妈妈的胃部会感觉越来越舒服，胃口好了起来。

多为身体储存能量

这个月孕妈妈的饮食要照顾到胎宝宝迅速生长的需要，也要为分娩储备能量，所以宜保证足够的营养，所幸由于胎头已入盆，孕妈妈胃部不适感减轻，食欲也增加了，可适当多吃蛋白质、碳水化合物含量丰富的食物。

最后 1 个月，由于胎宝宝生长更快，胎宝宝体内需要贮存的营养素也会增多，孕妈妈需要的营养也达到最高峰。为此，孕妈妈的膳食应多样化，尽力扩大营养素的来源，保证营养素和热量的供给。

继续坚持少食多餐

进入怀孕的最后 1 个月了，孕妈妈最好坚持少食多餐的饮食原则。因为此时胃肠很容易受到压迫，从而引起便秘或腹泻，导致营养吸收不良或者营养流失，所以，孕妈妈一定要增加进餐的次数，每次少吃一些，而且应吃一些口味清淡、容易消化的食物。越是接近临产，就越要多吃些含铁质的蔬菜，如菠菜、紫菜、芹菜、海带、木耳等。要特别注意进食有补益作用的菜肴，这能为临产储存能量。

待产期间适当进食

分娩过程一般要经历 12~18 小时，体力消耗大，所以待产期间必须注意饮食。待产期间饮食不仅要富有营养，还要做到易消化，口味清淡的菜肴更容易被孕妈妈接受。

此时可以为孕妈妈准备馄饨、面条、鸡汤等食物。孕妈妈应注意产前不宜过量补充营养。摄入过量食物会加重孕妈妈肠胃的负担，造成腹胀，反而给孕妈妈分娩造成困难。

孕妈妈可多吃黑米

黑米具有健脾润肠、养肝明目等功效，可缓解便秘、食欲缺乏、脾胃虚弱，孕妈妈适当多吃对身体有益。

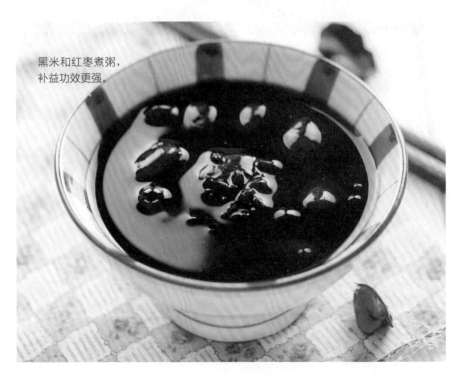

黑米和红枣煮粥，补益功效更强。

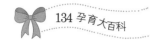
孕10月补充能量营养餐

　　孕晚期是胎宝宝在肝脏和皮下储存糖原和脂肪的关键时期，所以，碳水化合物和脂肪的摄入是孕妈妈饮食的重点，但也不能过量。

栗子糕

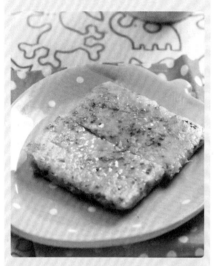

原料： 生栗子100克，白糖、糖桂花各适量。

做法： ❶ 将栗子煮熟后，剥去外皮。❷ 将煮透的栗子捣成泥，加入白糖、糖桂花，隔着布搓成栗子面，擀成长方形片，在表面撒上一层糖桂花，压平，将四边切齐，再切成块，码在盘中。

营养功效： 栗子中富含碳水化合物，可为孕妈妈补充体力。

菠萝虾仁炒饭

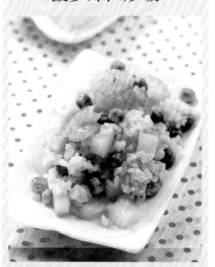

原料： 虾仁80克，豌豆100克，米饭200克，菠萝半个，蒜末、盐、香油、油各适量。

做法： ❶ 虾仁洗净；菠萝取果肉切小丁；豌豆洗净，入沸水焯烫。❷ 油锅烧热，爆香蒜末，加入虾仁炒至八成熟，加豌豆、米饭、菠萝丁快炒至饭粒散开，加盐、香油调味。

营养功效： 孕妈妈通过吃这道菠萝虾仁炒饭可获得充足的碳水化合物。

玉米豌豆羹

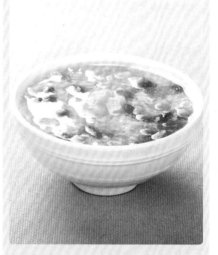

原料： 玉米粒100克，豌豆50克，鸡蛋2个，枸杞子、白糖、盐各适量。

做法： ❶ 将玉米粒用搅拌机打成玉米蓉；鸡蛋打散；枸杞子洗净备用；豌豆洗净，煮熟，备用。❷ 将玉米蓉放入锅中，加适量水，大火煮沸，倒入豌豆、枸杞子，转小火再煮20分钟。❸ 将蛋液慢慢倒入锅中，转大火熬煮，不停搅拌，再次煮沸后，加白糖、盐调味即可。

营养功效： 此羹中含有丰富的碳水化合物，能为分娩积蓄体力。

鲜蔬小炒肉

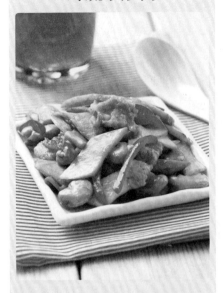

原料: 五花肉 100 克,鸡腿菇、蚕豆各 50 克,红椒、蒜蓉、白糖、生抽、香油、盐各适量。

做法: ❶ 五花肉、鸡腿菇洗净,切片;红椒洗净,切丝。❷ 锅中加适量水、盐,放入鸡腿菇片、蚕豆焯水,冲凉。❸ 起火,不放油,干煸五花肉片,待表面微黄出油时倒入蒜蓉;放入鸡腿菇片和蚕豆,加少许生抽和白糖翻炒。❹ 放入红椒丝,加盐调味,关火后淋少许香油即可。

营养功效:这道鲜蔬小炒肉荤素搭配,营养均衡,适合孕妈妈食用。

芝麻葵花子酥球

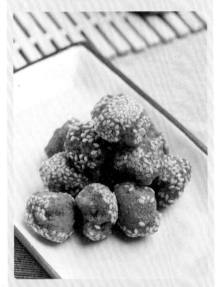

原料: 熟葵花子、低筋面粉各 100 克,白糖、芝麻各 50 克,牛奶 30 克,红糖 20 克,鸡蛋 1 个,小苏打 5 克。

做法: ❶ 将熟葵花子、牛奶、红糖、白糖、鸡蛋液都放入食品料理机的搅拌机里,打成泥浆状。❷ 将打好的葵花子泥倒入碗中。❸ 小苏打和低筋面粉混合后筛入碗里,与葵花子泥搅拌成面糊。❹ 用手将面糊揉成一个个小圆球,在圆球上刷一层蛋液,放在芝麻里滚一圈,然后放入烤盘里,以 170℃的温度烤 25 分钟左右即可。

营养功效:可迅速为孕妈妈和胎宝宝补充能量和热量。

松子爆鸡丁

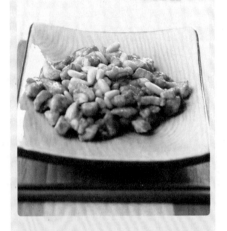

原料: 鸡肉 250 克,鸡蛋 1 个,松子 20 克,核桃仁 20 克,姜末、盐、白糖、料酒、油各适量。

做法: ❶ 鸡蛋打成蛋液;鸡肉切丁,加盐、料酒、蛋液拌匀。❷ 将油锅烧热,将鸡丁、核桃仁、松子分别炒熟。❸ 另起油锅,放入姜末,倒入鸡丁、核桃仁、松子,加盐、料酒、白糖,翻炒均匀即可。

营养功效:此菜中富含的 B 族维生素和脂肪,可为胎宝宝神经系统发育提供必要营养素。

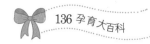

孕 10 月生活细节

分娩对孕妈妈和胎宝宝的重要性自然不言而喻，经过漫长又短暂的 10 个月，很快就要母子相见了，为了这个令人激动和紧张的时刻，孕妈妈应做好充分的准备。这个月，要多花点时间和心思关注自己的身体和胎宝宝的状况，越是临近分娩孕妈妈越要在生活上细心，为最后时刻的到来做好准备。

不要一个人走太远

此时胎宝宝已成熟，随时都可能临产，因此要避免一个人在外走得太远，如去远处，要将地点、时间等向家里人交代清楚，或留个纸条再出去。

每天洗澡，保持身体清洁

这个时期，孕妈妈尽可能每天洗澡，清洁身体。淋浴或只擦擦身体也可以，特别要注意保持外阴部的清洁。头发也要整理好。洗澡时要注意水温的调节，以 38~42℃ 为宜。

孕妈妈基础代谢率比普通人高出约

10%

皮肤汗腺的分泌量有所增多，应时常洗浴保持身体清洁

如果正处于夏季，每天可用温水淋浴

2 次

避免盆浴，洗浴后不要直接对着风扇或空调吹风

孕晚期散步注意事项

孕晚期散步要避免身体受到震动；走路时要抬头挺胸，挺直后背；气候和空气质量不佳时不要外出散步；夏天最好在上午或傍晚散步，冬天应在暖和的下午散步。散步路线避开嘈杂街道、车流和人群，选择空气清新、环境幽静的路线；有台阶、斜坡的地方要少走，需要走时，要扶好栏杆，以防摔倒。散步中，感到疲劳或不舒服要随时停下来休息。此外，拉上准爸爸一起散步既有安全感，又能增进感情。

少看电视

孕妈妈临产前 2 周进入产假时期，有了更多的自由时间可供支配。很多孕妈妈离开工作岗位后，一时不知该如何消磨时间，而看电视往往成为很多孕妈妈的选择。

事实上，这种做法对孕妈妈和胎宝宝都是不利的。孕晚期孕妈妈本身就更容易疲劳，而过度用眼会增加这种疲劳感。此外，孕期激素水平异常，孕妈妈情绪容易出现波动，而长时间看电视使孕妈妈更容易跟着剧情产生情绪波动，也不利于健康。而且，总是坐在电脑前或电视机前，不运动也会增加孕妈妈分娩时的困难。

孕妈妈持续看电视时间

超过 2 小时

会造成眼睛疲劳，甚至头痛

孕妈妈最好在距离

电视 2 米外

的地方看，并注意室内通风

胎位不正提前 2 周住院

正常情况下，胎宝宝在母亲腹中是"头朝下，屁股朝上"的，但有 3%~4% 的胎宝宝是"头朝上，屁股朝下"，这就属胎位不正中的臀位。这种情况在胎位不正中是较多见的，为了安全起见，需要比预产期提早 2 周左右住院。医生会根据情况帮助纠正，或以自然分娩或剖宫产结束妊娠。

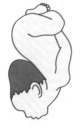 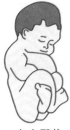 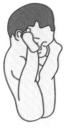

颜面位　　　完全臀位　　　腿直臀位

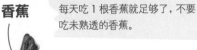

香蕉　每天吃 1 根香蕉就足够了，不要吃未熟透的香蕉。

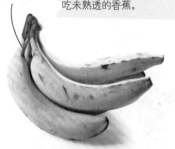

饼干

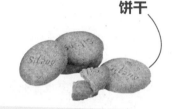

吃低脂、低糖、低热量的饼干，少吃夹心、过咸、酥性或威化饼干。

吃健康零食，辅助情绪调节

美国耶鲁大学的心理学家发现，吃零食能够缓解紧张情绪，消减内心冲突。在吃零食时，零食会通过视觉、味觉以及手的触觉等，将一种美好松弛的感受传递到大脑中枢，有利于减轻内心的焦虑和紧张。临近分娩，孕妈妈难免会感到紧张甚至恐惧，可以试着通过吃坚果、饼干等零食来缓解压力。

但是，孕妈妈也不可以无顾忌地猛吃零食，这样反而会影响正餐的摄入，对胎宝宝发育带来不利影响。可以将零食作为加餐或者心情不好时适量吃一点。

核桃

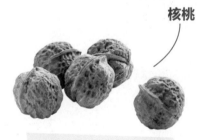

每天吃两三个就可以了，也可以把核桃仁研碎煮粥喝。

腰果

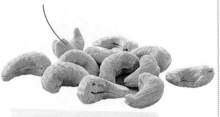

每天吃四五个腰果即可，过敏体质的孕妈妈不宜吃。

宝宝衣物需提前清洗

为宝宝准备的衣物即使是新的，也应在给宝宝穿之前清洗一遍。

在清洗之前将衣物上的商标剪去，以免伤害宝宝的皮肤。洗涤宝宝衣物时用热水，可有效地去除衣物中的有害物质。

清洗宝宝衣物时，用肥皂和清水洗去织物中的刺激性成分。洗涤后要多次涤荡，清除清洗剂的残留物质。

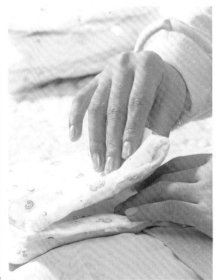

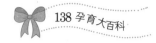

8 分钟

打算顺产要每天动一动

顺产需要更多的体力，对孕妈妈的身体状况有一定的要求。而在孕10月这个最后的阶段，打算顺产的孕妈妈更要多动一动，这样能增加体力，保证关节更灵活、肌肉更有力量。最好的办法是散步或者爬楼梯，有条件的话就让家人陪同在侧，这样比较安全。强度不要太大，可以在一天中分成几次进行，更有利于身体劳逸结合，也不会让孕妈妈感到过于疲劳。

下面这几个简单的运动，可以帮助孕妈妈顺利分娩。虽然运动很简单，但是孕妈妈在做的时候也要注意安全，如果感到身体不适要马上停止。

运动的好处
避免自身及胎宝宝体重增长过快
锻炼骨盆肌肉，使生产更顺利
减少分娩时的疼痛
增强背部肌肉张力，可减轻腰酸背痛
帮助缩短产程

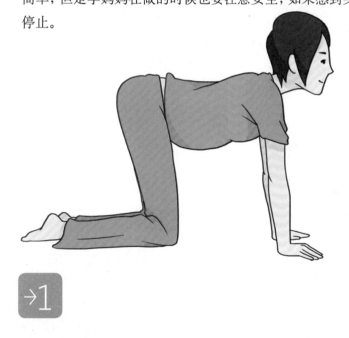

→1

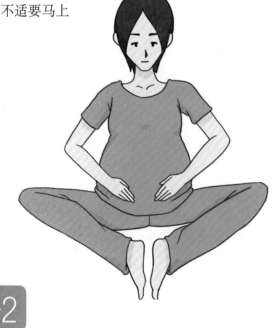

→2

上下摇摆骨盆 跪在床上或垫子上，上身前倾，用双臂支撑，头部、背部和臀部尽量保持在一条直线上，吸气弓背，吐气，同时抬头，上半身尽量往上抬，可加强腰部肌肉力量。

盘腿对脚坐 盘腿坐，两脚脚掌相对，保持后背、腰部挺直，双手轻按腹部或膝盖，可拉伸大腿与骨盆肌肉，同时可以改善分娩时的体位，保持骨盆柔韧性。

临产前运动要注意

选择适合自己的运动→根据自己的身体素质选择合适强度的锻炼方式，千万不要勉强自己。

次数由少而多，动作由简单到困难→孕期运动一定注意循序渐进，从最简单的运动开始锻炼，次数和时间逐渐增加。

宜在两餐之间运动→刚吃饱饭或者饥饿的时候不适宜运动，孕妈妈最好在两餐之间运动。

感觉不适要立刻停止→运动中如感觉身体不适，尤其是腹部不适应立刻停下来休息。

专家贴心小提示

一般情况下，只要孕妈妈本身情况一切正常，妇产科医生都会建议多运动，但是有一些孕妈妈是不适合运动的。患有心脏病、泌尿系统疾病、妊娠期高血压疾病的孕妈妈不适合运动。前置胎盘，阴道出现了不规则出血、提前出现宫缩等现象及怀双胞胎或多胞胎的孕妈妈不适宜做运动。轻微活动就会引发子宫收缩或呼吸急促，所以心跳加快的孕妈妈也不适宜做运动。

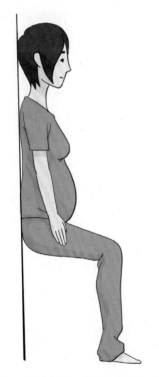

→3

墙面滑行 站在地上，背部靠墙，两脚分开，与肩同宽，靠着墙慢慢下滑，直到处于坐姿，然后再慢慢上滑直至站立，有助于打开骨盆，以给胎宝宝更大的空间进入产道。

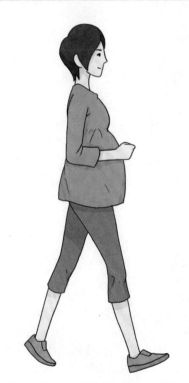

→4

坚持每天锻炼 最后一个月要多散散步，进行一些缓和的运动，坚持每天运动，对顺产会很有帮助。

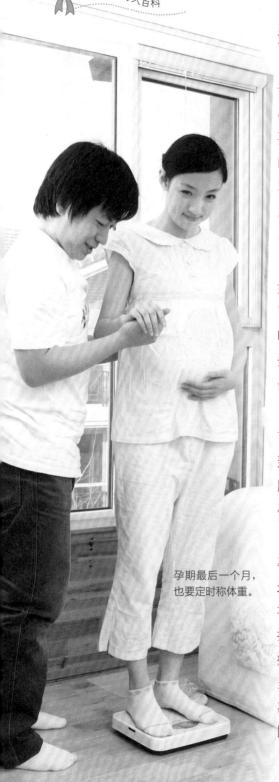

孕期最后一个月，
也要定时称体重。

注意临产前的 5 个信号

本月产检的时候，最好向医生详细了解下分娩开始的征兆。许多孕妈妈感觉肚子痛，第一反应就是要生了，可医生检查后发现不是真的要生了。到底出现什么身体信号才该去医院，最好在产检时向医护人员了解清楚，提前有个心理准备，以免到时手忙脚乱。

子宫底下降：初次生产的孕妈妈到了临产前 2 周左右，子宫底会下降，这时会觉得上腹部轻松起来，呼吸也变得比前一阵子舒畅，胃部受压的不适感减轻了许多，饭量也会随之增加。

下腹部有压迫感：由于胎宝宝下降，分娩时先露出的部分已经降到骨盆入口处，因此孕妈妈出现下腹部坠胀，甚至感觉膀胱受到压迫。孕妈妈会感到腰酸腿痛。

规律宫缩：在临近预产期时，孕妈妈有如下感觉：腹部开始规律地发紧，并且这种感觉慢慢转为很有规律的下坠痛、腰部酸痛，每次持续 30 秒，间隔 10 分钟。以后疼痛时间逐渐延长，间隔时间缩短。当规律性的疼痛达到每六七分钟一次，两三个小时后孕妈妈就应该去医院了，因为这意味着将要临产了。

破水：阴道流出羊水，俗称破水。因为子宫强有力的收缩，子宫腔内的压力逐渐增加，宫口开大，胎宝宝头部下降，引起胎膜破裂，阴道流出羊水。这时离宝宝降生已经不远了，要马上去医院待产。羊水正常的颜色是淡黄色，如果是血样、绿色浑浊，必须告诉医生。

见红：正常子宫颈会分泌黏稠的液体，在宫颈形成黏液栓，防止细菌侵入子宫腔内。孕期这种分泌物会增多且变黏稠。临产前因子宫内口胎膜与宫壁分离，会产生少量出血，这种出血与子宫黏液栓混合，由阴道排出，称为见红。见红是分娩即将开始时比较可靠的征兆。如果出血量大，可能是胎盘早剥，需要立即到医院检查。

选择正确的时间入院

对于一切正常的孕妈妈来说，有临产症状的时候再去医院也来得及，但是对于那些有妊娠高血压、妊娠糖尿病等疾病的孕妈妈来说，最好跟医生商量一下住院的时间，医生会根据你的实际情况提前跟住院部申请床位。

还要提醒孕妈妈，住院的时候一定要带齐所有的产检报告和病历本，需要审核才能安排住院事宜。

准爸爸陪产牢记 6 件事

引导妻子正确呼吸：准爸爸要提醒孕妈妈大口吸气后憋气，往下用力，吐气后再憋气，用力，直到宫缩结束。而当胎头娩出 2/3 或孕妈妈有强烈的便意感时，要嘴巴张开，全身放松，像喘息般急促呼吸。准爸爸可以给妻子数着哈气数"1、2、3、4、5"。

找准自己的位置，并随时鼓励妻子：准爸爸站在或坐在妻子上半身附近比较好。

按摩妻子的手：按摩孕妈妈的手，哪怕只是单侧的按摩，也能对孕妈妈的情绪起到很好的安抚作用。

补充水分和能量：在分娩过程中，准爸爸可让妻子吃点巧克力以补充能量，也可用棉花棒蘸上水，擦拭妻子双唇，以补充水分。

辅导妻子用力：准爸爸要适时提醒妻子收缩下巴，将嘴巴紧闭，依靠腰背部下坠和脚跟踩踏的力量将胎宝宝娩出。准爸爸可轻拍孕妈妈的手臂和肩膀，让她尽量在阵痛间隙放松，然后伴随下次宫缩，手握产床旁边的把杆，将力量用到下半身。

准爸爸要清楚自己的能力，做自己该做的事：不要插手医护人员的处理方式，放心让医护人员去做他们的工作。

舒缓孕妈妈的焦虑心情，是准爸爸必做的。

准爸爸全力支持孕妈妈分娩

待产期间做好服务：准备可口的食物。此阶段的孕妈妈，阵痛尚未达到高峰，准爸爸可以准备三餐，让孕妈妈有足够的体力面对生产。

协助如厕：孕妈妈在待产的过程中，会因为阵痛而使如厕变得困难，准爸爸可以陪同孕妈妈如厕，减轻孕妈妈的困难。

为孕妈妈减轻腰部疼痛：准爸爸握拳，以手指背面轻压孕妈妈的背部，可有效舒缓疼痛感。

制造轻松气氛：为鼓励孕妈妈挺住，多和她聊聊天，可以和她一起畅想即将诞生的宝宝的模样，将来怎样培养他，调侃宝宝会像彼此的缺点，会如何调皮，如何可爱等，要竭尽全力营造轻松的气氛，转移孕妈妈的注意力，不要让她总是为临产担忧。

别忘了"献殷勤"：当孕妈妈筋疲力尽地从产房出来，别忘了及时地"献殷勤"，表示自己的感激和喜悦。一份用来纪念的小礼物，可以将这一刻保存下来。

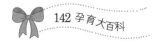

远离孕期不适

怀胎十月，孕妈妈可谓经历了千辛万苦，从刚开始的恶心、呕吐到孕中期可能出现的便秘、水肿到孕晚期各种症状的加重和新状况接二连三的产生，到了现在孕妈妈终于苦尽甘来。在最后关头，孕妈妈更要关注自己的身体，为胎宝宝的健康站好最后一班岗。

二胎孕妈妈不要轻视腹痛

许多二胎孕妈妈因为有了头胎的孕育经验，怀二胎时反而掉以轻心，开始马虎大意。尤其是经历过剖宫产后的瘢痕子宫到孕晚期会出现自发性破裂，下腹痛是主要表现。随着妊娠月份的增加，宫内压力增大，虽无任何诱因，子宫也可能从其瘢痕处胀发而破裂。子宫破裂时，可出现轻重不同程度的腹痛，有时腹痛虽轻，但子宫已破裂，必须提高警惕。

见红怎么办

孕晚期见红是临产的征兆，一般在见红后12~48小时就应该临产。但如果流出来的血是鲜红的，无宫缩、无破水即为正常，孕妈妈不必急于到医院。但若见红，血流量超过了月经量则属异常，应及时到医院。

肚子痛是要临产了吗

孕晚期，有的孕妈妈会感到子宫收缩，并伴随腹痛，但在床上休息一会儿后发现疼痛缓解了，肚子也变软了，这种情况是假性宫缩。

如果孕妈妈感觉到子宫有规律地收缩，5分钟左右一次，并伴随着肚子发硬的情况，一般是临产

征兆。此时孕妈妈应及时通知家人，拿好待产包去医院待产。孕妈妈千万别慌张，避免忙中出错。最后一个月，待产包应该放在家里明显的位置，以备随时拎起来带走。

孕10月，尤其是

孕 **38** 周

后出现假性宫缩的情况比较频繁，休息后会有好转

子宫有规律地收缩，

5 分钟

左右一次，一般认为是临产的征兆，应准备去医院待产

预防胎膜早破

临近分娩，孕妈妈要警惕胎膜早破。坚持定期做产前检查。孕 4~6 个月保证每个月去检查 1 次，孕 7~9 个月保证每两周检查 1 次，孕 9 个月以上每周检查 1 次。若在孕期出现特殊情况，应随时去做检查。

一旦发生胎膜早破的现象，孕妈妈及家人不要过于慌张。为了防止胎宝宝的脐带脱垂，应立即让孕妈妈躺下，并且采取把臀部抬高的体位，及时送往医院。

胎膜早破在产科中的发生率为

2.1%~10.7%

大多发生于家中，发现后要及时处理并送医

给大宝更多的爱

二胎孕妈妈已经做好随时去医院分娩的准备，这时要准备好住院事宜，同时也要交代好将大宝交给谁来照顾。最重要的是保持好心情，给自己足够的信心完成接下来的"挑战"。

告诉大宝"你是最重要的"

无论怎么劝说大宝，对于出现二宝这样的"竞争对手"，大宝心理多少会感受到打击。因此，先不要告诉大宝"我们要去照顾二宝"，首先要对大宝说"你是最重要的"。这样大宝会变得安心，然后再让他慢慢接受二宝的存在。即使是在二宝出生后的一段时间里，也不要忽略大宝，告诉他"你很重要"，让大宝有存在感和安全感。

珍惜和大宝独处的时间

二宝马上要出生了，爸爸妈妈以后会非常忙碌，所以现在要好好珍惜和大宝独处的时间哦！在这有限的时间里，怎样才能让大宝获得更多快乐和满足呢？事实上，因为爱而带来的快乐和幸福，不仅和时间有关，还和质量有关。有些妈妈一天 24 小时和孩子在一起，也不见孩子有多开心，而爸爸下班后一个小时的陪伴玩耍，孩子却高兴得像飞上了天一样。这是因为爸爸全身心地陪伴着孩子，能够想出许多新奇的主意，大宝当然会非常开心。

所以，在最后这段时间里，爸爸妈妈更要"专心"陪伴大宝，不要去想其他的事情，而要把所有的精力和注意力都放在大宝身上。放下手机、电脑，用刷微博、打游戏的精神陪孩子玩耍。虽然孩子的游戏比较简单，但是你要学着真正爱上孩子的游戏，不要"越俎代庖"干扰孩子，否则孩子会容易对游戏失去兴趣。

请家人帮忙照顾大宝

二胎孕妈妈千万不要逞强，适时请家人帮忙照顾大宝是非常有必要的，因为你现在的身体处于特殊时期，照顾大宝会非常疲惫。另外，等你生产、坐月子时，大宝也不得不由家人来照顾，所以，提前给大宝一些时间适应其他人的照顾也不是坏事。

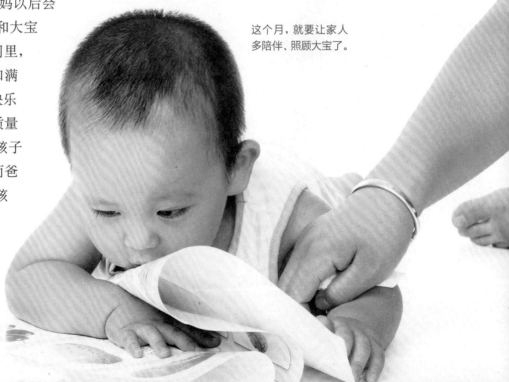

这个月，就要让家人多陪伴、照顾大宝了。

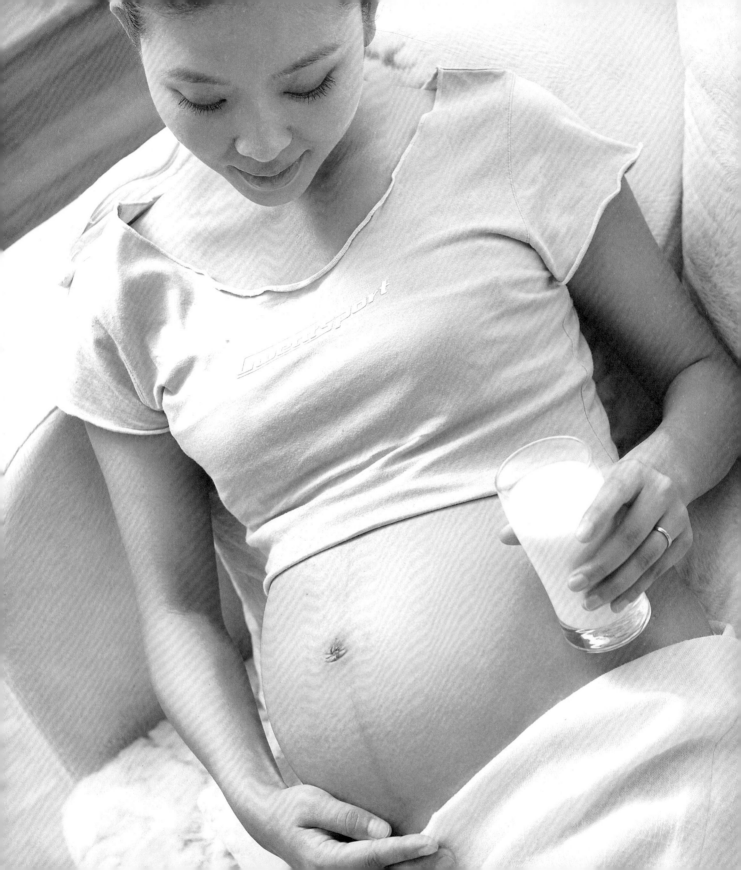

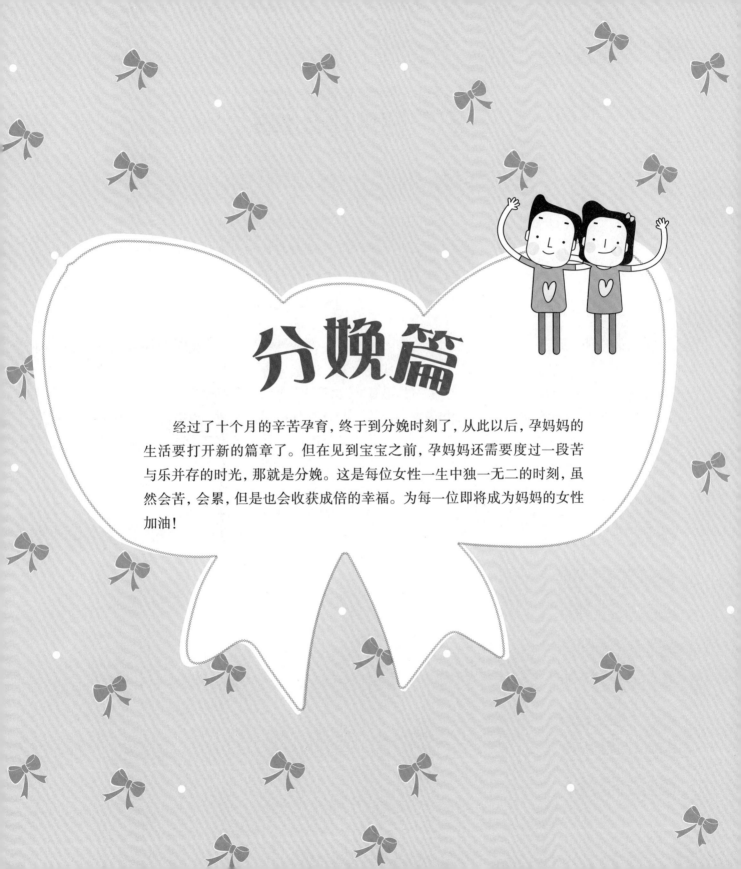

分娩篇

经过了十个月的辛苦孕育，终于到分娩时刻了，从此以后，孕妈妈的生活要打开新的篇章了。但在见到宝宝之前，孕妈妈还需要度过一段苦与乐并存的时光，那就是分娩。这是每位女性一生中独一无二的时刻，虽然会苦，会累，但是也会收获成倍的幸福。为每一位即将成为妈妈的女性加油！

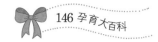

产前准备

对女性来说，分娩虽然是自然生理过程，可它却是一件重大的应激事件，初次生产的孕妈妈非常容易出现复杂的心理变化。而详细了解分娩知识，熟悉分娩过程，能让孕妈妈做到心中有数，平复因分娩产生的焦虑、担心等情绪。二胎孕妈妈也会出现与头胎不同的情况，所以也应掌握更多分娩知识哟！

产前心理调适

随着预产期的临近，大多数孕妈妈都会有莫名的紧张和恐惧。其实分娩是很自然的过程，了解一些分娩知识也许能消除你的紧张情绪。了解正常分娩经过及各个产程的特点，并在分娩前开始积极做好心理准备，你就会对分娩充满信心。

整理待产包

准爸爸要将孕妈妈和宝宝的用品按照衣服、洗漱品、餐具、证件等分别放置在不同的袋子里，然后再一起放入一个大包，这样使用时就不需要大范围翻找了。一旦孕妈妈有临产征兆，拎包就走，方便快捷。下面的这份待产包清单，给准爸爸和孕妈妈当作参考。

妈妈梳洗用品	牙膏、牙刷、漱口水、漱口杯、香皂、洗面奶、毛巾3条（擦脸、身体和下身）、擦洗乳房的方巾
妈妈特殊衣用品	大号棉内裤3条、防溢乳垫、哺乳文胸2件、便于哺乳的前扣式睡衣、束腹带、产妇垫巾、特殊或加长加大卫生巾、面巾纸、保暖的拖鞋（冬天要带后跟）
妈妈的餐具	水杯、汤匙、饭盒、吸管
方便食品	准备些巧克力或饼干，饿了随时吃
宝宝喂养用品	奶瓶、奶瓶刷、配方奶（小袋即可，以防母乳不足）、小勺
宝宝护肤用品	婴儿爽身粉、婴儿护臀霜、婴儿湿巾、最小号纸尿裤或棉质尿布、隔尿垫、婴儿专用棉签
宝宝服装	"和尚领"内衣、连体服、护脐带、小袜子、婴儿帽、出院穿着的衣服和抱被（根据季节准备）
医疗文件	户口本或身份证（夫妻双方）、医疗保险卡或生育保险卡、有关病历、住院押金等
其他用品	吸奶器、手机、照相机、充电器等

选择分娩医院

选择合适的医院分娩是孕晚期最应该关注的问题，而且还需要实地考察了解分娩的实际情况，住院部的条件和医生、护理人员的水平等。一般考察分娩医院要注意以下几点：

医院的口碑：医生的水平如何，这一点对于外行人来说是很难判断的。可以先从多种渠道收集一下有关信息，以及住院部的条件和收费等，再做选择。高危孕妈妈要了解一下是否可以提前住院待产。

根据分娩方式决定分娩医院：对于孕期检查一切正常，想要自然分娩的孕妈妈，在最后确定生产医院时一定要选择那种剖宫产率低、提倡自然分娩的医院。另外想要采取"无痛分娩"的，也要提前与医院联系，确认是否提供无痛分娩的服务。

公立医院 VS 私立医院：选公立医院好还是私立医院好呢？这可能让很多孕妈妈举棋不定，其实到底什么医院好，可以根据自己的条件而定。

医院状况	公立医院	私立医院
医疗设备	视医院而定	先进，一般专科医院较多
医疗水平	相对较高，有保障	相对薄弱，缺乏突发事故应急能力
医护人员	充足，但频换主治医生，诊疗时间长，需排队	由专门医生全程负责，工作时间比较有弹性，可预约，适合上班族
医疗环境	一般	好
收费情况	不同等级的公立医院都由政府统一定收费标准	较贵

离家的远近：即使是口碑再好的医院，如果太远，也会给家人的照顾带来很大不便。分娩时，是否能很方便地抵达医院，也是要考虑的问题，所以最好能选家附近的医院。

多准备几条去医院的路线

准爸爸应提前选好去医院的路线及要乘坐的交通工具，最好预先演练一下去医院的路程和时间。考虑到孕妈妈临产可能会在任何时间，包括上下班高峰期，所以最好寻找一条备用路线，以便当首选路线堵塞时能有另外一条路供选择，尽快到达医院。

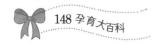

根据身体情况选择分娩方式

很多孕妈妈在分娩前由于担心分娩之痛，都曾经面临这样的烦恼：究竟选择哪种分娩方式呢？其实一般医院都提倡自然分娩，也就是顺产，因为自然分娩的宝宝免疫力比较高，产后妈妈身体也比较容易恢复。但是有的孕妈妈可能因为产道或骨盆异常、胎宝宝过大、疼痛耐受力过低等诸多原因而选择其他分娩方式。

	顺 产	剖 宫 产	无痛分娩（硬膜外麻醉）
概述	胎宝宝经阴道自然娩出，就是顺产。顺产被认为是最理想、最安全的分娩方式。现在，大多数孕妈妈都会选择自然分娩，这也是医生最为推崇的方式。如果孕妈妈的骨盆正常，胎位正常，就可以选择顺产	经手术，从腹部切开子宫，将胎宝宝取出来的生产方式，称为剖宫产。当孕妈妈或胎宝宝出现异常，不宜进行自然分娩时，剖宫产是处理难产的主要手段，但并非是理想的分娩方式	无痛分娩确切地说是分娩镇痛，分为非药物性镇痛和药物性镇痛两大类。硬膜外阻滞感觉神经这种镇痛方法是目前采用得最广泛的一种无痛分娩方式
优点	❶ 产后恢复快，可立即进食、哺喂母乳 ❷ 仅有会阴部位伤口，并发症少 ❸ 经过产道的挤压，可以使宝宝的肺功能、皮肤神经末梢得到锻炼 ❹ 腹部很快恢复原来的平坦	❶ 当顺产有困难或可能对母婴有危险时，剖宫产可挽救母婴的生命 ❷ 可减少妊娠并发症和并发症对母婴的影响，更适合高龄产妇与生育功能性缺陷的人 ❸ 免去遭受产前阵痛以及顺产可能引起的大小便失禁之苦 ❹ 腹腔内有其他疾病，可在手术中同时处理	❶ 可使孕妈妈减轻疼痛感，从而减少对分娩的恐惧 ❷ 也可减轻疲倦，让孕妈妈在最需要休息、时间最长的第一产程得到休息，当宫口开全想用力时，因积攒了体力而更有力量 ❸ 一般剂量的药物，对胎宝宝呼吸和长期的神经行为无大影响，还能减少胎宝宝缺氧的危险
缺点	❶ 产前阵痛 ❷ 阴道松弛，但可通过产后运动恢复 ❸ 可能有骨盆腔、子宫、膀胱脱垂的后遗症 ❹ 如需以产钳或真空吸引帮助生产，可能引起胎宝宝头部肿大	❶ 手术时可能发生大出血及副损伤，术后可能发生并发症 ❷ 可能发生子宫切口愈合不良、肠粘连等症 ❸ 术后子宫及全身的恢复都比自然分娩慢 ❹ 再次分娩时如原切口创伤不宜顺产，需要再次剖宫 ❺ 剖宫产的宝宝，可能会发生呼吸窘迫综合征和多动症	❶ 大剂量使用，可能造成麻醉药在胎宝宝体内聚积，导致新生儿出生后几天内暂时性活动迟缓 ❷ 如果脊椎管内镇痛平面过高，会使孕妈妈血压降低，影响胎盘血流，有可能导致胎宝宝在子宫里缺血、缺氧 ❸ 会降低腹壁肌肉的收缩功能，可能会出现第二产程延长现象，有极少产妇会出现局部麻醉或脊髓麻醉的并发症

不确定顺还是剖，饮食尽量要清淡

二胎是顺产还是剖宫产，除了要看待产妈妈的骨盆、胎位外，还需要看第一胎的分娩方式。在二胎宝宝的分娩方式还没有确定下来前，待产妈妈就抱着顺其自然的心，静待胎宝宝的成熟，不过越临近待产期，饮食越要清淡。

这是因为分娩过程中消耗水分较多，临产前吃含水分较多的半流质软食，如汤面、大米粥、鸡蛋羹等，有助于消化，帮助二胎孕妈妈积聚体力，同时也能补充充足的水分，减轻分娩时过度消耗水分带来的不适。

每天散散步

适量的运动不仅可以增强孕妈妈的免疫力，而且还有助于分娩。但此时孕妈妈的行动已不太方便，跑步、跳绳、踢毽子等运动都需要突然发力，对行动不便的孕妈妈来说有太多不可控因素。而散步对孕妈妈来说是最安全的。它温和，不剧烈，也不用耗费过大的体力。

孕妈妈在散步的过程中，可以自己控制速度，避免意外的发生。散步不但可以增强心肺功能，还可锻炼腿肌、腹壁肌、心肌。在散步的过程中，动脉血的大量增加，血液循环的加快，对身体细胞的营养供给，特别是心肌的营养供给有良好的作用。同时，在散步中，肺的通气量增加，可以很好地促进新陈代谢。

准备适量巧克力

孕妈妈进入待产室后，吃东西就不方便了，但分娩时需要大量的能量，孕妈妈要在阵痛还不太厉害的时候尽量吃些东西补充能量，分娩才能顺利进行。而补充能量的最好方式，就是吃巧克力。巧克力中含有丰富的碳水化合物和糖，还有微量元素，能够很快被孕妈妈吸收，而且巧克力取食方便，也方便携带。孕妈妈提前准备适量巧克力，能让自己在分娩时倍加助力。

警惕患心理性难产

不少年轻孕妈妈产力不错，胎位、产道都正常，胎宝宝大小也适中，却因心理压力过大导致难产。母亲的天性让孕妈妈把胎宝宝的健康看得重过一切。然而过于关注这件事情，不仅会让孕妈妈的精神处于高度紧张的状态，有时候，还会因心理障碍而出现难产。

如果过度关注怀孕这件事，孕妈妈就会搜索、查询各种关于怀孕的资料。然而当孕妈妈了解的负面信息越多，她的担忧就会越多，因缺乏安全感而深陷焦虑的孕妈妈脑子里总会冒出无数个万一，万一胎宝宝缺钙发育不好怎么办，万一胎宝宝缺氧了怎么办……总之，过度紧张的孕妈妈总是会杞人忧天，想出一万个"万一"来折磨自己。其实这是完全没有必要的。因为孕妈妈这种紧张焦虑的状态本身就是对胎宝宝最大的伤害。

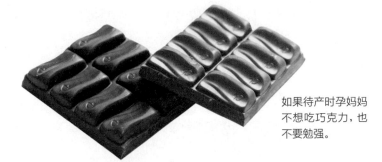

如果待产时孕妈妈不想吃巧克力，也不要勉强。

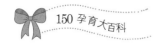
顺产妈妈，请正确用力和呼吸

如果孕妈妈和胎宝宝的各项指标都达标的话，就可以选择顺产或无痛分娩。在分娩过程中，孕妈妈需要积极配合医生，听从医生的指导，正确用力和呼吸，相信胎宝宝会顺利降生的。

顺产的三大产程

顺产即自然分娩，对孕妈妈的伤害最小。自然分娩中，通过产道的挤压，可以使胎宝宝把吸入肺里的羊水吐出，大大降低新生儿患吸入性肺炎的概率。

自然分娩的三个产程

产程	产程征兆特征
第一产程 开口期	❶产道变软：分娩时，子宫颈由紧闭变柔软，以便于胎宝宝通过。宫口开始缓缓张开，羊水和黏液会起到润滑作用，帮助胎宝宝通过产道 ❷子宫开始缓缓收缩：子宫收缩加大子宫内的压力，挤压宫口，使子宫颈扩大，胎宝宝往下滑 ❸阵痛开始：宫口开始张开，开到 1 厘米左右后会停止一段时间，然后以每次 2~3 厘米的速度缓缓张开，直至开到 10 厘米左右，能使胎宝宝的头部通过为止
第二产程 分娩期	❹羊水破裂：宫口开始张开时，羊水破裂，此时会感觉有股温暖的液体从阴道流出。阵痛时会有排便的感觉 ❺每隔一两分钟阵痛来临一次：阵痛时，根据医生的口令，进行呼吸和用力，正确有效地用力非常关键 ❻胎宝宝出生：第二产程的阵痛来势凶猛，孕妈妈因体力消耗极大，应努力保持清醒。胎宝宝头部娩出后，要短促地呼吸，使其自然娩出。胎宝宝出生后，医生会剪断脐带，如果准爸爸进入产房，也可以由准爸爸亲自为宝宝剪脐带。孕妈妈不用紧张，剪脐带并不疼
第三产程 胎盘娩出期	❼胎盘娩出：胎宝宝娩出后，宫缩会有短暂停歇，大约相隔 10 分钟，又会出现宫缩以排出胎盘，这个过程需要 5~15 分钟，一般不会超过 30 分钟

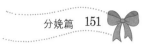

顺产配合方法

1. 要将注意力集中在产道或阴道。

2. 收下颌，看着自己的肚脐。身体不要向后仰，否则会使不上劲。

3. 尽量分开双膝。脚掌稳稳地踩在脚踏板上，脚后跟用力。

4. 紧紧抓住产床的把手，像摇船桨一样，朝自己这边提。

5. 背部紧紧贴在床上这才使得上劲。

6. 用力的感觉强烈时，不能拧着身体。

7. 不要因为有排便感而感到不安，或者因为用力时姿势不好看觉得不好意思，只有尽可能地配合医生的要求，大胆用力才能达到最佳效果。

孕妈妈最推崇的缓解阵痛小运动

从阵痛开始到正式分娩，还需经历好几个小时，孕妈妈不要一味地坐等一波又一波阵痛的来临，而是要让身体动起来，以分散注意力，缓解阵痛。

扭腰： 两脚分开，与肩同宽，深呼吸，闭上眼睛，同时前后左右慢慢扭腰。

和准爸爸拥抱： 双膝跪地，坐在自己脚上，双手抱住准爸爸，可放松心情。

抱住椅背坐： 像骑马一样反坐在有靠背的椅子上，双腿分开，双手抱住椅背。

正确呼吸，缓解分娩痛

第一步——胸部呼吸： 在宫颈口刚刚打开时，孕妈妈会体会到阵痛的初次来袭。这时候，不要慌，放松你的身体，用鼻子深深地吸一口气，尽量挺起胸部，好像把这口气暂时储存在胸部一样，然后用嘴吐出这口气。

第二步——"嘻嘻"式浅呼吸： 当宫颈口开到 3~7 厘米时，阵痛几乎三四分钟一次，而且疼痛的程度加深。这时候，努力放松身体，集中注意力，用嘴吸一小口气，暂时储存在喉咙，然后轻轻用嘴呼出，就像欢快地笑着，发出"嘻嘻"的声音似的。

第三步——喘息呼吸： 当宫颈口几乎完全打开时，阵痛每隔 1 分钟左右一次。这时候，孕妈妈先深深地呼气，然后深吸气，接着迅速连做 4~6 次浅呼气。

第四步——哈气： 这时候，强烈的疼痛感几乎让孕妈妈难以忍受，不要喊叫，这不但会消耗你的体力，而且对分娩毫无益处。先深吸气，然后快速有力地，连吐 4 口气，接着使劲吐出所有的气。

第五步——推气： 这时候，胎宝宝正在努力向宫颈口移动，孕妈妈要用力把肺部的气向腹部下压，呼气要迅速，接着继续吸满满一口气，像大便时一样，努力将气向腹部下压，直到分娩结束。

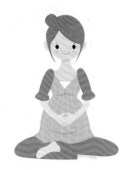

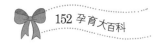

产程不同阶段，要用对力

第一次生产的孕妈妈，从子宫口全开到胎宝宝娩出，一般不超过 2 小时。这期间正确用力会加速产程，让分娩更顺利。

子宫口开全之前：第一产程中，子宫口没有开到 10 厘米左右时并不需要用力，孕妈妈可以调整呼吸，或做一些运动来缓解镇痛。

当子宫口全开后：第二产程时，子宫口已经全开了，孕妈妈需要在宫缩时用力。当宫缩来临时，孕妈妈要先吸一口气，紧闭喉头，像大便时一样屏气用力，这样会增加腹压，促进宫缩，能够加快胎宝宝娩出。

宫缩间歇时：在第二产程的宫缩间隙，孕妈妈应放松身体，安静地休息，以恢复体力。

当胎头下降到很低时：宫缩反复进行一段时间后，孕妈妈会感觉有剧烈的排便感，这时候就是胎头已经下降得比较低了，很快就会露出胎头了。这时候要深吸一大口气，然后屏住气息，向下用力增加腹压，推动胎宝宝娩出。

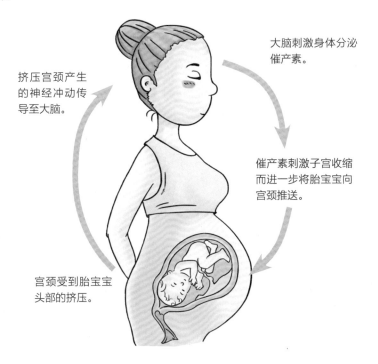

大脑刺激身体分泌催产素。

挤压宫颈产生的神经冲动传导至大脑。

催产素刺激子宫收缩而进一步将胎宝宝向宫颈推送。

宫颈受到胎宝宝头部的挤压。

分娩前要排净大小便

分娩时子宫会进行强有力的收缩，如果此时直肠中有粪便或膀胱中充满尿液，会影响子宫收缩程度，延长分娩时间，而且胎头长时间压迫膀胱、肛门括约肌，可能会导致孕妈妈分娩时将大便、尿液和胎宝宝一起娩出，增加产道、胎宝宝感染的概率。所以，临产前孕妈妈应定时大小便，使直肠、膀胱处于排空状态。

不过，若在分娩过程中出现了排便、排尿现象，孕妈妈也不必太在意。助产的医生、护士几乎见过分娩时发生的各种状况，而且具有专业知识，不会在意这种事情。

分娩时不要大喊大叫

孕妈妈在分娩时最好不要大声喊叫，因为大声喊叫对分娩毫无益处，孕妈妈还会因为喊叫而消耗体力，不利于子宫口扩张和胎宝宝下降。孕妈妈要对分娩有正确的认识，消除精神紧张，抓紧宫缩间隙休息，使身体有足够的能量和体力。如果阵痛确实难以忍受，可以通过心理暗示，告诉自己疼痛是为了让宝宝更加健康，来提高对疼痛的耐受力。

需要进行会阴侧切的情况

会阴侧切是为了扩大阴道的出口，避免会阴裂伤，加速胎头娩出的一种方法。一般有正中切口和侧切口两种切口方式。在自然分娩过程中，有些情况是需要做会阴侧切的。

1. 阴道弹性差、阴道口狭小或会阴部有炎症、水肿等情况。

2. 胎宝宝胎头位置不正。

3. 子宫口已经全开，胎头较低，但是胎宝宝有明显的缺氧现象。

4. 胎宝宝心率有异常变化，或者心跳节律不匀，并且羊水浑浊或混有胎便。

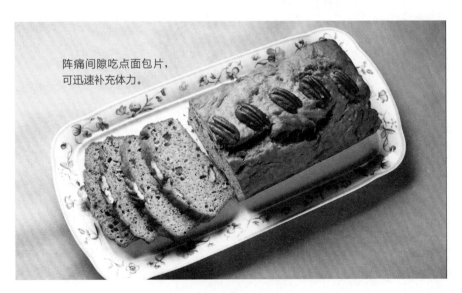

阵痛间隙吃点面包片，可迅速补充体力。

产程间隙巧补能量

分娩是一项重体力活，适量进食，才能增强体力。

第一次生宝宝的孕妈妈第一产程一般需要 12~16 小时，此时孕妈妈宜尽量吃点东西，食物最好选择能够短时间内就被人体吸收，能产生大量热量供人体消耗的，如面包、蛋糕、稀饭、面条等，当然最方便的还是巧克力或者糖水。

快进入第二产程时，由于子宫收缩频繁，疼痛加剧，消耗增加，此时产妇应尽量在宫缩间歇摄入一些果汁、藕粉、红糖水等易消化食物，以补充体力，帮助胎宝宝娩出。

进入第二产程后，助产士和医生会指导孕妈妈用力，一般不提倡此时进食，但如果孕妈妈真的没力气了，可在阵痛的间隙少量进食，但在医生或助产士操作时不宜进食。

剪脐带也有讲究

中医说脐带"短则伤藏，长则损肌"，剪脐带的长短要有分寸，最好是留六寸长。这个"寸"不是大人的"寸"，而是宝宝的"同身寸"，即宝宝大拇指横纹的距离，或者是宝宝中指弯曲过来后，第二指节的长度。孕妈妈在进产房前，可以跟医生沟通一下这个问题。

忽略分娩时的异样感受

很多孕妈妈对分娩的担心，不仅来自于对分娩疼痛、过程的担心，还有很大部分是来自于分娩时"害羞"的心理。对大多数孕妈妈来说，躺在产床上，分开两腿就会不自觉地觉得尴尬或害羞。其实，在产房没有什么可尴尬的，专业的医生注重的是医学技术，而且已经看习惯了。孕妈妈应将注意力放在宝宝的顺利出生上，不要过度注意此时的姿势、仪态等。

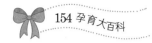

无痛分娩的常用方法

方法	操作	优点	缺点	备注
椎管内阻滞镇痛	在产妇的腰部将低浓度的局麻药注入蛛网膜下腔或硬膜外腔，采用间断注药或用泵自动持续给药的方式	使用麻醉药量低，镇痛起效快，可控性强，安全性高；产妇头脑清醒，能主动配合，积极参加分娩	有极少数人可能会感觉腰疼、头疼或下肢异常等，但不严重，短时间就会消失	目前这种方法是各大医院运用最广泛、效果比较理想的一种方式
笑气镇痛	让产妇吸入笑气和氧气的混合气体	易于掌握，可以使产妇保持清醒状态，很好地配合医生，还能缩短产程	可能会出现镇痛不全的情况	对呼吸、循环无明显抑制作用，对子宫、胎宝宝也无明显影响

无痛分娩真的一点都不痛吗

疼痛是一种主观感受，不同的人对疼痛的耐受力不同，而孕妈妈不同的体质对麻醉药物的敏感度不同，也是造成无痛分娩时疼痛感受差异的原因之一。无痛分娩的最佳状态应该是在孕妈妈无痛的情况下，保留轻微的子宫收缩感。目前大多数人都能达到最佳状态，但也有极少部分的孕妈妈对无痛分娩不太"敏感"，会出现无痛分娩失败的情况。因此，孕妈妈应谨慎选择无痛分娩方式。

需不需要打无痛听医生的建议

无痛分娩主要用于宫口开 3~10 厘米的第一产程活跃期，过早实施可能造成产程延长，第二产程继续大剂量麻醉可能干扰产程进展情况，所以掌握无痛分娩实施时间很重要。目前临床上的做法是在第一产程活跃期实施镇痛麻醉，进入第二产程后调整剂量或停止。

麻醉医生会根据不同孕妈妈对疼痛的敏感程度调整用药方案和剂量，达到孕妈妈满意的镇痛效果。

生产时能否打无痛要看孕妈妈的身体情况，如果宫口开得很快，已经开口至七八指，就不适合打无痛了；如果宫口开得较慢，孕妈妈很痛苦，则可以在医生指导下打无痛针。

无痛分娩也要用力

无痛分娩时麻痹了孕妈妈的疼痛感觉神经，但运动神经和其他神经并没有被麻痹，而且仅凭胎宝宝一个人的力量很难完成分娩。所以孕妈妈在感觉到轻微宫缩基础上，根据医生的指令和宫缩情况用力。如果没有宫缩的感觉，可以听从医生的指导向下使劲。

哪些人不适合无痛分娩

无痛分娩让孕妈妈不再经历分娩疼痛的折磨，也能减少分娩时的恐惧和产后的疲倦，但并不是所有的孕妈妈都适合采取无痛分娩方式。

1. 孕妈妈有阴道分娩禁忌证，如有前置胎盘、胎盘早剥、胎宝宝宫内窘迫者，不适合选择无痛分娩。

2. 孕妈妈有麻醉禁忌证，如对麻醉药或镇痛药过敏，或者耐受力极强，也不适合进行无痛分娩。

3. 孕妈妈有凝血功能异常状况，决不能采用无痛分娩。

4. 孕妈妈有药物过敏、妊娠并发心脏病、腰部有外伤史等情况，宜向医生咨询后，由医生来决定是否可以进行无痛分娩。

无痛分娩对母婴的影响

规范的无痛分娩操作和准确的麻醉药物剂量，是不会对孕妈妈和胎宝宝的身体健康产生任何不良影响的。不过，采用硬膜外分娩镇痛时，极少数的孕妈妈可能会出现低血压、头痛、恶心、呕吐等并发症，但并不会威胁生命。

由于无痛分娩的麻醉药物使用浓度要远远低于一般手术的剂量，母体吸收后，进入胎盘的药物量更是微乎其微，对宝宝不会产生不良影响。

导乐，让分娩变轻松

导乐，是指当孕妈妈分娩时，陪伴在孕妈妈身边，并在生理、心理及感情上给予指导、鼓励的人。导乐会做些什么？

待产陪护： 从入院待产开始，导乐就会向孕妈妈提供"一对一"全过程、全方位的护理，并向孕妈妈介绍分娩的生理特性，消除孕妈妈恐惧心理并随时观察孕妈妈出现的各种情况，及时通知医生。

认真沟通： 进入分娩期，导乐会先向医生介绍孕妈妈的基本情况，协助医生做好各项准备工作；在孕妈妈身边不断给予心理上的支持。

全程指导： 导乐可以在整个产程中对孕妈妈进行产程步骤的解释和引导，并协助指导孕妈妈和家属参与到分娩过程中，有条不紊地迎接宝宝的降生，使孕妈妈平稳情绪，从而减少阵痛时间。

细节掌控： 在整个待产过程中，导乐会向孕妈妈通报产程进行的每个阶段、每一次呼吸、每一次用力，从细节上帮助孕妈妈正确地配合分娩，有时还会授予一些技巧，帮助孕妈妈树立信心，顺利分娩。

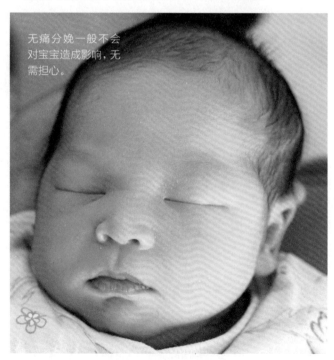

无痛分娩一般不会对宝宝造成影响，无需担心。

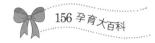

选择剖宫产也别担心

虽然顺产具备非常明显的优势，但是一些孕妈妈不具备顺产的条件，为了孕妈妈和胎宝宝的平安和健康还是选择剖宫产吧！对于一部分孕妈妈来说剖宫产是最好的分娩方式。

不要轻易选择剖宫产

很多人认为，与千辛万苦自己生宝宝相比，剖宫产只需要付出一个小小刀口的"代价"，是一种快捷、轻松的分娩方式。其实，这种观点恰是对剖宫产不了解造成的。

剖宫产也是我国主要分娩方式之一，有的孕妈妈是由于特定的适应证，需要接受剖宫产；有的孕妈妈却是因为担心分娩疼痛难以忍受，而选择"忍痛挨一刀"。其实，剖宫产并不像大家认为的那么轻松，虽然生产时避免了分娩疼痛，但是术后并不轻松，还可能存在一些并发症，需要孕妈妈小心应对。

不能顺产也别勉强

自然分娩作为人类繁衍最自然的方式，具有很多优势，但并不是所有的孕妈妈都适合顺产。最常见的就是孕妈妈患有严重疾病、胎位不正、胎宝宝宫内缺氧、脐带多层绕颈等，此时就要考虑剖宫产了。自然分娩非常考验孕妈妈的耐力和意志力，有时会因产程延长、产力消失而无法坚持，情况危急时就需要改用剖宫产。

如果产检时发现孕妈妈骨盆明显狭小或畸形；阴道、软产道、盆腔、宫颈出现特殊病变或畸形；妊娠并发症或并发症病情严重；子宫有瘢痕，或者有产前出血症状；胎位有异常；胎宝宝体重过重。这些情况都必须选择剖宫产的方式。

择日而剖不靠谱

一些孕妈妈及家人由于封建迷信而选择剖宫产，好让宝宝在他们挑选的"黄道吉日"里出生。择日而剖对孕妈妈和胎宝宝都可能产生危害。

大部分孕妈妈会选择在预产期之前就进行剖宫产，这样做可能会使新生儿发生硬肿症、呼吸窘迫综合征等早产并发症。这样的孩子将来还容易形成多动症和精神不集中等。如果孕妈妈出现异常情况需要提前进行剖宫产，为了等吉日吉时而拖延手术时间会给母子生命安全带来威胁。人为挑日子、挑时辰，不仅对胎宝宝和孕妈妈有影响，而且会使医疗资源在"黄道吉日"里更为紧张。

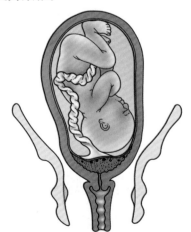

检查显示前置胎盘，必须施行剖宫产。

紧急剖宫产，千万别紧张

紧急剖宫产是指在特定情况下为产妇进行的紧急手术，要求医生在手术开始后 5 分钟内必须取出胎宝宝。紧急剖宫产往往是在紧急情况下发生的，可能是胎宝宝或孕妈妈生命受到威胁时采取的紧急措施。

遇到紧急剖宫产，孕妈妈千万不要紧张。一方面，现代医学进步，通过定期产检，已经能够及早发现孕期大部分异常情况，能做到及早干预，将母婴危险降到最低，孕妈妈没必要紧张。另一方面，在分娩过程中，母婴还是一体，妈妈的紧张情绪会通过内分泌形式影响宝宝，可能会让胎宝宝的情况更糟。

准爸爸、孕妈妈如遇到这种情况，千万不要紧张，仍要对顺产抱有信心，及时与医生沟通。如果是必须剖宫产的情况，应配合医生，做出决定，只要胎宝宝健康就好。

剖宫产前要休息好

分娩对孕妈妈来说是一件大量消耗体力的事情，剖宫产手术分娩虽不像自然分娩一样，需要孕妈妈在分娩过程中用力，但剖宫产手术是一种创伤性手术，孕妈妈产后需要大量体力来恢复，所以产前应注意休息，保证充足的睡眠。

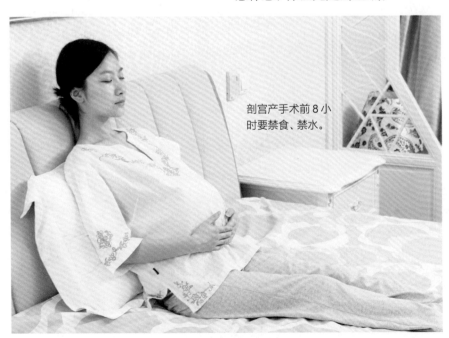

剖宫产手术前 8 小时要禁食、禁水。

剖宫产前最好洗个澡

剖宫产前孕妈妈要做好个人清洁。因为剖宫产是在孕妈妈肚腹上开刀的创伤性手术，产前清洁可减少细菌感染概率；另外，剖宫产后，由于伤口恢复等问题，不宜让伤口沾水，可能有一段时间不能洗澡，只能实施擦浴。

手术前应禁食 8 小时

如果是有计划实施剖宫产，手术前要做一系列检查，以确定孕妈妈和胎宝宝的健康状况。因此手术前一天，晚餐要清淡，晚 12 点以后不要吃东西，以保证肠道清洁，减少术中感染。另外手术前 8 小时剖宫产者不要进食或喝水，以免麻醉后使剖宫产妈妈发生呕吐，引起误吸导致窒息。此外，剖宫产手术后最好也禁食 6 小时，可先饮用一些白开水，排气后再正常饮食。

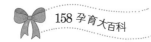

剖宫产的刀口，横切还是纵切

剖宫产腹部切口的方式有横切和纵切两种。

切口方式	优 点	缺 点
横切	❶位置较低，可隐藏在内裤下方，切口方向与皮肤纹理相符，看起来美观，受年轻妈妈的喜欢 ❷术后活动时牵拉较轻，疼痛程度低，伤口破裂的概率小 ❸对于较为肥胖的产妇，术后并发症发病率低，发生脂肪液化的情况少，比纵切口愈合得好	❶手术比较费时，对麻醉要求高 ❷切口的延长受限，手术中暴露的视野有限，不能广泛探查 ❸胎头的娩出较纵切口要困难 ❹术后切口各层粘连比纵切口较重，再次手术相对纵切口较难
纵切	❶手术过程比较短 ❷容易取出胎头，不需要按压宫底 ❸手术视野充分暴露，切口可以视情况而延长 ❹腹壁组织发生粘连的概率低	❶术后瘢痕明显，不美观 ❷活动时牵拉较重，产妇感觉较为疼痛 ❸腹壁厚或较为肥胖的产妇容易发生脂肪液化或感染的问题

现在大部分剖宫产手术的刀口都是横向的，比较美观。有少部分会采取纵切的方式，因为开刀过程比较快，适合紧急情况下使用。刀口横切或纵切，常常是随着医生本人的经验来决定，孕妈妈在手术前可以向医生询问。如果对刀口方向有偏好，可以找一位对此有经验的医生来做手术。

横切伤口一般在
耻骨联合上方

3 厘米左右

伤口长度大约有 12 厘米

纵切伤口位置介于肚脐与耻骨联合之间的正中线，伤口长约

12 厘米

手术时间短，可在危急情况时拯救母婴性命

剖宫产前准备工作

一般如果计划剖宫产，需要提前预约日期，并且提前一天入院。在手术前会有一些规定或程序需要你执行。

1. 手术前的 8~12 小时禁止吃任何东西，在手术前一晚只能吃清淡的食物。

2. 需要抽血化验和尿液检查，同时还要查血型和配血。

3. 护士为你备皮，以清洁手术区，方便消毒，预防手术感染。

4. 医生会向你交代手术的风险，让你和你的家属签署同意手术和麻醉的同意书。

5. 由护士给你插入导尿管，以排空膀胱。

6. 送进手术室。

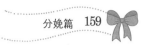

剖宫产手术过程

　　剖宫产妈妈在剖宫产前可能会产生担心、焦虑等情绪，其实完全可以放心。现代剖宫产已经是很普通的手术了，只要孕期按规律体检，身体一切正常，分娩一般都会很顺利。所以剖宫产妈妈在产前也不必太过担心。如果有疑虑，也可以直接向医生咨询，或者孕期多了解一些剖宫产分娩的知识，有意识地调节心理的变化，会增加对剖宫产分娩的信心。

　　1. 全身麻醉或硬膜外麻醉。用消毒剂消毒产妇腹部，将一个细导尿管插入膀胱。产科医生在耻骨线下方做一水平切口（横切口）或在脐耻之间做一竖切口（直切口）。

　　2. 医生仔细切开腹壁脂肪组织和肌肉。用牵拉器拉开组织，切开衬贴在腹膜腔内的腹膜。

　　3. 医生用牵拉器牵开膀胱，切开子宫下部，显露包在胎宝宝表面的保护性羊膜囊。

　　4. 医生破开羊膜囊，流净羊水后，伸入一只手托住胎宝宝头或臀的下方，轻柔地将胎宝宝从子宫内取出，钳住脐带并切断。胎盘自然剥离娩出或人工剥离娩出。

　　5. 缝合子宫和腹壁各层。用金属夹或缝线缝合皮肤。5 天后拆除金属夹或外缝线，剖宫产妈妈即可回家。

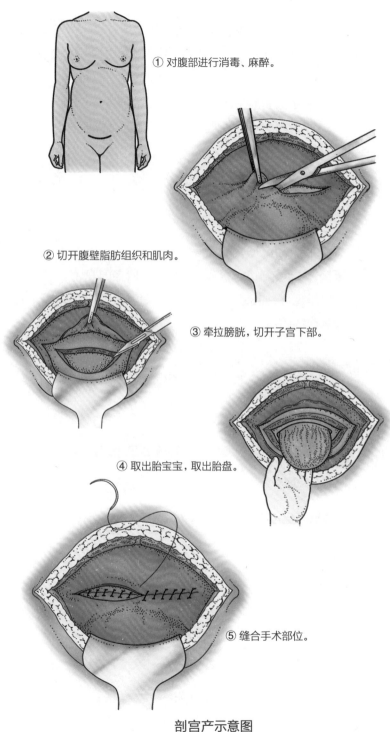

① 对腹部进行消毒、麻醉。

② 切开腹壁脂肪组织和肌肉。

③ 牵拉膀胱，切开子宫下部。

④ 取出胎宝宝，取出胎盘。

⑤ 缝合手术部位。

剖宫产示意图

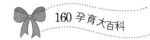

二胎孕妈妈分娩要注意

有了头胎的生产经历，对于二胎孕妈妈来说，临近分娩，担心和不安也接踵而至。二胎会不会也像头胎那样疼，头胎剖宫产，二胎还要"挨一刀"吗？面临分娩，二胎孕妈妈心里有了更多的忧虑。

二胎的临产征兆与头胎有差别吗

二胎的临产征兆与头胎几乎一样，也会出现子宫底下降、见红、破水、腰痛腹痛、便意增多的现象。二胎孕妈妈见红，如果只是淡淡的血丝，可洗澡后稍休息，等待规律的阵痛出现，再去医院。需要注意的是，二胎孕妈妈的产道反应较快，产程一般较短，所以如果出现胎膜已破，就代表二胎宝宝很快就会出生，这时应注意，二胎孕妈妈应平躺，不要站立或坐起，尽快联系家人，去医院待产。

尽管二胎分娩时常见的临产征兆也有宫缩、见红、破水，但除此之外，如果出现某些表现，也表明即将临产，二胎待产时间要比第一胎短，所以要格外注意。

临产表现	表现
宫底下降	孕妈妈会感到呼吸困难缓解，胃的压迫感消失，食欲增加
腹坠腰酸	胎头下降使骨盆受到的压力增加，腹坠腰酸的感觉会越来越明显
大小便次数	胎宝宝下降，压迫膀胱和直肠，使小便之后仍感有尿意，大便之后也不觉舒畅痛快
分泌物增多	有的孕妈妈会有宫颈黏液栓排出，分泌物增多，接着会有见红、宫缩出现
胎动减少	胎动此时不那么明显，这是由于胎位已相对固定的缘故，但如持续12小时仍然感觉不到胎动，应马上接受医生诊断
宫缩	第二胎时，宫缩的表现不一定很明显，甚至不一定会痛，只是感到腰酸或肚子变硬。所以，只要预产期临近腹部有异常的感觉，都要引起注意。如果出现有规律的腹痛，就更要抓紧时间入院了，哪怕只是10分钟痛一次
见红	二胎孕妈妈一般在见红几小时内应去医院检查，但有时见红后仍要等一两天
破水	二胎孕妈妈要立刻去医院

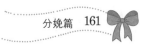

提前跟大宝沟通好再离开

在迎接二宝这件事上，大宝的态度很难琢磨，有的大宝很喜欢弟弟或妹妹，但是在遭遇妈妈住院，有好几天见不到，以及坐月子期间妈妈不能抱大宝，不能和大宝玩这件事上，会有很多不理解，大宝会产生负面的情绪，觉得弟弟或妹妹抢走了妈妈的爱，不喜欢弟弟或妹妹了，也会哭闹。

为了妈妈能更放心地去分娩，也为了大宝的心理健康，妈妈在分娩前最好和大宝沟通好，告诉大宝自己去做什么，什么时候回来，其实在待产期间，家人能探视的时候，也可以让家人带着大宝见见妈妈。虽然妈妈现在不能抱大宝了，但是依然可以每天给大宝一个拥抱，亲亲大宝，让大宝感觉到爸爸妈妈依然很爱很爱他。

头胎顺，二胎分娩会一样痛吗

经历过头胎顺产的女性，由于宫颈、产道都被拉伸过，所以二胎分娩时，会更快地进入分娩状态，宝宝会更快地生下来，所以忍受阵痛的时间肯定是大大缩短了。当然，大龄产妇，以及两胎时间相隔太长等特殊情况除外。

从分娩阵痛本身来看，很多生过二胎的妈妈都觉得，第二次顺产会很轻松，这主要是相对第一次分娩来说。由于待产妈妈的心理耐受力增加了，二胎分娩时，感觉痛感会比第一胎轻很多，而且痛苦的时间也会缩短。

头胎顺，二胎临产请速速入院

头胎顺产的二胎孕妈妈，虽说已经有了分娩的经验，但是也不能掉以轻心。一般情况下，第二胎的产程进展会比第一胎快。因为第一次的生产已经令产道扩张开了，第二次会比较容易生。如果第二胎胎位正常，从临产到宫口开全，大概只需要 5~8 个小时，甚至更短。宫口开全后，再过 20 分钟左右宝宝就能娩出。因此，二胎临产时不论出现哪一种产前征兆，都要速速入院待产。

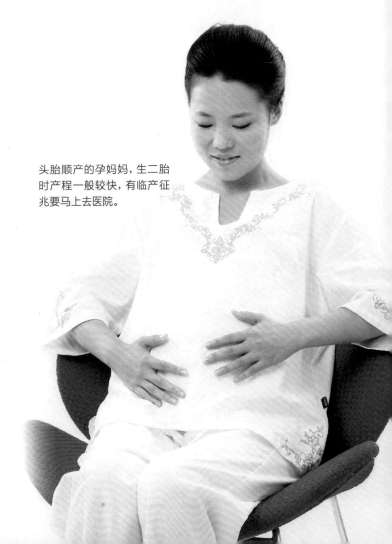

头胎顺产的孕妈妈，生二胎时产程一般较快，有临产征兆要马上去医院。

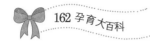

二胎会发生急产吗

当分娩的三个产程的时间加起来少于 3 个小时，则属于急产。

一般正常的状况下，二胎孕妈妈不会发生急产，虽然经产妇的产程都会相对较短，但是也有一部分二胎孕妈妈由于一直坚持运动或做家务、胎宝宝过小、胎盘异常等情况，而发生急产。

急产的发生多伴随着子宫的强力收缩，容易造成胎盘血液循环受阻，造成胎宝宝宫内缺氧；而且，急产的分娩过程短，胎宝宝来不及适应体外的环境，可能会产生毛细血管破裂；急产时如果护理不当，胎宝宝的头部很容易受伤，所以二胎孕妈妈应尽量避免急产的发生。

二胎孕妈妈千万不要以为经历过分娩就掉以轻心，发生腹痛、腹坠时一定要及时产检。如果不幸发生急产，一定要保证胎宝宝的安全，尤其是注意保护胎宝宝的头部。

哪些二胎孕妈妈容易急产

急产就是产程很急、时间很短的分娩，一般产程在 3 小时以内。二胎孕妈妈和初产妇都可能会出现急产，二胎孕妈妈出现急产的概率更大。以下几种情况比较容易急产，二胎孕妈妈要特别注意。

1. 孕 29~36 周发生过早产的孕妈妈。

2. 患有贫血、甲亢、妊娠高血压等疾病的孕妈妈。

3. 胎宝宝过小、双胎、胎位不正、胎盘异常等情况，而且没有定期做产检的孕妈妈。

4. 接近临产时乘坐车船或运动量突然增大，过度劳累的孕妈妈。

二胎急产这么做

真正的急产发生率不到 1%，但是有些孕妈妈对产兆出现不敏感或是产兆出现时没有引起注意，当感觉到产兆时，已经进入产程，所以会感觉生得快。

当遇到急产时孕妈妈可以这么做。

1. 联系家人，或向他人寻求帮助。如果还来得及，就尽快赶到医院。如果来不及，就打 120 急救电话，请求急诊帮助。

2. 为了自身和宝宝的安全，放下紧张和顾虑，放松身体，用呼吸配合宫缩。宫缩时腿尽量打开，以免夹到宝宝的头。

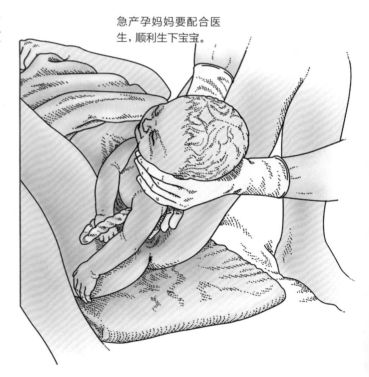

急产孕妈妈要配合医生，顺利生下宝宝。

当遇到急产，来不及去医院时，准爸爸和家人需要了解一些急救常识，这点非常重要和必要。

1. 叮嘱产妇不要用力屏气，要张口呼吸。

2. 婴儿头部如果露出，要用双手托住，千万不要硬拉或扭动。当婴儿肩部露出时，用双手托住头和身体，慢慢向外提出，然后用干净的线或带子扎住脐带，等待胎盘自动娩出。

3. 宝宝出生后，一定要移除口腔、鼻腔里的羊水，并做好保温，将脐带打结后剪断。

4. 尽快将产妇和婴儿送到医院。

二胎顺产不一定都快

二胎孕妈妈第二次生产，一般要比第一次容易，因为第一次生产时，产道已经扩张开了，所以要顺利些。因此，生二胎的时候，第一、第二产程速度通常会比头胎快。但这也不是绝对的，如果孕妈妈生产时出现病理情况，或是高龄孕妇，生二胎的速度就不一定快了。特别头胎如果是剖宫产，二胎顺产的就相当于第一次顺产，产程就没有那么快。

头胎顺产，二胎还会侧切吗

通常情况下，经产妇阴道经过扩张，比起第一胎更容易生，侧切的概率也会减少。但是不代表所有的二胎孕妈妈都可以避免侧切。是否需要侧切取决于胎宝宝的大小以及胎头的大小、胎位是否正常、二胎孕妈妈是否患有妊娠并发症等多种因素。

如果不存在各种不利因素，二胎孕妈妈可以避免侧切，但是如果孕妈妈和胎宝宝存在不利于分娩的因素，如产道狭窄、骨盆异常等，导致产程延长、胎宝宝窒息等不利后果，则必须及时采取侧切术，帮助胎宝宝尽快娩出。

头胎剖，二胎剖的概率会大一些

如果头胎选择了剖宫产，那么在怀二胎时，有70%的医生会建议孕妈妈接受剖宫产的分娩方式。这是因为剖宫产分娩后，子宫受创，会出现对孕妈妈和胎宝宝不利的因素。

剖宫产后，子宫的切口处会形成瘢痕，再次怀孕后，随着胎宝宝的长大，子宫也会相应增大，肌纤维被拉长，瘢痕组织缺乏弹性，当子宫内的压力超过瘢痕组织所能承受的力量时，就有可能发生破裂危险。所以头胎剖宫产的妈妈再次怀孕时，一定要定时产检，定时查看子宫情况，必要时及时进行剖宫产，保证孕妈妈和宝宝的安全。

另外，如果头胎是剖宫产，怀二胎时要尽早去产检，因为胎盘如果附着在子宫瘢痕处，很有可能会造成分娩时胎盘不能自然剥离，有产后大出血的危险。

当然，这些危险不一定会发生，但是定时产检，及早做好准备，能更好地预防危险发生。最重要的一点是，如果头胎能够顺产，最好还是采取自然分娩的方式，这能预防很大一部分二胎的分娩风险。

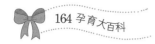

再次剖宫产，心理是个难过的坎儿

有研究显示，再次选择剖宫产的孕妈妈，出现抑郁和焦虑的概率非常大，越临近分娩，孕妈妈越容易表现出焦虑、紧张、不安、恐惧等情绪。这与孕妈妈的文化、居住环境、婆媳关系、丈夫期盼孩子性别的程度、分娩不顺利或手术等因素有关。

此时，丈夫应该多鼓励、开导孕妈妈，在要二胎前，做好经济准备，减轻孕妈妈的后顾之忧。多了解二胎剖宫产分娩知识，有疑问可以咨询医生，解除孕妈妈有关医学上的困惑，让孕妈妈放心。此外，孕妈妈自己也要调整情绪，坚信自己能顺利生下健康宝宝，也可以同有经验的二胎孕妈妈朋友们一起交流、沟通，也有助于缓解产前紧张、焦虑的情绪。

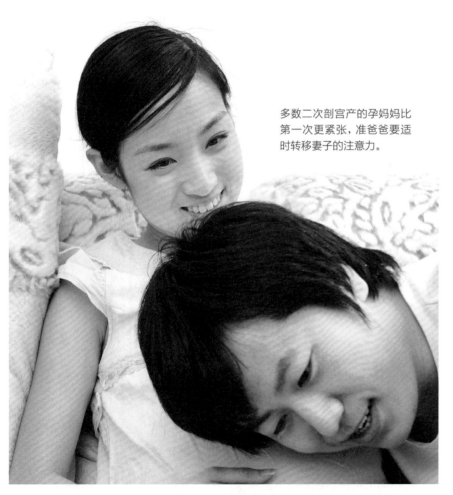

多数二次剖宫产的孕妈妈比第一次更紧张，准爸爸要适时转移妻子的注意力。

头胎剖二胎顺，当然有可能

一般来说，第一胎是剖宫产的孕妈妈，第二胎大多也会实施剖宫产。但是，关于剖宫产再孕的情况不能一概而论，有研究表明，剖宫产再孕是否可以顺产由以下几个因素决定。

1. 头胎剖宫产的原因是否仍然存在。如果孕妈妈头胎剖宫产的原因是因为骨盆和产道狭窄等不可更改的原因，那么第二胎也必须接受剖宫产。

2. 如果孕妈妈头胎剖宫产的原因是因为胎位不正、羊水浓稠、患有妊娠并发症等可更改因素，而此次怀孕无以上不利因素则可以考虑顺产。

3. 如果剖宫产再孕，孕妈妈的子宫恢复情况良好，且无其他不利因素，则可以考虑顺产。如果子宫恢复情况不好，子宫张力过小，则必须接受剖宫产。一般来说，子宫上的横切伤口比纵切伤口恢复得更好。

4. 如果此次再孕子宫恢复良好，胎宝宝胎位正常，体重正常，且无其他不利因素，则可以考虑顺产。但如果剖宫产妈妈再孕存在胎位不正、胎宝宝体重超标等情况，必须及早实施剖宫产。

头胎难产，二胎也会难产吗

头胎难产，二胎不一定会难产，这要根据头胎难产原因而定。如果第一胎是由于骨盆狭窄造成难产，那么生第二胎时仍有这种原由存在，就会剖宫产；如果第一胎是由于宫颈扩张迟钝、宫缩差、胎心加速等缘故造成的，而骨盆大小正常，那么第二胎临盆时出现难产的概率就小。所以孕妈妈不必有太多的担忧，可以把自己的情况告诉医生，而且孕晚期的产检也会帮助孕妈妈选择最适合自己的分娩方式。

大龄二胎孕妈妈要特别注意

随着二胎政策的放开，很多大龄女性也赶上了二胎潮，但对自身健康的担忧，以及对胎宝宝健康状况的担忧成为大龄二胎孕妈妈的心理负担。

大龄二胎孕妈妈要特别注意分娩过程中的一些问题。35岁以后，孕妈妈的子宫、产道等肌肉收缩力大大下降，因此一定要重视孕期产检，听从医生的建议。

在分娩的过程中，产力、产道、胎宝宝及精神心理因素是影响分娩顺利的重要因素，大龄二胎孕妈妈在产力方面可能与头胎略有不同，但是个人差异也比较大。如果在分娩过程中，出现产力不足的问题，要听从医生的指挥，及时补充能量，根据医生指导用力，必要时要选择剖宫产。

头胎不管顺还是剖，二胎符合条件都可用无痛

判断能否采用无痛分娩的主要依据，是待产孕妈妈对疼痛的敏感度。一般来说，生二胎产程会比分娩一胎时短，但只要二胎时条件允许，也是可以采取无痛分娩的。头胎是剖宫产，生二胎时，符合顺产的条件，也可以采取无痛分娩的方式。

二胎孕妈妈在临产期前一周去医院做全面检查，按照自己的实际情况来选择是否无痛分娩，这样才能保证孕妈妈和胎宝宝的安全、健康。而在待产时，也需要处理好自己的心情，让自己保持好的心情，这个也是很重要的。

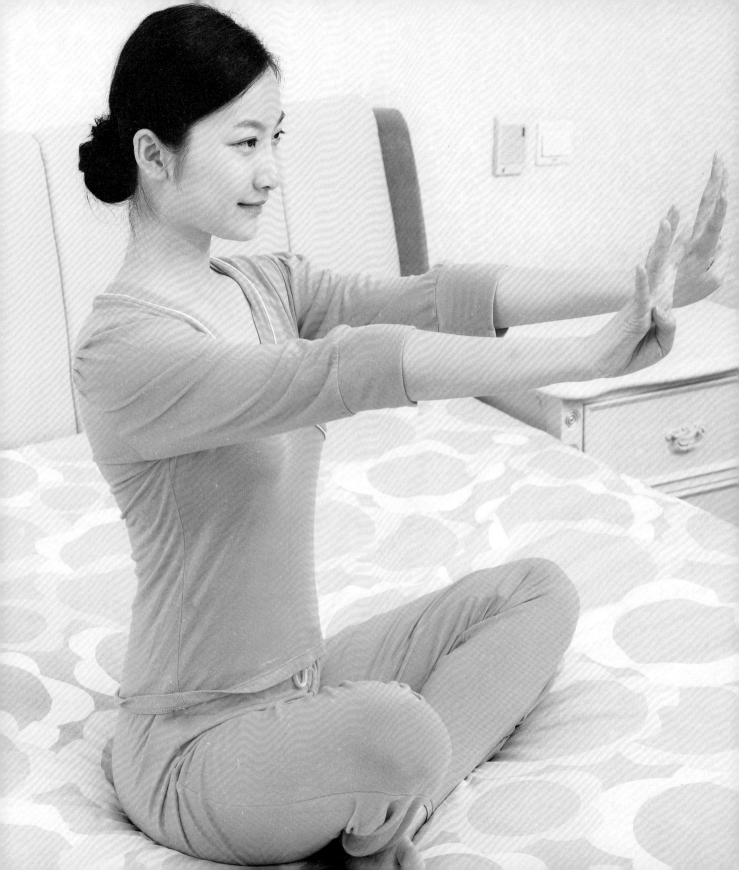

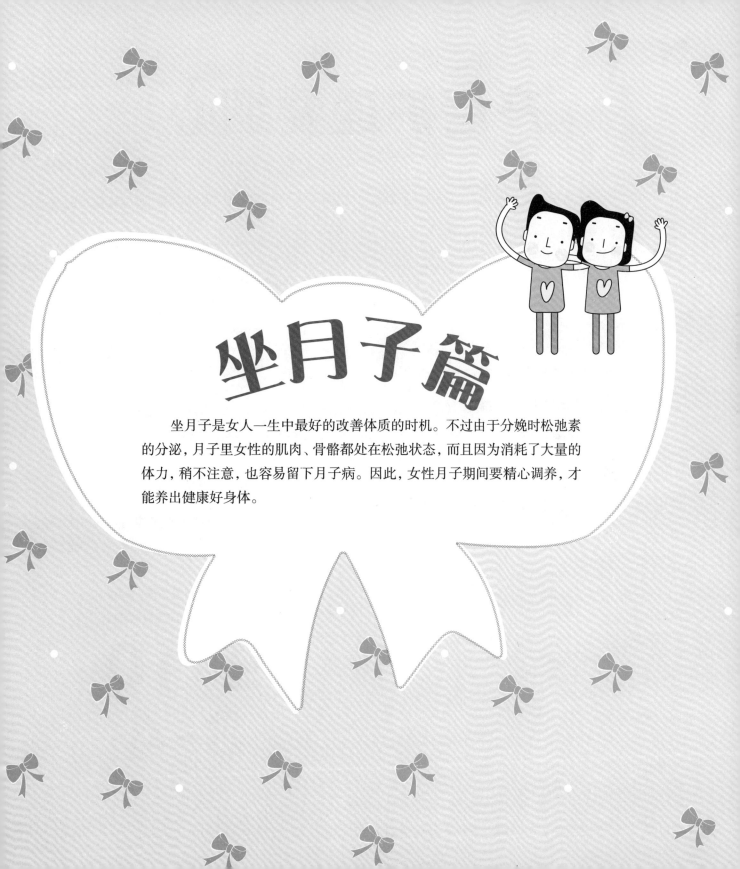

坐月子篇

坐月子是女人一生中最好的改善体质的时机。不过由于分娩时松弛素的分泌,月子里女性的肌肉、骨骼都处在松弛状态,而且因为消耗了大量的体力,稍不注意,也容易留下月子病。因此,女性月子期间要精心调养,才能养出健康好身体。

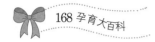

产后护理要细心

坐月子，是女人重生的第二次机会。通过坐月子，妈妈的体质可以得到改善。因此，妈妈产后在生活上的护理非常重要。妈妈应科学合理地坐月子，千万不可忽视产后护理的细节问题。

生活起居，关乎一生健康

坐月子在中国已有几千年习俗了，也非常符合现代科学理念。俗话说"月子过得好，身体健壮似个宝"，而月子坐不好，将为以后的身体健康埋下隐患。所以，妈妈需要注意月子里的每一个生活细节。

坐月子可不是卧床休息一个月

妈妈刚生完宝宝身体虚弱，需要充分的调养才能复原。所以，妈妈要注意休息，但完全卧床休息一个月不活动，对妈妈也不利。坐月子期间既不能卧床不动，也不宜过早、过量活动，要劳逸结合、适度锻炼，觉得稍累就躺下休息。

宝宝睡，你也睡

在月子里，宝宝每两三个小时要吃一次奶，还要勤换尿布，几乎整夜都需要妈妈的照顾，妈妈的睡眠时间也因此大打折扣。劳累加上睡眠质量下降，导致很多妈妈脾气烦躁。

一般情况下，新生儿每天大概要睡 18~22 个小时，而妈妈至少要睡 8 个小时。因此，妈妈可根据宝宝的生活规律调整休息时间，当宝宝睡觉的时候，不要管什么时间，都可以躺下来休息。不要小看这短短的休息时间，它会让你保持充足的精力。

新生儿在月子期间每天大概要睡

18~22 小时

但是每次睡眠时间可能只有两三小时

妈妈要根据宝宝的睡眠规律，保证每天

8 小时

的睡眠时间，充分利用碎片时间

定时开窗通风

妈妈的居室应坚持每天开窗通风两三次，每次 20~30 分钟，这样才能减少空气中病原微生物的密度，防止感染感冒病毒。通风时妈妈和宝宝应先暂时转移到其他房间，避免受对流风直吹而着凉。当然，如果遇到刮风或雾霾天，就暂时不要开窗通风了。

上午 # 9~10 点

下午 # 3~4 点

开窗通风最好，
清晨或傍晚，阴天和雾霾天不要开窗

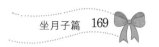

月子一定要坐满

老理儿说月子一定要坐满，否则会落下"病根儿"，对于这点还是要听老人的。

孕妈妈的身体在怀孕 10 个月的时间里发生了太多的变化，如膨大的子宫、松弛的肌肉、为了分娩而改变的内分泌等，都需要一段时间来恢复，这需要 6~8 周时间。

在产后 6~8 周的时间里，妈妈的主要任务是休息，给身体康复的时间，以及哺喂小宝宝。不要进行重体力劳动，或者提拿重物等，会影响子宫的恢复。

当然，在这段时间里，妈妈也不能天天躺在床上，也要适当进行活动、锻炼，如在室内溜达几圈，做做舒缓的拉伸运动和轻微的家务活等，都有助于身体恢复。

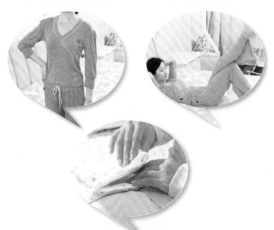

产妇下床走动　　**产妇做瑜伽**

产妇收拾房间或做其他家务

芹菜

芹菜不易咀嚼，可烹调得软烂些。

南瓜饼、南瓜粥适合产后初期的妈妈。

南瓜

香蕉性寒，可蒸食或与大米同煮成粥。

香蕉

勤喝水，早排便

产妇在分娩过程中，由于失血、盆底肌肉扩张、牵拉等原因，导致产后盆底肌肉力量以及肠道津液水分不足，容易出现便秘现象。

为避免便秘，妈妈宜勤喝水、早活动，增加肠道内水分和肠道蠕动频率，以助于排便。顺产妈妈通常于产后一两天内就会恢复排便功能，如果没有，要用各种方法，保证产后 3 天内排便一次，必要时可以使用开塞露等。

在饮食上妈妈也应做到多喝水，吃稀饭、面条及富含膳食纤维的食物，也可多吃些通便的蔬菜和水果，如香蕉、火龙果、苹果、芹菜、南瓜等。另外，提醒产后妈妈，如有痔疮症状，不论大便是否干燥，第一次排便最好用一点开塞露来促进排便。

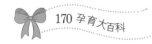
产后洗澡要注意

传统观点认为妈妈月子里不能洗澡，这种观点并不科学。产后妈妈出汗多，身体抵抗力变弱，很容易被细菌侵袭，因此宜保证身体卫生。

顺产的妈妈在产后24小时就可以擦身，产后1周左右可以进行淋浴。剖宫产妈妈要等到伤口恢复后才能洗澡。

需要注意的是产后妈妈洗澡不宜采用坐浴或者泡澡方式，因为此时妈妈的伤口还没有恢复到原状，容易增加感染的机会。洗澡后要立刻擦干头发、身体，穿好衣服，以免受凉。

产后洗头好处多

妈妈千万不要被"月子不能洗头"的旧习俗所束缚。产后妈妈新陈代谢较快，汗液增多，会使头皮及头发变得很脏，产生不良气味，妈妈应按时洗头，保持个人卫生。洗头还可促进头皮的血液循环，增加头发生长所需要的营养物质，避免脱发、发丝断裂或分叉，使头发更密、更亮。产后洗头需要注意以下事项。

1. 洗头时应注意清洗头皮，用手指轻轻按摩头皮。

2. 洗头的水温一定要适宜，冷暖适度即可，最好在37℃左右。

3. 产后头发较油，也容易掉发，因此不要使用太刺激的洗发用品。

4. 洗完头后及时把头发擦干，并用干毛巾包一下，自然晾干，最好别使用吹风机。

5. 洗完头后，在头发未干时不要扎起头发，也不可马上睡觉，避免湿邪侵入体内，引起头痛、脖子痛。

产后穿衣宜宽松、保暖、舒适

坐月子期间，妈妈的衣着要随着气候变化而进行相应的增减调配。穿着应注意以下几点。

1. 衣着应宽大舒适。很多妈妈怕产后发胖，体形改变，穿紧身衣服进行束胸，或穿牛仔裤来掩盖已经发胖的身形。这样的衣着不利于血液流畅，特别是乳房受挤压后极易患奶疖。所以，产后妈妈衣着应该略宽大，贴身衣服以纯棉质地为好。

2. 注意衣服质地。妈妈的衣服以棉、麻、丝、羽绒等质地为宜，这些纯天然材料十分柔软、透气性好、吸湿、保暖。

3. 衣着要厚薄适中。天热最好穿短袖，不要怕暴露肢体，如觉肢体怕风，可穿长袖。夏季应注意防止长痱子或中暑，冬季应注意后背和下肢的保暖。

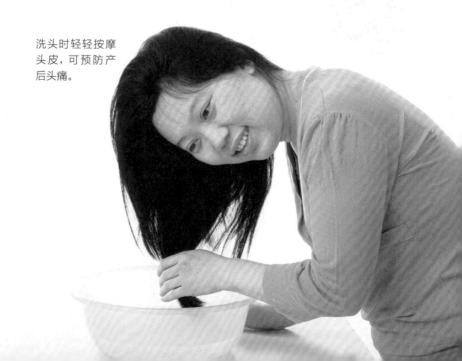

洗头时轻轻按摩头皮，可预防产后头痛。

哺乳期间也要戴文胸

不少妈妈坐月子期间嫌麻烦，经常不戴文胸。其实，文胸能起到支持和扶托乳房的作用，有利于乳房的血液循环。对妈妈来讲，戴文胸不仅能使乳汁量增多，而且还可避免乳汁淤积而得乳腺炎。文胸能保护乳头免受擦碰，还能避免乳房下垂。

妈妈应根据乳房大小调换文胸的大小和杯罩形状，并保持吊带有一定拉力，将乳房向上托起。文胸应选择透气性好的纯棉布料，可以穿胸前有开口的哺乳衫或专为哺乳期设计的文胸。

穿双月子鞋，保暖又方便

妈妈坐月子可以备一双"月子鞋"。因为坐月子时，妈妈身体虚弱，流汗较多，尤其是脚，特别害怕受凉，尤其要注意足部保暖，所以准备一到两双月子鞋是非常必要的。

月子鞋类似于拖鞋，但是要将妈妈的足跟部包裹起来，还必须符合材质轻、易吸汗、透气性能好、鞋底柔软、防滑、保暖、不累脚等要求，最重要的是包裹性要好，妈妈穿着舒适、温暖。

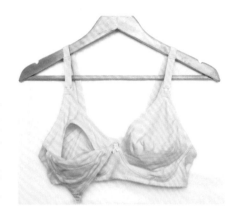

冬天坐月子的妈妈可以买两双全包裹式的棉拖鞋，方便妈妈换洗；夏季妈妈可以穿芭蕾鞋或者凉拖鞋，但最好要穿上薄袜子。

月子衣物最好用手洗

产后妈妈的身体正处于恢复期，免疫力较弱，而且月子期衣物往往都是贴身的，所以清洗时，最好用手洗。洗衣机中的洗衣槽容易积累灰尘、细菌，洗衣时容易沾在衣物上，产后妈妈抵抗力差，会大大增加细菌侵袭的概率。

小宝宝的衣物也最好手洗，并要注意一定漂洗干净。

月子里别睡软床

老一辈的人会觉得妈妈身体虚弱，睡软床最舒服。其实分娩后，妈妈骨盆尚未恢复，缺乏稳固性，如果这时睡太软的席梦思床，左右活动都有阻力，不利于妈妈翻身坐起，若想起身或翻身，必须格外用力，很容易造成骨盆损伤。建议妈妈产后最好睡一段时间的硬板床或床垫较硬的床，待身体恢复后再睡舒适的软床。

选择产后床铺的床垫时，要注意床垫表面平整，硬度均匀，承托力足够，透气性能好，人体躺卧后不会形成中间低、周围高的状况的。最适合产后妈妈的床垫，应以妈妈平躺在床上，腰部刚好能伸入一手掌为佳。

别总是采取一种睡姿，可仰卧与侧卧交替。

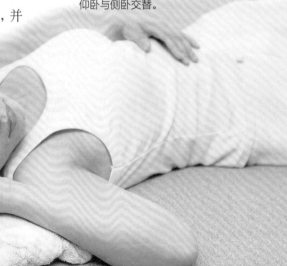

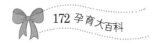

房间干净、整洁，妈妈心情好

　　温馨的居家环境会令妈妈倍感舒畅、愉悦。而房间杂乱无章、空气污浊、喧嚣吵闹，就会使妈妈的身心健康受到很大影响。因此，产后妈妈的房间一定要安静、整洁、舒适，有利于妈妈身体康复。在妈妈回家坐月子之前，家人需要做好以下工作。

　　1. 要选择有阳光和朝向好的房间。这样，夏天可以避免过热，冬天又能得到最大限度的阳光照射。

　　2. 不宜住在潮湿的房间里。由于妈妈的体质和抵抗力都比较弱，所以居室需要温暖、舒适。

　　3. 房间采光要明暗适中。最好有多重窗帘等遮挡物随时调节采光。房间还要通风效果好。

　　4. 一定要在妈妈回家之前的两三天，将坐月子的房间打扫得非常干净，还要消毒。

　　5. 保持卫生间的清洁卫生，随时清除污垢，排出臭气，以免污染室内空气。

　　6. 千万不要在房间内吸烟。

只要方法得当，空调、电风扇都能用

　　天气炎热的时候，是可以使用空调、电风扇的，但应注意使用方法。使用空调时，应注意使室内温度保持在 26~28℃，以妈妈感觉舒适为宜。空调或电风扇，一定要避免直接吹到妈妈。妈妈需穿长裤、长袖，并且穿袜子来挡风。空调的过滤网一定要经常冲洗，防止细菌滋生。

　　用电风扇时，不应直接吹向妈妈和宝宝，应将电风扇固定在一个方向，吹向屋顶或墙壁，这样利用返回来的风，使室内空气流通，既达到降温的目的，又对母婴没有影响。另外，还要注意夜间最好不要吹电风扇，以免熟睡后着凉。

夏季天气炎热可以使用空调，
但空调温度应控制在

26~28℃ ✓

并且空调出风口不能对着妈妈

温度、湿度，一个也不能忽视

　　不少妈妈很关注房间的温度，却忽略了湿度。妈妈的房间温度最好保持在 20~25℃。冬季应特别注意居室内的空气不能过于干燥，可在室内使用加湿器或放盆水，以提高空气湿度。室内空气的相对湿度以保持在 55%~65% 为宜。

冬季干燥天气应使用加湿器，
使房间的相对湿度维持在

55%~65% ✓

不然容易引起呼吸道疾病，
还会加速皮肤衰老

产后正确刷牙

　　月子里，妈妈容易出现牙齿问题，更应该注意刷牙。月子里的口腔清洁，一天也不能落下。

　　月子里妈妈的牙根内血液运行不畅，牙龈变得敏感，过冷的水会对牙龈产生刺激，令妈妈产生不适。产后前3天采用"指漱法"。可把食指洗净或在食指上缠上干净的纱布，然后将适量牙膏挤在手指上。将挤上牙膏的手指充当刷头，在牙齿上来回、上下擦拭。

　　注意最好擦拭到每一颗牙齿的每一面，然后再用手指按压齿龈数遍。产后第4天可使用牙刷刷牙。选用软毛牙刷，上牙从上往下刷，下牙从下往上刷，咬合面上下来回刷，而且里里外外都要刷到。

指漱法刷牙

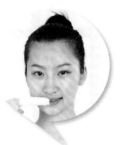

产后前3天

牙刷刷牙

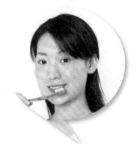

产后第4天

重视产后抑郁

　　近年来，产后抑郁症的发生率较高，对家庭的危害十分大，要加以预防。产后抑郁症最初表现为情绪不稳、失眠、暗自哭泣、郁闷、注意力不集中、焦虑等，严重的会出现郁郁寡欢、食欲不振、无精打采，甚至常常会无缘无故地流泪或对前途感觉毫无希望，更有甚者会有罪恶感产生，失去生存欲望。如果发现妈妈处于这样的精神状态，要注意做出调整。家人也应给予妈妈贴心的关怀和照顾，这是预防产后抑郁的最主要方法。

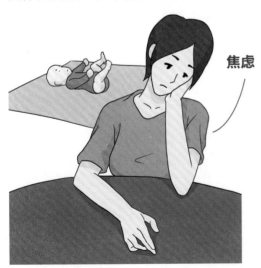

焦虑

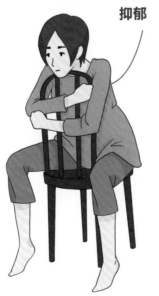

抑郁

二孩妈妈警惕产褥感染

　　在照顾大宝、小宝之外，二孩妈妈也要关注自身健康，警惕产后疾病，尤其是产褥感染。产褥感染轻则影响妈妈产后恢复时间，重则危及生命，因此必须做好预防工作。应积极治疗急性外阴炎、阴道炎及宫颈炎，避免胎膜早破、滞产、产道损伤及产后出血。有胎膜早破或产后出血等感染因素存在时，必须住院治疗。分娩时避免不必要的阴道检查及肛诊。注意产后卫生，保持外阴清洁，尽量早些下床活动，以使恶露尽早排除。

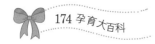
顺产妈妈，千万别受寒和吹风

妈妈分娩后，骨骼、肌肉都呈松弛状态，冷风、寒气入体，很容易落下"月子病"，所以产后妈妈一定要多注意，千万别受寒、吹风。

产后不要立即熟睡！要半坐养神

在分娩中，随着胎盘等组织的娩出，第三产程结束，孕妈妈正式晋升为妈妈，原本已完成分娩，但妈妈还需要在待产室待 2 小时。

在这段短短的 2 小时内，护理人员要密切观察妈妈的生理状况、需求以及营养、水分的需要，尤其要关注产后是否有出血，排出恶露的颜色、性质、量和气味是否正常等，医生会不断检查妈妈子宫、会阴等情况，妈妈睡也睡不好，不如先闭目养神，保持半坐卧，可以消除疲劳、安定神志、缓解紧张情绪，半坐卧还能使气血下行，有利于恶露的排出。

妈妈在半坐卧闭目养神的同时，用手掌从上腹部向脐部按揉，在脐部停留，旋转按揉片刻，再按揉小腹，可有利于恶露下行，避免或减轻产后腹痛和产后出血，帮助子宫尽快恢复。闭目数小时后妈妈就可以美美地睡上一觉了。

少说话，多休息

顺产后妈妈身体非常虚弱，头晕乏力，走路晃悠，说话无力，全身都是虚汗，此时妈妈最需要的就是多休息，即便睡不着也要闭目养神。有些妈妈生产后会立即发大量报喜的短信，接听很多祝福的电话，殊不知，此时说话最伤神、伤气，这些事情完全可以延后再做或者交由新爸爸处理。

出产房后及时换下湿衣服

妈妈在分娩过程中拼尽全身力气，汗如雨下，衣物往往都湿透了，再加上此时妈妈身体虚弱，湿衣服没有及时换下，就容易导致寒气入体，落下产后风湿、骨头疼的"月子病"。

此外，顺产妈妈一切正常的话，也会很快见到小宝宝，要和小宝宝的肌肤亲密接触，满是汗湿的衣服也会给第一次见面的小宝宝留下不好的印象，所以顺产妈妈分娩完毕后，最好及时换下湿衣服，穿上干净、松软的产后衣物，并注意保暖。

需要提醒一下的是，妈妈产后皮肤代谢功能旺盛，出汗多，也要及时换下被汗水浸湿的衣服。

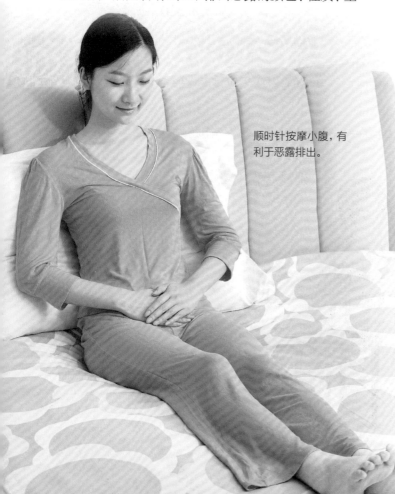

顺时针按摩小腹，有利于恶露排出。

生完立刻就能吃东西了

对于顺产妈妈来说，生完立刻就能吃东西了，有时候家人没有带吃的，医生还会格外嘱咐，买一些面包、蛋糕和水等带入产房，让顺产妈妈生完宝宝后就可以吃了。

生完宝宝需要观察 2 小时，然后会将妈妈转入住院部，此时医生会提醒顺产妈妈多喝水，以尽快排出小便。所以，对顺产妈妈来说，不需要格外注意产后第一餐的时间，只要生完宝宝，觉得饿，想吃就可以吃。

顺产妈妈产后早下床活动

分娩时妈妈因消耗了大量体力感到非常疲劳，需要好好休息，但长期卧床不活动也有很多坏处。一般来说，顺产妈妈，在产后 6~8 小时就可以第一次下床活动，每次 5~10 分钟。如果有会阴撕裂、侧切，也应坚持产后 6~8 小时第一次下床活动或排尿，但是要注意行走速度要慢、要轻柔，避免动作太激烈将缝合的伤口拉开。

第一次下床活动时必须有家人陪同，以防体虚摔倒，并注意不要站立太久。恢复不好或体质较差的妈妈，可稍稍推迟下床活动的时间，不必刻意勉强自己。

顺产妈妈可以在产后

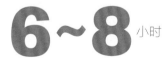

6~8 小时

第一次下床活动或排尿，但行动要缓慢

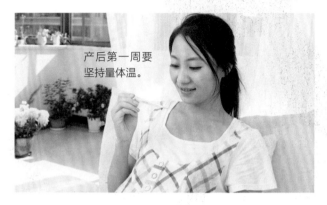

产后第一周要坚持量体温。

别拿量体温不当回事儿

产后发热是大事，妈妈和家人一定要重视，养成产后定时量体温的好习惯，一旦发现体温超过 38℃ 就要当心。

分娩之后的 24 小时内，由于过度疲劳，妈妈可能会发热到 37.5℃，但这以后，体温都应该恢复正常。如有发热，必须查清原因，适当处理。个别妈妈乳胀也可能引起发热，但随着乳汁排出，体温会降下来。

病理发热最常见的原因是产褥感染，也就是俗称的"产褥热"。引起产褥热的原因有很多，如产道感染、泌尿系统感染、乳房感染等。如果治疗不及时，可能转为慢性盆腔炎，还可能引起危险的腹膜炎、败血症及乳房肿胀。因此，如果有高热，需要及时就诊。

产后一周内应定时量体温，如果体温突然升高，或持续

12 小时

高热，需要警惕是否产褥感染

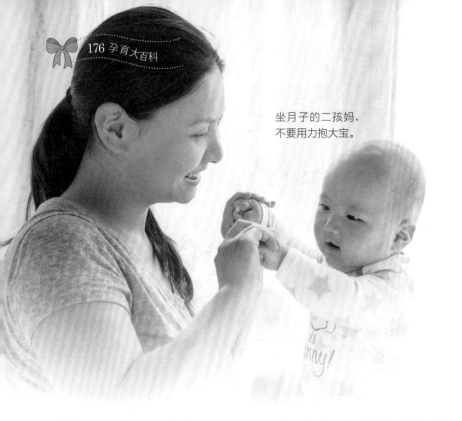

坐月子的二孩妈，
不要用力抱大宝。

睡饱了再来照顾宝宝

经历了一场艰难又幸福的蜕变，孕妈妈终于升级为妈妈了，听着小宝宝响亮的哭声，看着他柔软娇嫩的身躯，相信妈妈和亲友们都会爱不释手。现在小宝宝已然成为全家的中心，就连妈妈可能也会因为忙于照顾他而忽视自己，这对妈妈的身体来说是非常不利的。

从产房回到住院部，妈妈往往还需要在医院待几天，此时小宝宝由护士和月嫂帮忙照看，家人也陪在身边，妈妈可以放心地先休息，先要睡饱，再来关心宝宝。充足的睡眠不仅有助于产后的恢复，还有助于瘦身，将身体逐渐打造成易瘦体质。

在产后第 1 天，妈妈可以将所有的问题都放下，除了给小宝宝哺乳外，换尿布、哄宝宝等都先拜托家人或月嫂来处理，妈妈只要能睡得着，就睡得饱饱的，然后再打起精神，充满力量地解决摆在面前的所有问题。

多种睡姿交替有利于产后康复

妈妈在产后休息的时候一定要注意躺卧的姿势，这是因为分娩结束后子宫会迅速回缩，而此时韧带却很难较快地恢复原状，再加上盆底肌肉、筋膜在分娩时过度伸展或撕裂，使得子宫在盆腔内的活动范围增大而极易随着体位发生变动。所以，为了防止发生子宫向后或向一侧倾倒，妈妈在卧床休养中要注意避免长期仰卧位，而应仰卧与侧卧交替。

千万别碰冷水、吹冷风

尽量不碰冷水，吹冷风，尤其是孕前就有怕冷、畏寒症状的妈妈，月子期间尤其注意。即使是便后洗手时，也要等水暖了后再洗，不要刚放开水龙头就去用手试水，以免日后手腕疼。日常洗浴、做轻微家务时，也要注意，尽量用温水或稍热的水。

月子期间，妈妈也要避免吹冷风。出院时，要提前准备好合适的衣物，衣服尽量遮盖住身体部位，不要将手臂、双腿裸露在外，也要提前准备一顶帽子，夏天可用布帽或者方巾把头包一下；冬天出院时，除了要准备保暖防风的帽子外，最好还要围好围巾，避免风吹。

回到家后也要注意，每天开窗通风时，可先转到其他房间，避免冷风直吹。月子期间，如需外出，也要穿好保暖衣物，做好保暖措施，避免被风吹到。

出汗排毒一身轻松

妈妈分娩后一般都会大量出汗，这种情况大概会持续 2 周左右，产后出汗属于排毒的一种，不必太担心，这是正常的。大量出汗与孕期血容量增加、分娩时消耗大量体力有关。而且，孕晚期有水肿的妈妈，还可以通过出汗来让身体消肿。

妈妈大量出汗，就需要适当饮水，以补充体液，还要注意皮肤清洁。穿衣服要适当，如果穿得太厚，会妨碍汗液的排出，穿得太少又容易感冒，因此，应该与平时相似，不感觉寒冷或闷热即可。还要保持室内空气流通、室温适当。

如果产后妈妈没有出汗，还需要通过喝热水、热汤的方法来促使妈妈出汗排毒。

发汗也要适可而止

顺产的妈妈在月子里，为了让打开的骨缝闭合，让体内的风邪出来，需要发汗。发汗是指让妈妈出次大汗，也有排出体内毒素的作用。

有些地区让妈妈发汗时，会给妈妈喝热汤，有的会建议妈妈蒸桑拿，但这种做法对妈妈身体并不利。妈妈即使出了月子，身体也是比较弱的，不宜在满是蒸汽的房间里待，容易造成晕倒。

此外，月子里发汗虽然有利于妈妈身体健康，但也要适可而止。因为妈妈月子中本身新陈代谢就快，容易出汗，月子期间可以通过偶尔喝热汤的方式适当发汗即可，不必每天都发汗。持续发汗会令原本就身体虚弱的妈妈，变得更弱，反而不利于健康。

不要过早外出活动

一般来说，顺产妈妈恢复起来要快，有些顺产妈妈熬不住产后 42 天的"禁闭"日子，总想着外出逛街、参加聚会等，此时宜忍一忍。产后妈妈身体虚弱，免疫力大大降低，如果不注意自我保护，各种病菌很容易乘虚而入。所以，妈妈月子期间最好不要外出，减少与各种灰尘、细菌、病菌接触的机会，以预防疾病。如果妈妈恢复较好，可以由家人陪同，在天气晴朗的日子里到小区附近散散步，但是时间不能超过 20 分钟。

每天开窗通风，妈妈不用去户外也能呼吸到新鲜空气。

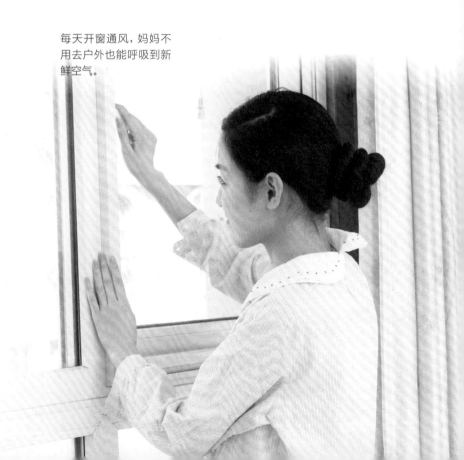

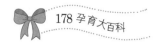

剖宫产妈妈，身心都要好好调

剖宫产不同于自然分娩，由于手术伤口较大，创面较广，所以经历了剖宫产的妈妈在产后护理及坐月子的时候，要注意的事项会很多。但是剖宫产的妈妈也不必为此忧心忡忡，只要科学、合理地进行护理，也完全可以坐一个轻松、惬意的月子。

忍住疼痛多翻身

忍住疼痛多翻身，是剖宫产妈妈尽快排气、恢复身体的一大秘诀。由于剖宫产手术对肠道的刺激，以及受麻醉药的影响，妈妈在产后都会有不同程度的肠胀气，会感到腹胀。如果此时在家人的帮助下多做翻身动作，就会使麻痹的肠肌蠕动功能尽快恢复，从而使肠道内的气体尽早排出，可以解除腹胀，还可避免引起肠黏连。

术后 6 小时内去枕平卧

产后合理的睡姿，对剖宫产妈妈的身体恢复非常重要。

剖宫产术后前 6 小时：术后回到病房，需要头偏向一侧、去枕平卧 6 小时。因为大多数剖宫产选用硬脊膜外腔麻醉，头偏向一侧可以预防呕吐物的误吸，去枕平卧则可以预防头痛。

剖宫产 6 小时后：6 小时以后，可以垫上枕头了，并应该鼓励进行翻身，以变换不同的体位。采取半卧位的姿势较平卧更有好处，这样可以减轻身体移动时对伤口的震动和牵拉痛，会觉得舒服一些。同时，半卧位还可促使子宫腔内积血排出。半卧位的程度，一般使身体和床成 20°~30° 为宜，可用摇床，或者垫上被褥。

少用止疼药

剖宫产妈妈，由于没有经历自然分娩的疼痛，在剖宫产后麻醉药作用消退时，会感觉到伤口出现疼痛，并逐渐强烈。此时，妈妈最好不要再用止痛药物，因为它会影响肠蠕动功能的恢复，也不利于哺乳。为了宝宝，妈妈要忍一忍，这种疼痛很快就会过去的。

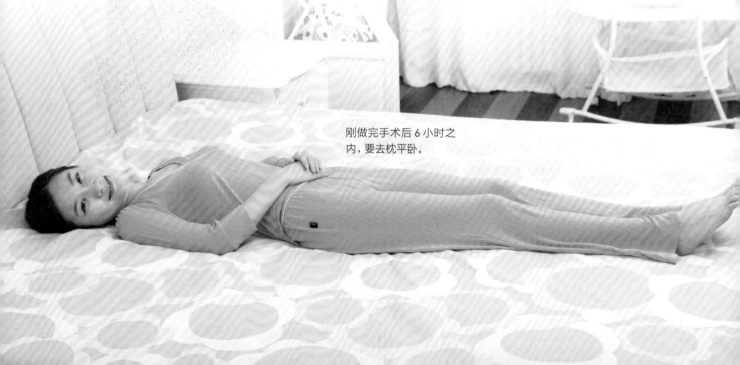

刚做完手术后 6 小时之内，要去枕平卧。

伤口处压沙袋防渗血

有些医生会在剖宫产妈妈的伤口处压沙袋，其目的主要有三个：一是预防术后腹腔压力突然降低，导致淤积在腹腔静脉和内脏中的血液过量，回流入心脏。二是压迫腹部切口，减少刀口处的渗血、渗液，起到止血的作用。三是通过对腹部的压迫，刺激子宫收缩，减少子宫出血，促进子宫恢复。

剖宫产揉肚子要忍耐

剖宫产妈妈产后恢复期间，为了促进伤口和子宫中淤血的排出，医护人员会给妈妈揉肚子，这有点疼，为了更好地恢复，妈妈要忍耐，最好按照医护人员的动作，配合呼吸。医护人员向下按时呼气，医护人员用力之间可以吸气，这样的配合更有利于子宫恢复。

有的医院可能不会在产后为妈妈揉肚子，新爸爸或者家人可以为妈妈揉一揉，以促进体内淤血的排出。家人在给妈妈揉肚子时要注意力度宜适度，以用力后肚腹稍向下沉2厘米为宜，从肚脐部位向下揉，不要揉刀口附近，以免伤口裂开。此外，剖宫产后还要多喝水，以促进排尿。

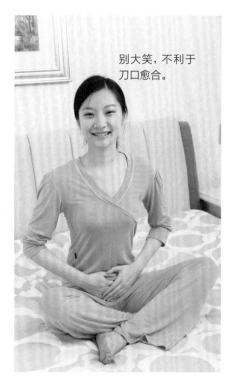

别大笑，不利于刀口愈合。

密切关注阴道出血量

家人要给予剖宫产妈妈更多的关注和照料。由于剖宫产时，子宫出血较多，妈妈及家属在手术后24小时内应密切关注阴道出血量，如发现超过正常月经量，要及时通知医生。另外，要预防伤口缝线断裂，咳嗽、恶心、呕吐时，应压住伤口两侧，防止缝线断裂。

剖宫产后要坚持输液

剖宫产也是一种手术，因此需要预防感染给予抗生素治疗。许多妈妈担心产后输液用药会影响乳汁质量，其实产后输液通常是为了消除炎症、预防感染，虽然会有一些药物通过血液循环进入母乳，但是很快就会被代谢出体外，因此对乳汁分泌和乳汁成分的影响是微乎其微的。产科医生在剖宫产后输液的药品上都会首选对乳汁质量没有影响的药品，这方面妈妈可以放心。

剖宫产妈妈要预防贫血

剖宫产妈妈由于手术失血很多，营养再跟不上，很可能患上产后贫血。一般情况下，在妈妈出院前会抽血检查妈妈是否贫血。若有贫血状况发生，则要听从医生的指导服用药物，同时保证充分休息，补充营养，多食用一些富含铁的食物，如鸡、猪肝、瘦肉、蛋黄、海带、芝麻、木耳、大豆、蘑菇、油菜等。

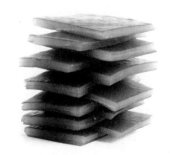

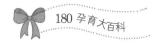

伤口保持清洁，防感染

剖宫产 2 周之内，妈妈要避免腹部切口沾湿，全身的清洁宜采用擦浴，在此之后可以淋浴，但恶露未排干净之前一定要禁止盆浴。如果是夏天，要及时擦去身上的汗液。除了拒绝潮湿，保持干爽之外，妈妈也要保持所穿的衣服干净整洁。另外，伤口要勤换药，保持伤口和周围清洁干爽。

为了更好地保护剖宫产伤口。妈妈可以选择大一号的高腰内裤或平脚内裤，它们会让你刀口感觉更舒服，而且最好每天更换一次。这是因为剖宫产后抵抗力下降，如不注意卫生极易引起感染。

定时查看刀口及恶露

剖宫产术后顺利诞下小宝宝，全家欣喜之余别忘了定时查看妈妈腹部刀口的敷料有无渗血。手术后应有恶露排出，量与月经量接近或略多，恶露过多或者无恶露排出均属于不正常现象，应及时告知医生。

排气后再进食

剖宫产手术，由于肠管受到刺激而使肠道功能受损，肠蠕动减慢，肠腔内有积气，术后易有腹胀感。剖宫产术后 6 小时内应禁食，待术后 6 小时后，可以喝一点温开水，刺激肠道蠕动，等到排气后，才可进食。刚开始进食的时候，不要吃巧克力、果汁和牛奶等，应选择流质食物，然后由软质食物向固体食物渐进。

剖宫产妈妈谨慎食用这些食物

发酵类食物：如糖、豆浆、青豆、黄豆等，以及大量的淀粉类食物，如土豆、红薯等。剖宫产后妈妈产后有腹胀感，此时吃发酵类食物，会加重腹胀的感觉。

滋补类食物：如各类人参、党参、西洋参等，以及桂圆等，人参、党参中含有人参皂苷类物质，有强心、兴奋作用，会影响手术中麻醉药的效果和术后妈妈的休息，而桂圆易影响产后恶露排净。

酸辣食物：产后剖宫产妈妈胃肠功能受到抑制，酸辣食物易刺激胃肠，造成胃肠不适，并会加重产后便秘症状。产后妈妈不宜吃。

鱼：剖宫产妈妈产后前几天不要吃鱼，特别是海产鱼类，因为其中含有丰富的有机酸物质，会抑制血小板凝集，对术后止血与创口愈合不利。

酸涩收敛食物：要忌食乌梅、莲子、柿子等，以免阻塞血行，不利于恢复。

热带水果：如荔枝、榴莲、芒果、菠萝等，易致过敏。

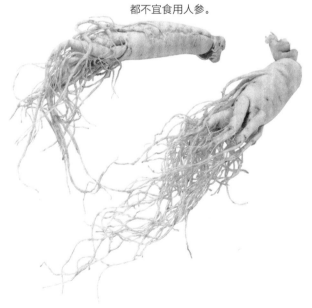

顺产和剖宫产的妈妈
都不宜食用人参。

心情好，恢复自然就会快

剖宫产除了身体上的伤口之外，还可能给部分想顺产的妈妈带来心灵上的创伤，有些妈妈认为没有亲身经历宝宝被娩出的过程，感到很遗憾，并且很难进入母亲角色。情绪的低落也会减缓妈妈恢复的速度。

所以，产后妈妈若心情低落，宜及时调整情绪，家人也应多抚慰、引导。

产后妈妈可通过心理减压法从自身彻底摆脱忧郁、抑郁的困扰。

首先，妈妈要学会自我调整，自我克制，树立哺育宝宝的信心，并试着从可爱的宝宝身上寻找快乐。

其次，妈妈要尽可能地多休息，多吃水果和蔬菜，不要吃太多巧克力和甜食，少食多餐，身体健康可使情绪稳定。

再次，尽可能地多活动，如散步、做较轻松的家务等，但避免进行重体力运动。

另外，不要过度担忧，应学会放松。不要强迫自己做不想做或可能使你心烦的事。把你的感受和想法告诉爸爸，让他与你共同承担并分享。这样你会渐渐恢复信心，增强体力，愉快地面对生活。

二孩妈妈警惕产后抑郁

有调查显示，二孩妈妈发生产后抑郁的概率比初产妇高。产后半年是发生抑郁症的高危期，二宝的到来，给妈妈带来了欢乐，也带来了责任。在生大宝后发生过产后抑郁的妈妈，生二宝后很容易导致产后抑郁复发。

二孩妈妈要警惕产后抑郁，认识到产后心理的特点，要以乐观、健康的心态去对待所处的环境，不要让悲伤、沮丧、忧愁、茫然等不良情绪影响自己。平时注意要有充足的睡眠时间，不要过度疲劳。闲暇时可听一些轻柔、舒缓的音乐，或看一些图文并茂的杂志，或读一些幽默故事来调节身心。

丈夫最好也能陪伴在二孩妈妈身边，协助二孩妈妈护理二宝，并要多陪伴妻子，谅解妻子产褥期的情绪波动，不要和妻子争吵。

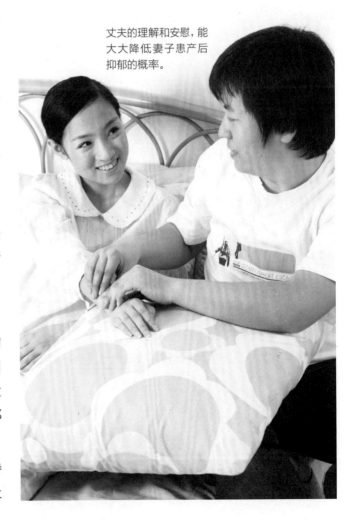

丈夫的理解和安慰，能大大降低妻子患产后抑郁的概率。

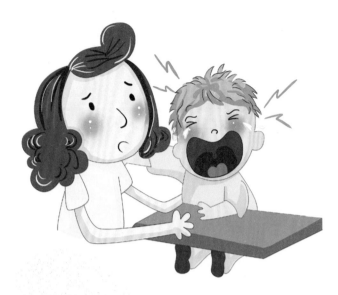

像生头胎那样照顾二孩妈妈

相对于第一次坐月子的妈妈们，二孩妈妈已经有了比较多的经验，但是，二孩妈妈坐月子也不能马虎，丈夫和家人应像头胎时一样仔细地照顾二孩妈妈。头胎坐月子留下月子病的二孩妈妈，这次更要注意休息，调理身体，告别月子病。

请家人帮忙，做好大宝的看护工作

在分娩和坐月子期间，妻子需要全身心投入到二宝的出生、照料和身体的康复上，没有精力和体力来照顾大宝了。如果大宝年龄比较小，可能也会因为找妈妈而哭闹，使妻子产生愧疚感，既不利于自己身体康复，也不利于照顾二宝。

为了妻子和大宝的心理健康，也为了让妻子有精力进行身体的康复，照顾好二宝，二孩爸爸要提前规划好，请家人帮忙，做好大宝的看护工作。当然，虽然刚刚分娩后的妻子不能抱大宝，但是可以让宝宝来看望妈妈，给妈妈拥抱，也能解妻子对大宝的思念，有一个好心情，能令身体更快、更好地康复。

除此之外，爸爸每天尽可能抽出一段时间单独陪伴大宝，让他知道妈妈爸爸一样爱他。适当增加大宝与二宝的互动游戏时光，培养感情。当妈妈因为照顾二宝而不能马上陪伴大宝时，告诉大宝，以前妈妈也是这样照顾小时候的他的。让大宝明白，妈妈同样爱他。

当二孩妈妈遭遇大龄，产后绝不可操劳

产后元气大伤，大龄二孩妈妈无论是体力还是精力的恢复都比年轻时慢一些，所以需要特别关怀，也需要精心调养。

大龄二孩妈妈可能会遭遇剖宫产，而且子宫、骨盆肌等因分娩而变化较大的器官，也因为新陈代谢比年轻时慢，恢复起来与年轻时也略有不同。大龄妈妈产后要静养，而且整个产褥期都要在安静、空气流通的地方静养，不宜过早负重及操劳家务，要保证充足的睡眠，照顾宝宝可以请丈夫和家人帮忙。

不要在意二宝的性别

大多数的爸爸妈妈都希望儿女双全，有女儿的，二宝想要个儿子，有儿子的，二宝想要女儿，这是人之常情，但这也只是父母心里的愿望而已，能否实现是因人而异的，也需要看缘分。所以当二胎孕妈妈分娩后，无论是男孩，还是女孩，爸爸都要表明自己的态度：男孩、女孩都喜欢，妻子辛苦了。

二孩爸爸光自己想开还不行，有时候家人对胎宝宝也有性别期待，尤其是宝宝的爷爷奶奶，当二宝的性别与期望性别不一致时，难免会表露出失望，二孩爸爸也应提前给宝宝的爷爷奶奶打好预防针，不要让宝宝性别问题给妻子带来压力。

眼睛落下毛病，多注意眼部保养

月子期间用眼不当，就容易落下眼部毛病，使眼睛干涩、肿胀或疼痛，严重的还可能会导致视力下降。二孩妈妈要养眼护眼，先从调节情绪开始。尽量保持好心情，不要轻易哭泣，也不要长时间看书，看手机、电视等电子屏幕，以免用眼过度。如果想要看书、看电视，最好每次连续用眼不要超过 2 小时。如果在看书、看电视的过程中感觉眼睛不舒服，就要立即停止用眼，按摩一下眼睛或者眺望一会儿远方。

二孩妈妈预防关节疼痛

二孩妈妈坐月子时，与头胎不一样的，还有出现关节疼痛的概率比较大，这可能与机体调节能力变化有关，也有可能是二孩妈妈没有注意保养导致的。

产后妈妈的孕激素急剧下降，而内分泌的改变，使女性的肌肉与肌腱的力量、弹性出现程度不同的下降，关节附近的韧带张力减弱，也会直接导致关节松弛，从而诱发关节痛。

产后过早、过多地从事家务劳动，久抱宝宝，给宝宝换尿布，都会导致关节、肌腱和韧带负担过重，引起手腕部及手指关节痛现象。

科学地坐月子，妈妈坐、立、行走、哺乳都应注意姿势，强调保暖以促进血液循环，增强肌肉新陈代谢。适当锻炼，促进肌肉恢复，增强自我调节能力，可缓解关节疼痛。如果出现关节疼痛剧烈且有高热者，要及时到医院就诊。

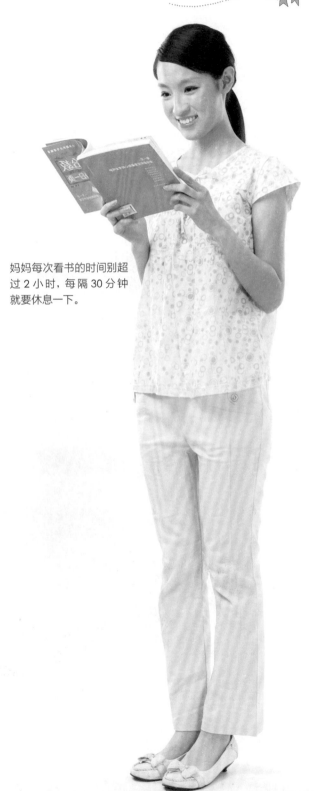

妈妈每次看书的时间别超过 2 小时，每隔 30 分钟就要休息一下。

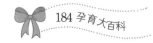

月子里安排好大宝的生活

二孩妈妈坐月子期间，一定要安排好大宝的生活。这段时间是大宝的适应期，尽量不要让大宝的生活发生太大的变化，爸爸妈妈也要多注意大宝的情绪变化，及时进行疏导。

住院期间，记得给大宝打电话

不管在孕期大宝如何期待二宝的到来，到妈妈真正分娩的那刻，大宝的生活发生了翻天覆地的变化。妈妈不能陪伴自己，以前和妈妈一起睡的大宝，因为妈妈分娩、坐月子等，有一段时间不能和妈妈一起睡，不能让妈妈抱自己……这一系列的变化都会深切地影响到大宝。年龄幼小的大宝可能会哭闹、焦虑，但大家忙于照顾妈妈和二宝，可能一时也无法顾及大宝，此时处理不好，可能会给大宝的心理留下阴影，而且也不利于日后两个宝宝之间的感情。因此，即使在分娩的时候也别忘记给大宝打个电话。

告诉大宝，妈妈现在在哪里，在做什么，什么时候可以见到大宝。大宝可能会因为妈妈不在身边而觉得委屈，会哭，妈妈要耐心安慰大宝，让大宝感受到妈妈的爱。有时候也可以用满足大宝的一个愿望来安慰大宝。

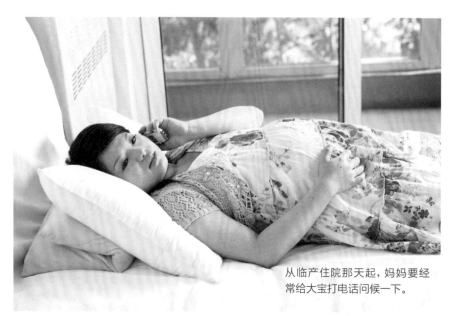

从临产住院那天起，妈妈要经常给大宝打电话问候一下。

告诉大宝，你依然爱他

在二孩时代，很多爸爸妈妈已经认识到，二宝来了后，不能忽略大宝的感受，要告诉大宝，爸爸妈妈依然爱他。不过，出于对刚出生的二宝的照顾，很多爸爸妈妈在语言上，告诉大宝爱他，在行为上却总会令大宝误会，如对二宝笑的更多，谈论的话题也主要在二宝身上等，这些小事儿都会被大宝看在眼里，成为爸爸妈妈不喜欢自己的"证据"。

所以夫妻在选择生育二胎时，就应该考虑到对大宝的影响，尤其是大宝正处于幼儿园或是小学的年龄时，他们渴望获得父母更多的爱和关注，因此生了二宝后，父母要有意识地多关注大宝，每天给大宝讲故事，以前给大宝做的事儿，最好依然做到，直到大宝完全接受了二宝后，再做改变。

当然，每天对大宝说"爱你"的习惯，最好也保留下来，让大宝感受到爸爸妈妈的爱。二宝出生后，不要让疲倦和繁忙蒙蔽了双眼，也不要以为大宝长大了就不需要爱。

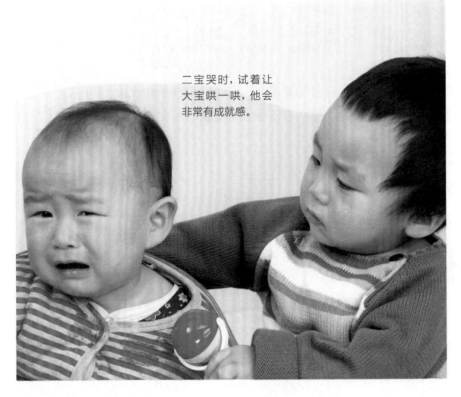

二宝哭时，试着让大宝哄一哄，他会非常有成就感。

及时疏导大宝的负面情绪

有许多二孩妈妈说，自从二宝出生后，大宝会不时地欺负一下二宝，或者趁大人没注意，打一下二宝。这其实是因为家有新成员，大宝会有父母的爱被抢走的焦虑，转而对二宝产生了敌对情绪。这时，爸爸妈妈首先应该理解大宝的这种行为，不能一味地指责他。同时，应该多关心大宝，让大宝多参与到照顾二宝的生活中来，令大宝慢慢与二宝建立亲密的感情。

让大宝参与照顾二宝

对父母来说，觉得大宝爱二宝是很自然的事，但是大宝也有自己的想法，而且由于二宝的到来，也确实给大宝的生活带来了很大的改变，父母要慢慢引导大宝爱二宝，也可以通过让大宝参与照顾二宝的方法，来建立起良好的亲情和感情。

从二宝出生的那天起，就可以让家人带着大宝来看看妈妈和二宝，让大宝摸摸二宝的小脸蛋，亲亲二宝的额头；带领着大宝和醒着的二宝做游戏，请他像照顾娃娃一样照顾二宝等。大宝在享受快乐的同时，也能收获与弟弟或妹妹之间的友谊和亲情。

此外，爸爸妈妈也要放心，大宝远比爸爸妈妈想象得爱护二宝，虽然有时候大宝比较任性，但是他看着爸爸妈妈对二宝的爱，也会模仿着爸爸妈妈一样爱二宝的。所以爸爸妈妈也别一味关心二宝，忽略大宝的感受和行为。

别让大宝影响妈妈休息

月子期间，妈妈的大部分时间都用在照顾二宝和休息上了。对大宝的陪伴和照顾肯定没有以往多，这就需要家人更多地照顾大宝。如果白天妈妈休息好了，而二宝也还在睡觉，那么妈妈就可以多和大宝说说话，陪他玩一会儿。但是，在妈妈休息时，家人要照看好大宝，不要让大宝到妈妈休息的房间玩耍。晚上最好不要让大宝跟妈妈睡，妈妈同时照顾两个宝宝肯定是休息不好的。

如果大宝是比较黏人的类型，二孩妈妈还要在孕期就注意让他和其他家人亲近一些，不要等月子里再强硬地把大宝"塞给"家人照顾。

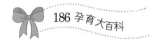

母乳喂养轻松实现

母乳是婴儿6个月内最自然的食物，每位母亲都应当尽量用自己的乳汁哺喂她的宝宝。母乳喂养是母爱的第一项修炼，实现纯母乳喂养，并不像大家想象的那么难。

母乳喂养中的常见问题

母乳喂养的好处是显而易见的，能够增强宝宝的抵抗力，还能增进母子感情。但在实际生活中，许多妈妈会遇到一些让人焦头烂额的问题，下面就来看看大家最常遇到的问题。

什么时候开奶最好

开奶就是新生儿降临人间以后开始的第一次喂奶。生产后半小时，是最佳开奶时间。宝宝出生后，应该立即让妈妈抱着宝宝，让宝宝在自己身上寻找乳头，使妈妈建立泌乳、排乳和控制泌乳的反射，反射建立得越早、越快，下奶就越早、越多。

大部分妈妈都可以靠宝宝的吮吸来开奶。虽然生产后最初几天，妈妈的乳腺大部分不通畅，借助吸奶器或者爸爸的帮忙都很难下奶，但是通过宝宝频繁的吮吸却能将乳腺吸通。小小的宝宝可是有很大的能力哦！

乳汁是越吃越多吗

乳汁是越吃越多的，这个答案毋庸置疑。人类在物种进化中获得了孕育和养育后代的本能，每一位妈妈都可以用自己的乳汁哺喂孩子。乳房是很神奇的，它会在生产后自然分泌乳汁，而且会根据宝宝实际需要分泌乳汁。婴儿频繁的吮吸是增加泌乳的关键。如果你经常隔很长时间才喂奶，那么你的身体会认为你不需要那么多的乳汁，也就不会分泌大量的母乳了；相反，如果宝宝经常吮吸，你的身体受到刺激会分泌更多的乳汁。

最佳开奶时间是在生产后

30分钟

越早开奶，下奶就越早、越多

开奶最好不要晚于产后

6小时

即使宝宝吃不到奶也应坚持给他吸吮

"看孩子，别看钟"，母乳喂养需要按需哺乳，

3小时

喂一次奶不适用于母乳喂养

喂奶时，不一定要让宝宝吃一边乳房达

10分钟

再换另一边

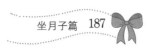

产后乳房胀痛怎么办

产后妈妈出现乳房胀痛的原因很多，但主要是乳腺不通造成的。这与妈妈没有及时让宝宝有效吸吮有关。所以出现产后乳房胀痛后，一定要及时让宝宝吸吮，使乳汁分泌量与喂养量相协调，防止奶水滞留乳房而造成疼痛。

避免穿太紧的内衣，太紧的内衣压迫乳房，也不利于乳腺疏通。经常按摩乳房，疏通乳腺，利于乳房血液循环，减轻疼痛。当妈妈乳汁分泌过多，宝宝吃不完时，一定要用吸奶器排空乳房，以免乳汁淤积，导致乳房胀痛。

要注意乳房卫生，每天用清水清洗乳房，尤其是乳头部位，以防干燥奶汁将乳腺堵塞。此外，了解喂奶时间和喂奶次数，及时排空乳房，也有助于预防产后乳房胀痛。

按摩乳房

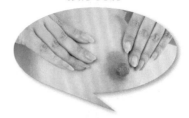

热敷乳房

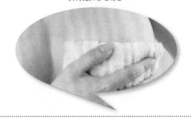

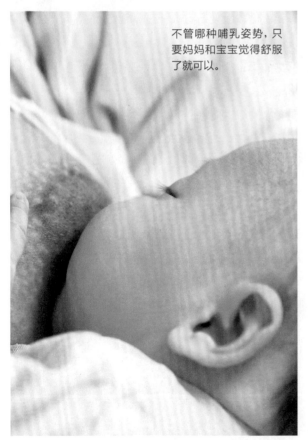

不管哪种哺乳姿势，只要妈妈和宝宝觉得舒服了就可以。

怎样选择喂奶姿势

当妈妈怀抱着温暖的小人儿，心中千丝万缕的母爱化作香甜濡热的乳汁奔涌而出，感受着宝宝急促的吸吮、听着他响亮的吞咽、看着他的小脸因为这样贴近妈妈而流露出无比舒适幸福的表情，那美妙的哺乳时刻，永世难忘！那么，该怎么选择哺乳姿势呢？

妈妈坐舒服：全身肌肉要放松，腰后、肘下、怀中要垫好枕头。如果坐在椅子上，踩只脚凳，将膝盖提高。如果坐在床上，就用枕头垫在膝盖下。不要前倾身体将奶头送进宝宝嘴里，而是利用枕头将宝宝抱到你胸前。

宝宝躺舒服：宝宝横躺在妈妈怀里，整个身体对着妈妈的身体，脸对着妈妈的乳房。宝宝的头应该枕在妈妈的前臂或者肘窝里，妈妈用前臂托住宝宝的背，用手托住宝宝的屁股或腿。

正确哺乳：鼓励宝宝正确地衔住乳房，宝宝吸吮的应该是妈妈的乳晕，这样才能有效地刺激乳腺分泌乳汁。仅仅吸吮乳头不仅不会让宝宝吃到奶，而且会引起妈妈乳头的皲裂。

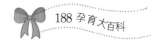

剖宫产妈妈能生完就喂奶吗

和自然分娩的妈妈一样,剖宫产妈妈只要清醒过来了,就可以和宝宝进行肌肤接触。把他放在胸前,让他的鼻子轻触你的乳头,不要着急喂饱他的肚子,可以先让他认识乳房,发现食物的来源地。他会闻到乳汁的味道,进而舔你的乳房,或者吮吸几次,新生儿总是吸吸停停地吃奶,这现象常常发生在刚出生的几个小时里,有的甚至会延续几天。

乳头皲裂怎么办

对于已经裂开的乳头,可以每天使用熟的食用油涂抹伤口处,促进伤口愈合。

当乳头破裂时,可先用晾温的开水洗净乳头破裂部分,接着涂以 10% 鱼肝油铋剂,或复方安息香酊,或用中药黄柏、白芷各等分研末,用香油或蜂蜜调匀涂患处。

如果乳头破裂较为严重,应停止喂奶 24~48 小时,或使用吸奶器和乳头保护罩,使宝宝不直接接触乳头,也可直接挤到消过毒的干净奶瓶里来喂宝宝。

乳头破裂较为严重,
应停止直接哺乳

2 天

用吸奶器吸出奶水喂宝宝

采取正确的哺乳方式,
每次喂奶不超过

20 分钟

可以减少乳头皲裂出现

没有奶阵,就是奶少吗

"奶阵"这个词对妈妈来说可能有点陌生,但是却很形象。在哺乳时,妈妈会突然感到乳房有几根筋隐约膨胀而伴有轻微胀痛,随即就会有奶呈喷射状或快速滴水状流出,如果宝宝在这时候吃着奶就会听到他大口大口的吞咽的声音,一般是连续几口到十几口。再简单点说,如果宝宝吃奶或者妈妈挤奶的时候感觉乳房有像轻微触电似的酥麻感,这就表示奶阵来了。

感觉不到奶阵,或者没有奶阵就表示奶水不足吗?不是这样的,没有奶阵不能说明奶水不足。判断奶水是否充足的依据是,宝宝每天尿湿至少 6 片尿片、大便 2 次,体重每周增长 150 克左右,宝宝精神状态良好就证明你的奶水充足。妈妈不必纠结于有没有奶阵,应该放松心情,顺其自然才能更好地哺乳。

每天尿湿尿片

少于 6 片

每天排便次数少于 2 次,
则为奶水不足

吃奶时听不到宝宝吞咽声,
且宝宝每次睡眠时长

少于 1 小时

通常说明妈妈奶水不足

怎样给宝宝拍嗝

　　有些宝宝吃饱了会哭，这是因为宝宝吃奶后，体内会有胀气，不排出来很不舒服，小家伙就会哭闹，所以妈妈们不要以为宝宝吃完奶就大功告成了，还要轻拍宝宝的背部，让他舒舒服服地打个嗝。

最常用的方法

适合较大的宝宝

注意力度

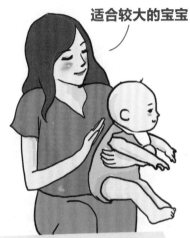

让宝宝坐在妈妈腿上，妈妈的一只手托住宝宝的下巴，撑住宝宝的脖子，一只手拍打背部。

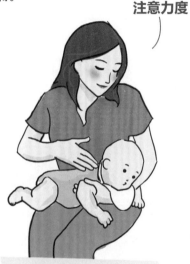

让宝宝趴在妈妈的大腿上，一手撑住宝宝，一手轻拍宝宝背部。

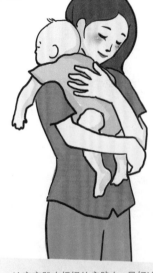

让宝宝趴在妈妈的肩膀上，最好让头探出肩膀一点点，一手托住宝宝的小屁股，另一只手轻轻拍打他的后背，直到宝宝打嗝为止。

头胎没能母乳喂养，二胎也不行吗

　　头胎没有母乳喂养并不意味着二胎也不能母乳喂养，要先找出头胎没有实现母乳喂养的原因。如果头胎时是因为疾病或妈妈的身体原因导致的，而现在这种状态还依然存在，那么二胎也可能不能进行母乳喂养。

　　如果生大宝时，是因为妈妈怕疼、喂养方式不对、没有坚持哺喂等非生理因素导致的乳汁少，生二宝时，妈妈调整心态，就会避免这些情况的发生。同理，有些妈妈虽然头胎奶水充足，也有可能出现二胎奶水不足的情况。如由于年龄的增加，二胎孕妈妈身体状态不如年轻时，患有乳腺炎、乳腺增生等因素都可能会影响母乳喂养。

　　所以无论是头胎还是二胎，为了实现母乳喂养，妈妈们都要对母乳喂养充满信心，保持好心情，而且产后一定要早开奶、早接触、勤吸吮，平时多摄取高营养多汤食物，促进乳汁分泌。

二孩妈妈乳汁会更少吗

　　母乳分泌量的多少与宝宝的吸吮有密切关系。宝宝吸吮乳房产生刺激，通过感觉神经传达给大脑，反射性地引起垂体后叶产生催产素，进而促进乳汁分泌。从乳汁的分泌过程来看，母乳量的多少与分娩次数一点关系也没有，所以二孩妈妈也不要相信"二胎乳汁会更少"的传言，保持愉悦的心情，就能保证乳汁的分泌。

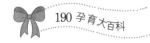

有效的催乳食材与食谱

催乳是妈妈坐月子中的一项重要任务，产后第二、三周妈妈就可以适当补充催乳食材了，妈妈不要以为只有动物性食品才有催乳作用，其实，一些植物性食材也有很好的通乳、下乳功效。

猪蹄： 猪蹄营养丰富，被人们称为"类似于熊掌的美味佳肴"，是产后妈妈的催乳佳品。

黄豆猪蹄汤

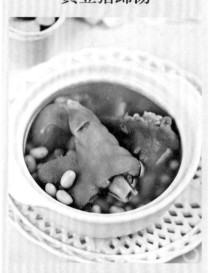

原料：猪蹄1个，黄豆50克，葱段、姜片、盐、料酒各适量。

做法：❶ 黄豆洗净，备用。❷ 猪蹄洗净，放入锅内，加清水煮沸，撇浮沫。❸ 把黄豆、葱段、姜片、料酒放入锅内，转小火继续炖至猪蹄软烂。❹ 拣去葱段、姜片，加入盐调味即可。

营养功效：黄豆是豆类中营养价值最高的，含有丰富的维生素及蛋白质。猪蹄可以健胃，活血脉。乳汁分泌不足时，可食用这款汤。

猪蹄茭白汤

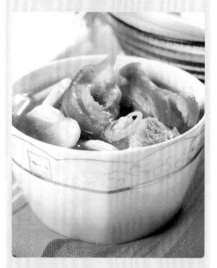

原料：猪蹄半个，茭白50克，葱花、姜片、盐、料酒各适量。

做法：❶ 将猪蹄处理干净，放入清水锅中，加入料酒、葱花、姜片，大火煮沸。❷ 煮沸后撇去汤中的浮沫，改用小火将猪蹄炖至酥烂。❸ 猪蹄酥烂后放入切好的茭白片，煮熟，最后加入盐调味即可。

营养功效：猪蹄中的大分子胶原蛋白质，对皮肤具有特殊的营养作用。更神奇的是这款汤可有效地增加乳汁的分泌，促进乳房发育。

通草炖猪蹄

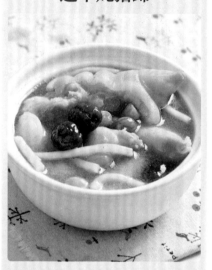

原料：猪蹄半个，通草5克，红枣、花生仁、姜片、葱段、盐、料酒、油各适量。

做法：❶ 猪蹄洗净切成块；红枣、花生仁用水泡透；通草洗净切段。❷ 锅内加水烧开，放猪蹄，汆去血沫，捞出。❸ 油锅烧热，放入姜片、猪蹄，淋入料酒爆炒片刻，加入清水、通草、红枣、花生仁、葱段，煮至汤色变白，加盐调味。

营养功效：通草炖猪蹄是针对妈妈缺乳的食疗方。

鲫鱼：鲫鱼肉味鲜美，肉质细嫩，营养全面，口感鲜甜，催乳效果极佳，是传统的产后滋补品。

鲫鱼丝瓜汤

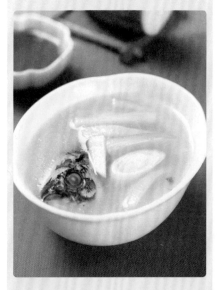

原料：鲫鱼1条，丝瓜半根，姜片、葱段盐各适量。

做法：❶ 鲫鱼去鳞、去鳃、去内脏，洗净，切小块。❷ 丝瓜去皮，洗净，切滚刀块。❸ 锅中放入清水，把丝瓜和鲫鱼一起放入锅中，再放入姜片、葱段、盐，先用大火煮沸，后改用小火慢炖至鲫鱼熟即可食用。

营养功效：丝瓜提供了充足的B族维生素和维生素C，鲫鱼富含蛋白质，此道汤品是妈妈通乳下乳的佳品。

枸杞红枣蒸鲫鱼

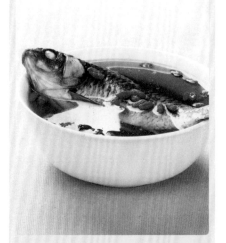

原料：鲫鱼1条，枸杞子10克，红枣2颗，葱姜汁、料酒、盐、醋各适量。

做法：❶ 将鲫鱼去鳞、鳃及内脏，洗干净；用开水烫一下，再用温水冲过。❷ 鲫鱼腹中放2颗红枣，再将鲫鱼放入汤碗内，倒进枸杞子、料酒、醋、清汤、葱姜汁，撒入适量盐。❸ 把汤碗放入蒸锅内蒸20分钟左右即可。

营养功效：鲫鱼不仅通乳的效果明显，而且肉质细嫩，对妈妈补虚养身也有很好的效果，搭配红枣和枸杞子，还有很好的补血养肝的作用。

白萝卜鲫鱼汤

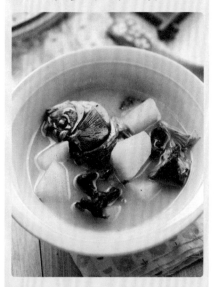

原料：鲫鱼1条，白萝卜150克，葱末、姜片、料酒、盐、猪油各适量。

做法：❶ 鲫鱼去鳞去鳃，洗净内脏；白萝卜去皮洗净，切成块。❷ 将锅中放入猪油，油五成热时放鱼，小火，煎至两面金黄。❸ 用余油爆香姜片，加水、料酒，大火烧开，加入鲫鱼、白萝卜块、葱末后小火慢煮。❹ 煮至汤呈奶白色，出锅前加盐调味。

营养功效：鲫鱼有中和补虚、渗湿利水、通乳之功效，搭配白萝卜还能够健胃消食。

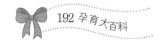

鲤鱼： 鲤鱼可利水消肿，通乳下奶，对乳汁不通、乳汁少的妈妈很有益处。

鲤鱼红枣汤

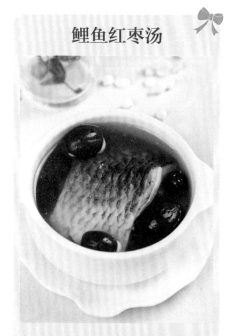

原料：鲤鱼 1 条，红枣 4 颗，盐、料酒各适量。

做法：❶ 将红枣去核，冲洗干净；鲤鱼去鳞、鳃，清水洗净，切块。❷ 锅置于火上加清水适量，放入鲤鱼、红枣、盐、料酒，煮至鱼肉熟烂即可。

营养功效：鲤鱼有滋补健胃、利水消肿的功效，配以补血健脾的红枣，既可用于妈妈产后水肿的食疗，又可补养身体，还能通乳、催乳。

鲤鱼黄瓜汤

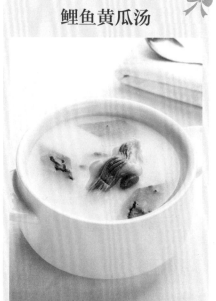

原料：鲤鱼 1 条，黄瓜半根，枸杞子、盐、香油各适量。

做法：❶ 将黄瓜洗净，切片，备用；将鲤鱼去鳃、去鳞，洗净，切块。❷ 将鲤鱼、黄瓜、枸杞子放入锅内，加清水煮开，去浮沫，转小火煮 20 分钟。❸ 出锅前加入盐调味，淋入香油即可。

营养功效：鲤鱼中所含的脂肪极少，而且营养丰富。此汤品滋补又养颜，还能令妈妈心情愉悦。

酒酿鱼汤

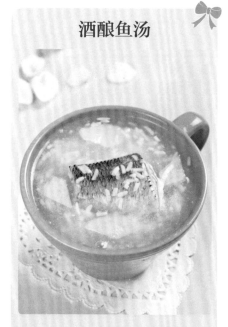

原料：鲤鱼 1 条，酒酿 200 毫升，姜片、香油各适量。

做法：❶ 鲤鱼去鳞、鳃、内脏，洗净，切块。❷ 香油倒入锅内，用大火烧热，放入姜片，转小火，煎至姜片两面皱缩，呈褐色为止。❸ 改大火，加入鲤鱼和酒酿煮开，盖上盖儿后转小火，稍煮即可。

营养功效：酒酿鱼汤非常适合坐月子的妈妈食用，清淡适口，营养尤佳，是妈妈喜欢的一道月子汤。

虾： 虾口味鲜美，营养丰富，可制作多种佳肴，有菜中"甘草"的美称。虾的种类繁多，但不管哪一种类的虾，都含有丰富的蛋白质，还有很好的催乳功效。

鲜虾翡翠豆腐汤

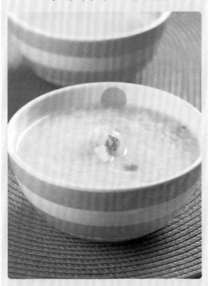

原料： 豆腐150克，虾仁30克，鸡蛋1个，胡萝卜20克，高汤、盐、淀粉各适量。

做法： ❶ 豆腐切小丁；胡萝卜洗净，切丁；虾仁洗净；鸡蛋打散。❷ 锅中加高汤煮开后，加入胡萝卜丁、豆腐丁、虾仁，再倒入鸡蛋液。❸ 最后用淀粉勾芡，加盐即可。

营养功效： 虾和豆腐都具有催乳功效，此汤在为产妇催乳的同时，还能补充营养，促进产后恢复。

虾仁娃娃菜

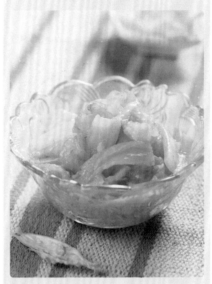

原料： 娃娃菜200克，虾仁40克，盐、葱丝、姜丝、香油各适量。

做法： ❶ 娃娃菜洗净，剥成片，过凉；虾仁洗净备用。❷ 锅内倒入适量清汤，大火烧开后放入娃娃菜，开锅后加入虾仁，大火滚煮片刻，加入适量盐。❸ 最后撒上葱丝、姜丝，淋上香油即可出锅。

营养功效： 虾含优质蛋白质、维生素 A、维生素 B_1、维生素 B_2，能补肾健胃，还能令妈妈的乳汁更充盈。

清蒸大虾

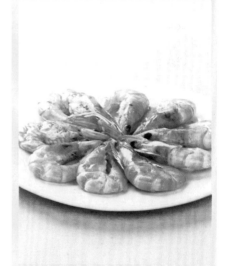

原料： 虾500克，葱段、姜、料酒、鸡精、花椒、高汤、米醋、酱油、香油各适量。

做法： ❶ 将虾洗净，剁去脚、须，除去虾线。❷ 姜洗净一半切片，一半切末。❸ 虾摆在盘内，加入料酒、鸡精、葱段、姜片、花椒和高汤，上笼蒸10分钟左右。拣去葱段、姜片、花椒，然后装盘。❹ 用米醋、酱油、姜末和香油兑成汁，供蘸食。

营养功效： 此菜具有良好的催乳作用，适用于产后肾虚乏力、乳汁少、乳汁不通的妈妈食用。

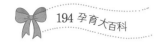
莲藕： 莲藕营养价值高，富含维生素和矿物质，有催乳的功效，是产后妈妈上好的滋补佳珍。

山药莲藕汤

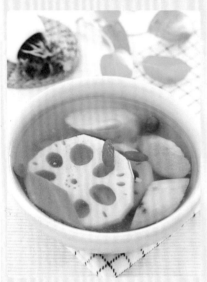

原料：山药半根，莲藕 1 节，胡萝卜片、枸杞子、姜丝、盐、油各适量。

做法：❶ 将枸杞子泡一下；山药和莲藕洗净去皮，分别切块、切片。❷ 锅置火上，倒入油，待油热至七成时，放入姜丝爆香，之后注入清汤煮沸。❸ 放入山药块、莲藕片、胡萝卜片和泡好的枸杞子，之后用中火煮至熟透。❹ 出锅前加入盐调味即可。

营养功效：莲藕富含 B 族维生素，不仅能消除疲劳，还可下乳，对安抚妈妈焦虑、委屈的情绪也有积极的疗效。同时，枸杞子还能提高妈妈免疫力。

花生红枣莲藕汤

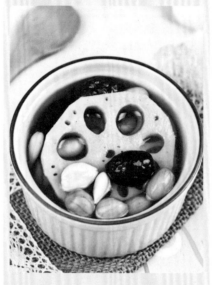

原料：莲藕 1 节，花生仁 5 颗，红枣、白果各 4 颗，盐、油各适量。

做法：❶ 莲藕洗净，削皮，切成片备用；花生仁放开水锅里煮一下，以去涩味。❷ 砂锅烧水，水开后，把莲藕和花生仁、红枣、白果一起放入锅里，再倒少量油炖 1 小时，出锅前加盐调味即可。

营养功效：莲藕能清除腹内积存的淤血，增进食欲，帮助消化，促进乳汁分泌，可以补血逐淤。

桂花糯米糖藕

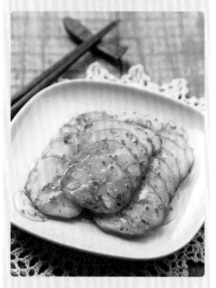

原料：莲藕 1 节，糯米 50 克，冰糖、糖桂花各适量。

做法：❶ 莲藕刮去表皮，洗净；糯米洗净，沥干水，切去莲藕的一头约 3 厘米做盖儿用，将糯米塞入莲藕孔，再将切下的莲藕盖儿封上，插上牙签固定。❷ 将莲藕放入锅中，加水没过莲藕，大火烧开后，改小火煮 1 小时；出锅前加入冰糖及糖桂花，取出切片即可。

营养功效：味甜清香，糯韧不黏，具有润燥通便、促进乳汁分泌的作用，适宜妈妈食用。

丝瓜：丝瓜具有通乳的作用，如果出现乳腺炎症、乳房有硬块、乳汁分泌不畅时，可以用丝瓜煮汤，能够起到通调乳房气血，催乳和开胃化痰的功效。

丝瓜虾仁糙米粥

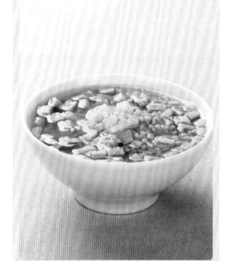

原料：丝瓜 200 克，虾仁 20 克，糙米 50 克，盐适量。

做法： ❶ 将糙米清洗后加水浸泡约 1 小时；将虾仁洗净，与糙米一同放锅中。❷ 加入 2 碗水，用中火煮约 25 分钟成粥状。❸ 丝瓜洗净，切丁放入已煮好的粥内稍煮，加适量盐调味。

营养功效：糙米与虾仁、丝瓜的搭配既能缓解妈妈的便秘苦恼，还能帮助疏通乳腺，使泌乳更顺畅。

鲢鱼丝瓜汤

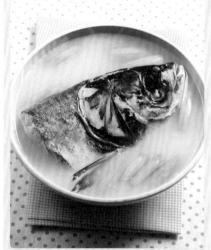

原料：鲢鱼头 1 个，丝瓜 1 根，葱段、姜片、盐、料酒各适量。

做法： ❶ 鲢鱼头处理好后洗净；丝瓜去皮，洗净，切成条。❷ 将鲢鱼放入锅中，加料酒、姜片、葱段后，加适量水，开大火煮沸。❸ 转小火慢炖 10 分钟，加入丝瓜条，煮至鲢鱼、丝瓜熟透后，加盐调味。

营养功效：鲢鱼和丝瓜同食，对产后乳汁少的妈妈尤为适宜。

丝瓜炒鸡蛋

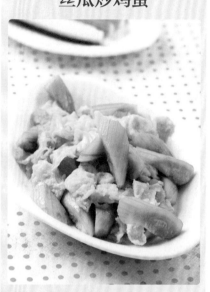

原料：鸡蛋 2 个，丝瓜 1 根，白糖、姜末、盐、油各适量。

做法： ❶ 丝瓜洗净，去皮，切滚刀块，放入开水中焯一下。❷ 鸡蛋磕入碗中加盐打散，放入油锅中炒熟，盛出备用。❸ 锅中留少许油，放姜末爆香，倒入丝瓜块，加盐翻炒。❹ 大火翻炒 30 秒后，放入鸡蛋，翻炒几下即可。

营养功效：这道家常小炒清爽可口，营养丰富，具有催乳、消水肿的作用，适合妈妈食用。

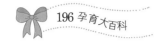

月子餐

月子餐是产后的重中之重，吃得好，妈妈奶多，还不胖；吃得不好，妈妈体重增加，奶水却没多少。
如何让产后妈妈吃得好，还不胖呢？这里面可是有很多技巧和秘诀的，快来学一学吧。

坐月子吃什么宜与忌

产妇分娩消耗了大量的营养，身体比较虚弱，而且产后要哺喂宝宝，所以，产后饮食对母婴都非常重要。根据产妇的身体恢复情况以及营养需求，各个阶段的饮食应有所侧重。

产后第 1 周宜以开胃为主

产后最初的几天里，妈妈会感觉身体虚弱、胃口比较差。可以吃些清淡的荤食，配上时鲜蔬菜，口味清爽、营养均衡。此时的饮食重点是开胃而不是滋补，胃口好，才会食之有味，吸收也会好。

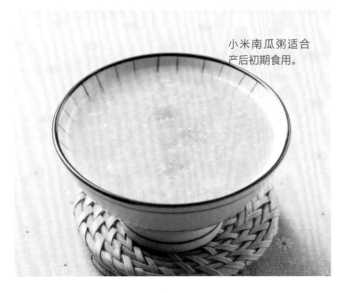

小米南瓜粥适合产后初期食用。

产后第 2 周宜多吃补血食物

从第 2 周开始，非哺乳妈妈也应注重调理气血，可以吃一些传统补血食物，以调理气血，如动物肝脏、鱼、枸杞子、芝麻、红枣和蛋类、新鲜的蔬菜水果等。另外，妈妈还可选择一些具有补气功效的药物搭配食用。

产后第 3 周宜以催乳、进补为主

从第 3 周起，哺乳妈妈可适当增加催乳食物，非哺乳妈妈要注意补血养气、补充体力。少食多餐，适度进补才是健康之道。

产后第 4 周宜以滋补为主

产后第 4 周，身体各个器官逐渐恢复到产前的状态，都正常而良好地"工作"着，它们需要在此时有更多的营养来帮助运转，尽快提升元气。妈妈可以多进食一些补充营养、恢复体力的营养菜肴，也可为满月后开始独立带宝宝的生活打好身体基础。

饮食应以稀软为主

依据妈妈的身体状况，月子期间的饮食宜以稀软为主。"稀"是指水分要多一些，经过怀孕、分娩，妈妈身体流失了许多体液，还要肩负哺喂宝宝的任务。因此，要保证充足的水分摄入。"软"是指食物烧煮要以稀软

为主。以免因消化负担而影响身体恢复，所以月子餐应烹调得软烂一些。

宜喝生化汤排毒

生化汤具有活血化淤、温经止痛的功效，主要用于产后血淤腹痛、恶露不行，或行而不畅等症。现代医学研究也认为，生化汤具有促进产后乳汁分泌、调节子宫收缩、减少子宫收缩造成的腹痛，以及防止产褥感染等作用。妈妈产后 2 周内可以适当喝生化汤促进恶露排出。

宜补充蛋白质，促进伤口愈合

自然生产的妈妈，伤口愈合只需 3~4 天，而剖宫产妈妈则需约 1 周。产后营养好，会加速伤口愈合，建议多吃富含优质蛋白和维生素 C 的食物，以促进组织修复。

宜保持饮食多样化，促进营养全面吸收

产后妈妈不挑食、不偏食比大补更重要。因为妈妈产后身体的恢复和宝宝营养的摄取均需要大量不同的营养成分，妈妈千万不要偏食和挑食，要讲究粗细搭配、荤素搭配等。这样既可保证各种营养的摄取，还可提高食物的营养价值，对妈妈身体的恢复很有益处。

宜多吃蔬菜、水果和海藻类

产后禁吃或少吃蔬菜水果的习惯应该纠正。新鲜蔬菜和水果中富含丰富维生素、矿物质、果胶及足量的膳食纤维，海藻类还可提供适量的碘。这些食物既可增加食欲、防止便秘，还可为妈妈提供必需的营养素。

宜吃乌鸡补气血

与一般鸡肉相比，乌鸡含 10 种氨基酸，其蛋白质、维生素 B_2、维生素 E、磷、铁、钾、钠的含量更高，而胆固醇和脂肪含量则很少。乌鸡是补气虚、养身体的上好佳品，食用乌鸡对于产后贫血的妈妈有明显功效，产后 2 周可适当食用。

每天食用蔬菜 500 克，水果 200 克。

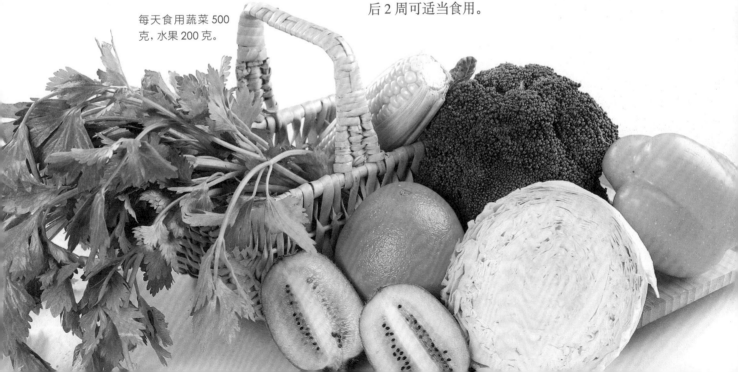

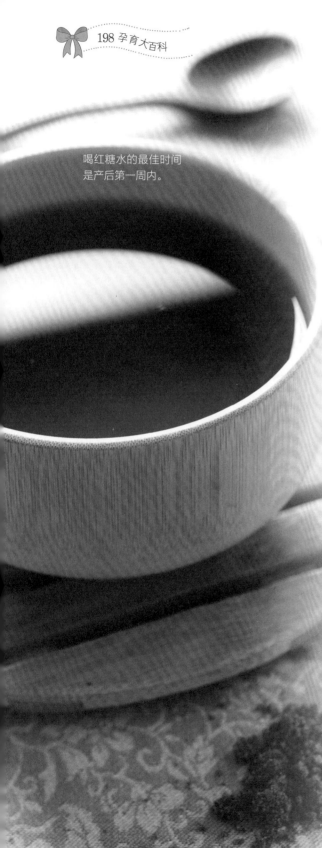

喝红糖水的最佳时间
是产后第一周内。

不宜过早喝催乳汤

许多妈妈产后第 1 天就开始喝催乳汤。但是，此时妈妈胃肠功能尚未恢复，富含大量蛋白质、脂肪的催乳汤只会令妈妈反胃，而且也不能消化、吸收。另外，过早喝催乳汤，乳汁下来过快过多，新生儿又吃不了那么多，容易造成浪费，还会使妈妈乳腺堵塞而出现乳房胀痛。因此，最好不要过早喝催乳汤，可以从产后 2 周后适当饮用。

不宜急于吃老母鸡

产后妈妈的胃肠功能还未恢复，不能吃过于油腻的食物。老母鸡脂肪含量较高，不适合产后吃。而且老母鸡肉中含有一定量的雌激素，产后马上吃老母鸡，会抑制体内催乳素发挥作用，从而导致乳汁不足，甚至回奶。

产后喝红糖水不宜超过 10 天

产后适度喝红糖水可以帮妈妈补血和补充碳水化合物，还能促进恶露排出和子宫复位等，但并不是喝得越久越好。产后喝红糖水的时间，以 7~10 天为宜，喝得过久过多会导致出汗过多，使身体更加虚弱。喝得太多还会增加恶露中的血量，从而引起贫血。

不宜吃生冷硬的食物

妈妈产后体质较弱，抵抗力差，容易罹患胃肠炎等消化道疾病，所以坐月子期间尽量不要食用生冷和寒性的食物，如西瓜。过硬的食物也不宜吃，对牙齿不好，也不利于消化吸收。

不宜只喝小米粥

小米营养丰富，特别适合在月子期间食用，但是也不能只以小米粥为主食，而忽视了其他营养成分的摄入。当妈妈的胃肠功能恢复之后，需要及时均衡地补充多种营养成分，否则可能会营养不良。

不宜过量食用调料

妈妈可以吃少量的调料，如葱、姜、盐等，但不能过量。坐月子的人口味要淡一点是对的，这样奶水质量会好一些，奶水的产量也会多一些。为调节口味，妈妈可以适当补充些红糖和蜂蜜，为产后虚弱的身体增加能量。

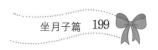

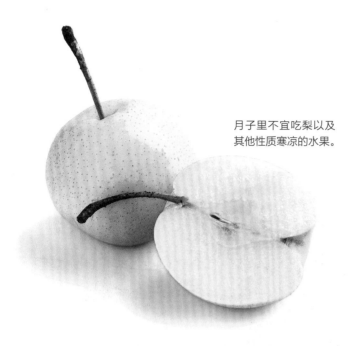

月子里不宜吃梨以及
其他性质寒凉的水果。

不宜吃过凉的水果

坐月子可以有选择地吃水果，但不能吃太凉的水果。可以把水果在室温下放几个小时或用温水泡一下再食用。水果种类繁多，除少数几种外，香蕉、草莓、苹果、木瓜等，都可以适量食用。

不宜过量摄取膳食纤维

膳食纤维可以促进排便的顺畅，帮助解决排便困难的问题。然而妈妈生产之后，身体需要大量的营养素来帮助身体恢复，在这时摄取过多的膳食纤维，只会影响到身体对其他营养素的吸收，不利于身体恢复。因此，妈妈最好注意均衡摄入营养素，不要过量摄入膳食纤维。

不宜用油炸的烹调方式

妈妈最好不要食用油炸方式烹调出的食物。淀粉类的食物经过油炸之后会产生丙烯酰胺，它对人体大脑的影响非常大，摄入量过多，会造成记忆力下降、反应迟钝等现象，不仅不利于妈妈恢复，还会影响到宝宝的健康。

剖宫产后不宜吃得太饱

剖宫产手术时肠道不免要受到刺激，胃肠道正常功能被抑制，肠蠕动相对减慢。若多食会使肠内代谢物增多，在肠道滞留时间延长，这不仅可造成便秘，而且容易造成产气增多，腹压增高，不利于妈妈康复。

忌大补

很多妈妈认为吃得越多乳汁分泌就越多，但这种想法是错的。乳汁的分泌与宝宝吸吮的时间和次数有关。妈妈在妊娠期间体内聚集的脂肪已经为产后哺乳打下了基础。因此，为了自身健康以及体形的恢复，妈妈最好不要立即大补。

忌过量盲目补钙

妈妈由于要哺乳，所以补钙是必不可少的，但是妈妈不能因此而盲目地大量补钙。过量摄入钙剂，容易导致便秘，还有可能会影响宝宝的生长发育。因此，妈妈补钙一定要适量，过多过少都不好，最好是在医生的指导下进行补充。

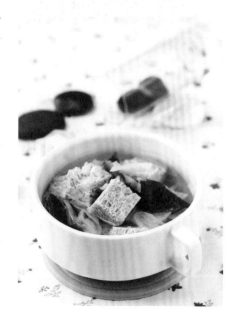

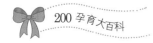

产后4周月子餐

俗话说，月子坐得好，女人更美丽。妈妈在月子期间一定要认真呵护自己的身体。除此之外，吃对月子餐可以让妈妈在增强体质的同时，远离月子病，变得更健康、更美丽。

第1周： 本周宜吃些清淡、开胃、排恶露的食物，不宜大补。

生化汤

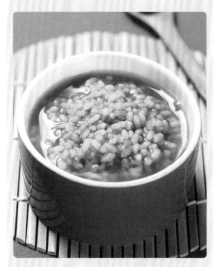

原料：当归、桃仁各15克，川芎6克，黑姜10克，甘草3克，大米100克，红糖适量。

做法：❶ 大米淘洗干净，用清水浸泡30分钟，备用。❷ 将当归、桃仁、川芎、黑姜、甘草和水以1:10的比例小火煎煮30分钟，去渣取汁。❸ 将大米放入锅内，加入煎煮好的药汁和适量清水，熬煮成粥，调入红糖即可。

营养功效：生化汤具有活血散寒的功效，可缓解产后血淤腹痛，对妈妈有很好的调养温补功效。

豆腐馅饼

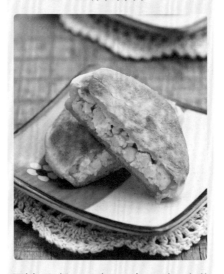

原料：面粉100克，豆腐80克，白菜50克，姜末、葱末、盐、油各适量。

做法：❶ 豆腐、白菜切碎后加入姜末、葱末、盐调成馅。❷ 面粉加水调成面团，分10等份，擀成面皮，馅分5份，两张面皮中间放一份馅，捏紧即成馅饼。❸ 将平底锅烧热下适量油，将馅饼煎成两面金黄即可。

营养功效：豆腐不仅营养丰富，且容易消化，热量也低，很适合本周妈妈清补。

平菇小米粥

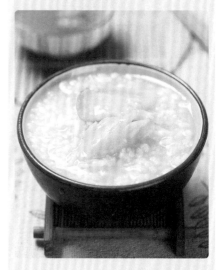

原料：大米、小米各50克，平菇30克，盐适量。

做法：❶ 平菇洗净，焯烫后切片；大米、小米分别洗净。❷ 将大米、小米放入锅中，加适量清水大火烧沸，改小火熬煮。❸ 待米煮烂时放入平菇，下盐调味，稍煮即可。

营养功效：此粥能滋阴养胃、补血，改善人体新陈代谢，可帮助妈妈增强体质。

第2周：进入月子的第2周，妈妈的伤口基本上愈合了。经过上一周的精心调理，胃口应该明显好转。这时需调理气血，可适量吃补血食物。

红豆饭

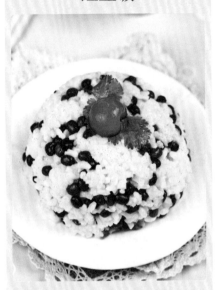

原料：红豆30克，大米40克，香菜叶、樱桃各适量。

做法：❶ 红豆洗净，浸泡一夜。❷ 锅中放入适量水，再放入红豆，煮至八成熟。❸ 把煮好的红豆和汤一起倒入淘洗干净的大米中，蒸熟，盛盘点缀香菜叶、樱桃即可。

营养功效：红豆可润肠通便、降压降脂、补血消肿，促进妈妈肠胃功能的恢复。

牛奶红枣粥

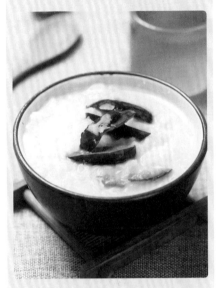

原料：大米50克，牛奶250毫升，红枣2颗。

做法：❶ 红枣洗净，去枣核，切块备用。❷ 大米洗净，用清水浸泡30分钟。❸ 锅内加入清水，放入淘洗好的大米，大火煮沸后，转小火煮30分钟，至大米绵软。❹ 再加入牛奶和红枣，小火慢煮至牛奶烧开，粥浓稠即可。

营养功效：牛奶营养丰富，含有丰富的蛋白质、维生素和矿物质，特别是含有较多的钙，红枣可补血补虚。

玉米香菇虾肉饺

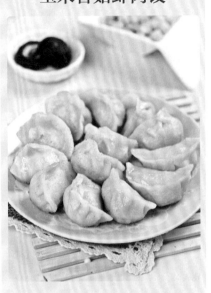

原料：饺子皮20个，猪肉150克，香菇3朵，虾5只，玉米粒、胡萝卜、盐、鸡粉各适量。

做法：❶ 胡萝卜洗净，切小丁；香菇泡后切小丁；虾去壳，切丁。❷ 将猪肉和胡萝卜一起剁碎；放入香菇丁、虾丁、玉米粒，搅拌均匀；再加入盐、鸡粉、泡香菇水制成肉馅。❸ 饺子皮包上肉馅，下入开水锅中，煮熟即可。

营养功效：虾肉软烂，易消化吸收，可滋阴、强体、养胃，同时，虾肉饺中丰富的动植物食材还能大大提升妈妈的食欲。

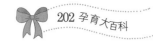
第 3 周： 此阶段妈妈的饮食应尽量多样化，以保证营养的全面吸收。

双红乌鸡汤

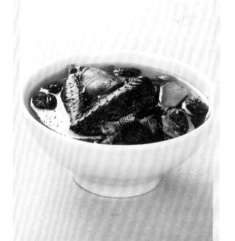

原料：乌鸡 1 只，红枣 6 颗，枸杞子、盐、姜片各适量。

做法：❶ 乌鸡收拾干净，切大块，放进温水里用大火煮，待水开后捞出，洗去浮沫。❷ 将红枣、枸杞子洗净。❸ 锅中放适量水烧开，将红枣、枸杞子、姜片、乌鸡放入锅内，加水用大火煮开，改用小火炖至肉熟烂，出锅时加入盐调味即可。

营养功效：乌鸡滋补肝肾，益气补血，能提高乳汁质量，是妈妈本周泌乳、滋补的上品。

虾仁馄饨

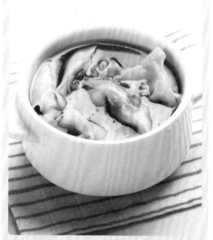

原料：虾仁、猪肉各 50 克，胡萝卜 30 克，盐、香菜、香油、葱段、姜片、馄饨皮各适量。

做法：❶ 将虾仁、猪肉、胡萝卜、葱段、姜片放在一起剁碎，加入油、盐拌匀成馅。❷ 把做成的馅料分成 10 份，包入馄饨皮中。❸ 将包好的馄饨放在沸水中煮熟。❹ 将馄饨盛入碗中，再加盐、香菜、葱末、香油调味即可。

营养功效：胡萝卜有益肝明目的作用，虾仁含有丰富的蛋白质，且通乳作用较强。

红曲鳗鱼汤

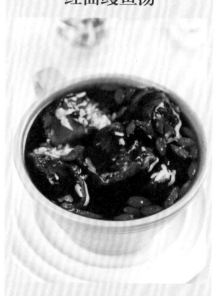

原料：鳗鱼 100 克，当归 5 克，枸杞子、王不留行各 8 克，米酒 50 毫升，红曲酱 15 克，姜片、香油各适量。

做法：❶ 将当归、枸杞子、王不留行用清水煎煮约 10 分钟，滤渣取汁；鳗鱼处理好，洗净，切块。❷ 锅内加热香油，放入姜片炒至香味溢出，加入鳗鱼、红曲酱略煎一下，再加入米酒拌炒。❸ 最后加入药汁，转小火，熬煮约 6 分钟即可。

营养功效：红曲具有活血化瘀的功效，还可补血、开胃，与药膳和鳗鱼搭配，能增强妈妈的抗病能力，预防感冒，还能促进乳汁分泌。

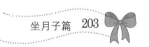

第 4 周: 第 4 周是妈妈体质恢复的关键期,身体各个器官逐渐恢复到产前的状态,此时可以集中进补了,进补的量要循序渐进。

莲子薏米煲鸭汤

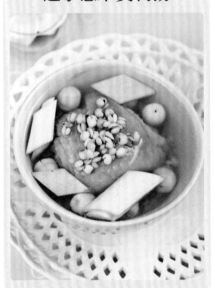

原料:鸭肉 150 克,莲子 10 克,薏米 20 克,葱段、姜片、料酒、白糖、盐各适量。

做法: ❶ 把鸭肉切成块,放入开水中汆一下捞出后放入锅中。❷ 在锅中依次放入葱段、姜片、莲子、薏米,再加入料酒、白糖,倒入适量开水,用大火煲熟。❸ 待汤煲好后出锅时加盐调味即可。

营养功效:鸭肉易于消化,适合产后妈妈恢复身体之用。

豌豆炒虾仁

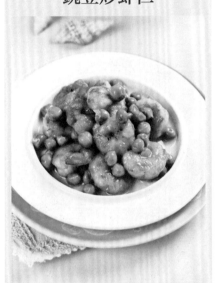

原料:虾仁 8 只,豌豆 50 克,鸡汤、盐、香油、油各适量。

做法: ❶ 豌豆洗净,放入开水锅中,用淡盐水焯一下,备用。❷ 炒锅中放入油,待三成热时,将虾仁入锅,快速划散后倒入漏勺中控油。❸ 炒锅内留适量底油,烧热,放入豌豆,翻炒几下。❹ 再放入适量鸡汤、盐,随即放入虾仁,翻炒几下,淋上香油即可。

营养功效:豌豆中富含膳食纤维,有通便的功效。

清炖鸽子汤

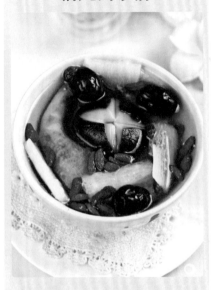

原料:鸽子 1 只,香菇 20 克,山药 50 克,红枣 4 颗,枸杞子、葱段、姜片、盐、料酒各适量。

做法: ❶ 香菇洗净;山药削皮,切片。❷ 水烧开,加适量料酒,将鸽子汆水。❸ 砂锅中放入水烧开,放姜片、葱段、红枣、香菇、鸽子,小火炖 1 个小时;再放入枸杞子,炖 20 分钟;最后放入山药,小火慢炖,最后加盐调味。

营养功效:此汤含有丰富的蛋白质,且营养均衡,调理催乳两不误。

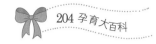

产后调养特效食谱

　　妈妈一边沉浸在初见宝宝的喜悦之中，一边又忍受着气血两虚、产后便秘等不适症状的折磨。其实，对付产后不适最好的方法就是食疗。

补血食谱： 妈妈分娩时都会或多或少失血，所以产后的补血问题一定不能马虎。其实，只要通过健康的饮食就可以达到很好的补血效果。妈妈要适当多食含铁较多、营养丰富的食品，如肉类、蛋类、海产品（如海带、紫菜、海鱼）、动物肝脏、动物血、红枣、花生、木耳等食物。

海带烧黄豆

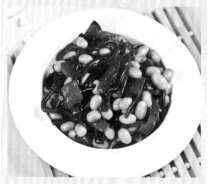

原料：海带 50 克，黄豆 100 克，红椒半个，油、盐、酱油、葱末、姜末、蒜末、水淀粉各适量。

做法：❶ 将海带、红椒洗净，海带切条，红椒切丁；黄豆泡 10~12 个小时。❷ 锅置于火上，放入清水烧开，海带和黄豆分别焯透捞出。❸ 锅中放油，下葱末、姜末、蒜末煸出香味；放入海带翻炒后加汤，再加黄豆，加盐、酱油，小火烧至汤汁要收干时，加红椒丁，最后加水淀粉勾芡即可。

营养功效：海带和黄豆营养丰富，二者搭配可补充产后所需营养。

木耳炒鱿鱼

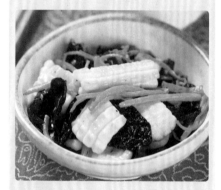

原料：鱿鱼 100 克，木耳 50 克，胡萝卜 30 克，盐、油各适量。

做法：❶ 将木耳浸泡，洗净，撕成小片；胡萝卜洗净、切丝。❷ 鱿鱼洗净，在背上斜刀切花纹，用开水汆一下，沥干水分，放适量盐腌制片刻。❸ 锅中放适量油，下胡萝卜丝、木耳、鱿鱼炒匀装盘即可。

营养功效：木耳中的铁、钙含量很高，鱿鱼富含蛋白质、钙、磷、铁，二者搭配食用，对妈妈缺铁性贫血有很好的辅助治疗作用。

番茄炖牛腩

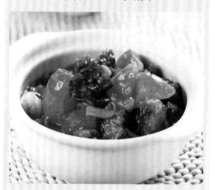

原料：牛腩 150 克，番茄 200 克，盐适量。

做法：❶ 牛腩切小块，用沸水汆一下，去掉血水，捞起备用。❷ 番茄、牛腩放入汤锅中，加适量水，大火煮开转小火继续煲 80 分钟。❸ 加入盐，再用大火煮 10 分钟即可。

营养功效：这道菜含有丰富的维生素、矿物质、碳水化合物、有机酸和蛋白质，口味清淡，补铁补血，营养价值丰富。

排恶露食谱：正常恶露一般持续 2~4 周。剖宫产比自然分娩排出的恶露要少些，但如果血性恶露持续 2 周以上、量多或恶露持续时间长且为脓性、有臭味，可能出现了细菌感染，要及时到医院检查；如果伴有大量出血，子宫大而软，则显示子宫可能恢复不良，也需马上就诊。

山楂红糖饮

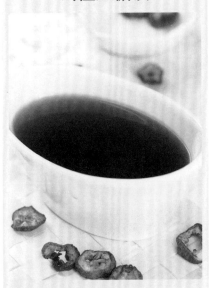

原料：山楂 50 克，红糖适量。

做法：❶ 山楂洗净，切成薄片，晾干备用。❷ 锅中加入适量清水，加山楂片，用大火将山楂片煮至熟烂；再加入红糖煮两三分钟，出锅即可。

营养功效：山楂不仅能够帮助妈妈增进食欲，促进消化，还可以散瘀血，加之红糖补血益血的功效，可以促进恶露不尽的妈妈尽快化瘀，排尽恶露。

益母草煮鸡蛋

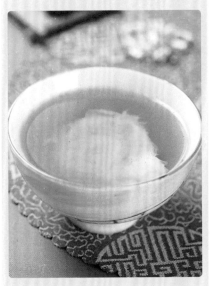

原料：益母草 30 克，鸡蛋 1 个。

做法：❶ 益母草洗净后加水煮半小时，滤去药渣。❷ 在药汁里打入鸡蛋，煮熟后即可食用。

营养功效：益母草可活血、祛瘀，对血瘀型恶露不尽有帮助，哺乳期的妈妈也可以适当食用，但不可过多。

香油猪肝汤

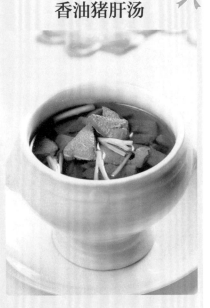

原料：猪肝 50 克，香油、香葱段、米酒、姜片各适量。

做法：❶ 猪肝洗净擦干，切成薄片。❷ 锅内倒香油，小火煎至油热后加入姜片，煎到浅褐色。再将猪肝放入锅内大火快炒，然后将米酒倒入锅中。米酒煮开后，立即取出猪肝。❸ 米酒用小火煮至完全没有酒味为止，再将猪肝放回锅中煮熟加香葱段稍煮即可。

营养功效：用小火煎过的香油温和不燥，有促进恶露代谢、增加子宫收缩的功效。

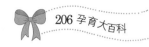

缓解便秘食谱： 妈妈以产后两三天内排便为宜，一旦在产后超过 3 天未解大便，则一定要请医生予以适当地处理。产后便秘禁用大黄及以大黄为主的清热泻下药，最好的办法就是食用润肠通便的食物来缓解和改善产后便秘的困扰。

红薯大米粥

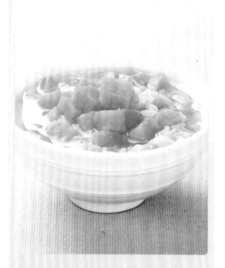

原料：红薯 150 克，大米 100 克，白糖、蜂蜜各适量。

做法：❶ 将红薯洗净去皮切成小块；大米淘洗干净。❷ 将红薯块和大米一起放在锅内，加适量水煮粥，待粥成离火时加入白糖和蜂蜜调味即可。

营养功效：红薯中所含膳食纤维较多，可宽肠通便，大米煮粥能帮助消化，是产后便秘的妈妈的理想食品。

冬笋冬菇扒油菜

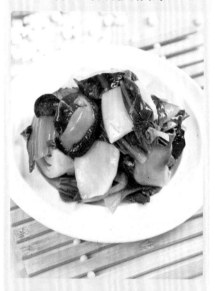

原料：油菜 200 克，冬笋 50 克，冬菇 20 克，葱、盐、油各适量。

做法：❶ 油菜洗净，切段；冬菇切半；冬笋切片，并放入沸水中焯烫；葱切末。❷ 油锅烧热，放入葱末、冬笋、冬菇煸炒后，倒入少量清水，再放入油菜段、盐，用大火炒熟即可。

营养功效：油菜中含大量维生素和膳食纤维，有助于妈妈补充营养和预防便秘。

蜜汁山药条

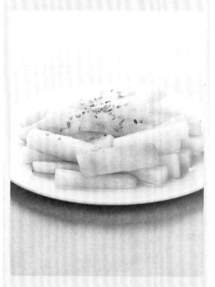

原料：山药 50 克，熟芝麻 10 克，蜂蜜、冰糖各适量。

做法：❶ 用温水泡好熟芝麻备用；山药洗净去皮，切成条。❷ 山药条入开水锅焯烫，捞出码盘，并将泡好的芝麻均匀撒在码好的山药上。❸ 炒锅中加水，放入冰糖，小火烧之使冰糖完全融化，倒入蜂蜜，熬至开锅冒泡，将蜜汁均匀地浇在山药上即可。

营养功效：山药营养丰富，蜂蜜可促进肠蠕动，芝麻也有润肠通便的作用，此菜可以预防和缓解便秘。

缓解乳房胀痛食谱： 妈妈在分娩后的3~6天，乳房会逐渐开始充血、发胀，分泌大量乳汁。如果乳汁分泌过多，又未能及时排出，就会出现乳房胀痛。较长时间的奶胀容易引起乳腺炎，应及时处理。除了及时让宝宝吸吮外，还可采取食疗的方法来缓解。

丝瓜炖豆腐

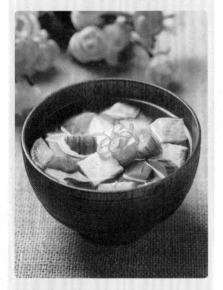

原料：豆腐50克，丝瓜100克，高汤、盐、葱花、香油、油各适量。

做法：❶ 将豆腐洗净，切块；用刀刮净丝瓜外皮，洗净，切滚刀块。❷ 豆腐块用开水焯一下，冷水浸凉，捞出，沥干水分。❸ 锅中放油，烧至六七成热，下入丝瓜块煸炒至发软，加入高汤、盐、葱花，烧开后放入豆腐块，改小火炖10分钟，见豆腐鼓起时，转用大火，淋上香油即可出锅食用。

营养功效：丝瓜可通络凉血，与豆腐一起炖食，可促进乳腺畅通。

胡萝卜炒豌豆

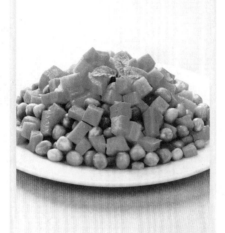

原料：胡萝卜50克，豌豆20克，姜片、醋、盐、油各适量。

做法：❶ 胡萝卜洗净，切成与豌豆大小相近的丁；将胡萝卜丁和豌豆分别放入开水中焯1分钟后，捞出。❷ 锅中放油，烧至七成热，放入姜片煸香，然后放入焯过的胡萝卜丁、豌豆，爆炒至熟，最后调入醋和盐，翻炒均匀即可。

营养功效：豌豆味甘，性平，有补中益气、补肾健脾、通乳消胀的作用，可缓解产后乳房胀痛。

木瓜煲牛肉

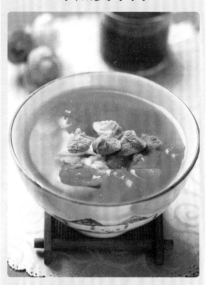

原料：木瓜200克，牛肉100克，盐适量。

做法：❶ 木瓜剖开，去皮去子，切成小块。❷ 牛肉洗净，切成小块，再放入沸水中氽去血水，捞出。❸ 将木瓜、牛肉加水用大火烧沸，再用小火炖至牛肉烂熟后，加盐调味即可。

营养功效：木瓜煲牛肉具有补虚、通乳的功效，可以帮助缓解产后乳房胀痛。木瓜搭配牛肉有助于营养的吸收。

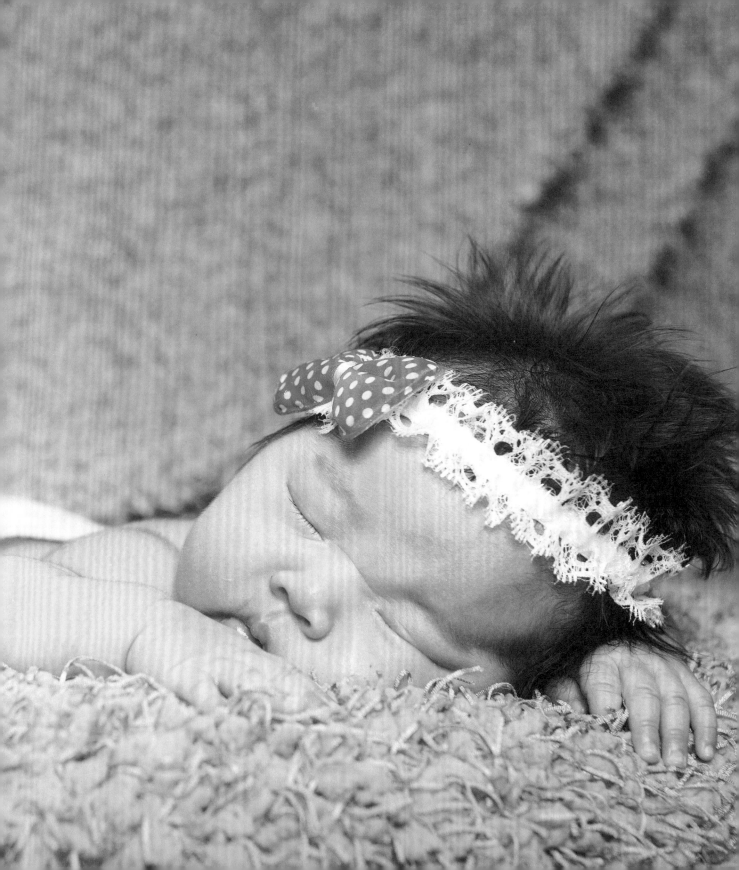

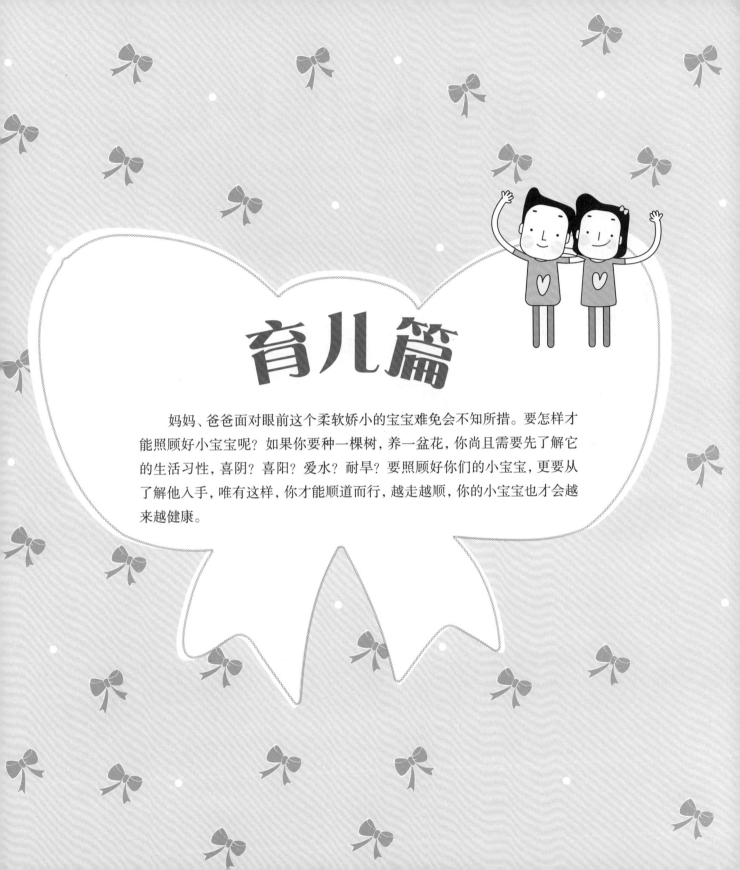

育儿篇

　　妈妈、爸爸面对眼前这个柔软娇小的宝宝难免会不知所措。要怎样才能照顾好小宝宝呢？如果你要种一棵树，养一盆花，你尚且需要先了解它的生活习性，喜阴？喜阳？爱水？耐旱？要照顾好你们的小宝宝，更要从了解他入手，唯有这样，你才能顺道而行，越走越顺，你的小宝宝也才会越来越健康。

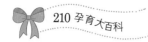
新生儿日常护理

第一次做爸爸妈妈的你们是否会给你的宝宝喂奶、换尿布呢？看着肉团一样的小家伙，不知道怎么抱，怎么给他换衣服、洗澡？快来学习一下护理宝宝的技巧吧。

新生儿的样子

新生儿是一个能吃爱睡的小精灵，在睡眠中也会微笑。关注宝宝的点滴变化，和家人一起分享这份成长的快乐吧！

新生儿的头

"宝宝头好大啊！是不是有什么问题？"这是很多妈妈初见宝宝的印象。其实，新生儿头比较大，这是正常现象。头部奇怪的形状，通常是由于分娩过程中的压迫造成的，两周后头部的形状就会变得正常了。

囟门为何物

宝宝头上有一块软软的地方，有时还可见轻微如脉搏般的跳动，妈妈不要紧张，那就是宝宝的囟门。囟门比较软，这是颅骨尚未愈合的表现，不必担心轻轻碰一下它就会受伤，因为上面都覆盖着一层紧密的保护膜。

宝宝的囟门由前囟和后囟组成，前囟是指头部额骨和顶骨所形成的菱形间隙。出生时其大小为 1.5~2 厘米，6 个月以后逐渐变小，1~1.5 岁时闭合。后囟是指由两块顶骨和一块枕骨所形成的三角形间隙，一般在 3 个月内闭合，新生儿中 25% 在出生时已经闭合。

娇嫩粉红的皮肤

新生儿的皮肤细嫩而有弹性，呈粉红色，外覆有一层奶油样的胎脂。在鼻尖、两鼻翼和鼻与颊之间，常有因皮脂增积而形成的黄白色小点。胎毛于出生时已大部分脱落，但在面部、肩上、背上及骶尾骨部仍留有较少的胎毛。宝宝皮肤上也会起斑点及皮疹，但这很常见，一般几天后会自动消失。

新生儿都是小"近视眼"

妈妈千万不要小看怀里抱着的这个小人儿，他已经具备了很多令我们不可思议的能力。刚出生的新生儿就已经有了视力，但是还很有限，只能看清 20~25 厘米范围内的东西。在明亮的光线下他会眨眼，有时候你还会发现他看起来有点对眼。在 6 个月以内无须担心，这是因为他的眼部肌肉还没有发育好。但是，如果过了 6 个月还是这样，就需要去看眼科医生了。

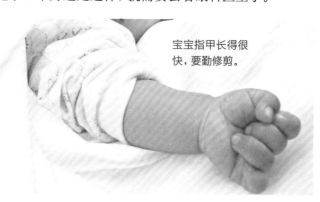

宝宝指甲长得很快，要勤修剪。

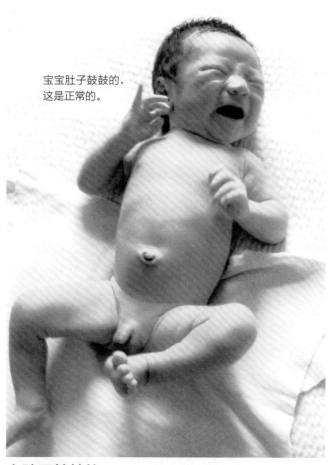

宝宝肚子鼓鼓的，这是正常的。

小肚子鼓鼓的

一般来说，刚出生的宝宝肚子总是圆鼓鼓的，这是很正常的现象，而且随着年龄的增加，会渐渐变得平坦。这是因为宝宝的腹壁肌肉尚未发育成熟，却要容纳和成人同样多的内脏器官，在腹肌没有足够力量承担的情况下，腹部会因此显得比较突出，特别是宝宝被抱着的时候，腹部会显得有点下垂。

有时候宝宝肚子鼓可能是因为胀气，但只要宝宝能吃、能正常排泄、没有呕吐的现象、肚子摸起来软软的、活动力良好、排气正常、体重正常增加，那么就无须特别治疗。

呼吸时快时慢

宝宝安详熟睡的样子最令妈妈感觉温暖、舒心。但有时宝宝不均匀的呼吸令妈妈很不安。其实，新生儿的呼吸运动很浅而且没有规律，呼吸会时快时慢。在出生后的前 2 周，呼吸频率一分钟一般为 40~45 次，有的新生儿哭闹、活动时也可能多达 80 次，这些都属正常现象。

这是由于新生儿肋间肌较为柔软，鼻咽部及气管狭小，肺泡顺应性差，由于呼吸运动主要是靠横膈肌肉的升降，所以新生儿以腹式呼吸为主，胸式呼吸较弱。又因为新生儿每次呼气与吸气量均小，不足以供应身体的需求，所以呼吸频率较快，属于正常的生理现象。

新生儿的睡眠

很多年轻的妈妈不明白为什么新生儿除了吃奶，一整天几乎都在睡觉。其实，睡眠是新生儿生活中最重要的一部分，平均每天有 18~22 个小时的睡眠时间，会随着月龄的增长而逐渐减少。只有饿了，想吃奶时才会醒过来哭闹一会儿，吃饱后又会安然地睡着。但有时处于深度睡眠，有时处于浅度睡眠，有时也会处于瞌睡状态。

新生儿的大小便

一般情况下，新生儿在 24~48 小时内就会有大小便了。有些宝宝刚开始的尿液可能是砖红色，这是因为含有尿酸盐的缘故，不用担心。开始几天的大便颜色黑绿、黏稠、发亮，称为胎便，以后颜色逐渐变淡。开始几天的小便也因为含有较多的尿酸盐而使颜色稍微发黄。

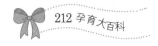

头部护理

有些人可能认为新生儿只要擦擦脸就行了，头部是不需要清洁和护理的，事实上并不是这样的。新生儿的头部护理是非常重要的，眼睛、口腔、鼻腔、囟门等都需要及时清洁。

眼睛的护理

小宝宝的眼睛很脆弱也很稚嫩，在对待宝宝的眼睛问题上一定要谨慎。宝宝眼部分泌物较多，每天早晨要用专用毛巾或消毒棉签蘸温开水从眼内角向外轻轻擦拭，去除分泌物。

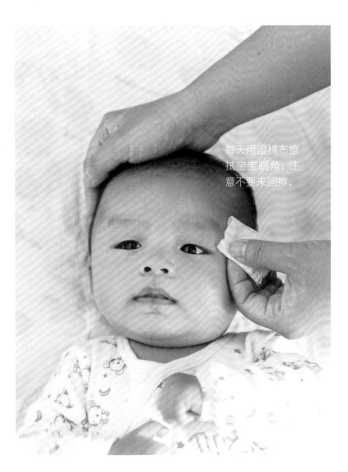

每天用湿棉布擦拭宝宝眼角；注意不要来回擦。

口腔的护理

新生儿的口腔黏膜又薄又嫩，妈妈不要试图去擦拭它。要保护宝宝口腔的清洁，可以在给他喂奶之后再喂些白开水。另外，正常新生儿和患口腔炎的新生儿要区别对待和护理。

正常新生儿口腔护理：只需喂奶后擦净口唇、嘴角、颌下的奶渍，保持皮肤黏膜干净清爽即可。

患口腔炎的护理：做口腔护理前，先洗净双手，将新生儿侧卧，用毛巾围在颌下或枕上，防止沾湿衣服及枕头；用镊子夹住盐水棉球 1 个，先擦两颊内部及齿龈外面；再擦齿龈内面及舌部，每擦一个部位，至少更换一个棉球。注意勿触及咽部，以免引起宝宝恶心。

如果发现宝宝的口腔黏膜有白色奶样物，喝温水也冲不下去，而且用棉签擦拭也不易脱落，并有点充血的时候，则可能是鹅口疮，妈妈要注意哺乳前清洗奶头，宝宝的奶具也要严格消毒。

囟门的护理

新生儿的囟门是需要定期清洗的，否则容易堆积污垢，引起宝宝头皮感染。清洁时一定要注意：用宝宝专用洗发液，但不能用香皂，以免刺激头皮诱发湿疹或加重湿疹；清洗时手指应平置在囟门处，用指腹轻轻地揉洗，不应强力按压或强力搔抓。

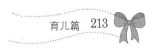

清除宝宝的头皮痂

一般情况下，宝宝的头皮痂不用清洗，慢慢地会自己脱落。如果看着不舒服，可以涂些植物油，等它软了以后，用梳子轻轻梳去。有的可能太厚，一次清洗不完，可以坚持每天涂一两次，软了以后再轻轻地梳，最后用温水擦干净。

鼻腔的护理

宝宝的鼻腔黏膜比较薄嫩，不要随意抠挖新生儿鼻孔。一般情况下宝宝鼻孔都会很通畅，但在感冒时可能有分泌物堵塞鼻孔，这时可用消毒纱布或卫生纸捻成捻儿蘸温水后浅浅探入鼻孔，轻轻旋转一下将分泌物带出，若分泌物比较干燥且硬，需先将一滴温水滴入鼻孔，待鼻痂湿润浸泡软后再进行上述操作。

耳朵的护理

妈妈千万要记住，不要尝试给小宝宝掏耳垢，因为这样容易伤到宝宝的耳膜，而且耳垢可以保护宝宝耳道免受细菌的侵害。洗澡时千万不要让水进到宝宝的耳朵里。

妈妈如果觉得宝宝的耳朵脏脏的，可以按照以下的方法来给宝宝清洁耳朵。

湿润外耳：用棉签蘸些温水拭干外耳道及外耳。

清洁外耳：棉布浸湿，轻擦宝宝外耳的褶皱和隐蔽的部分。

清洁耳背：最后清洁耳背，可涂些食用植物油。

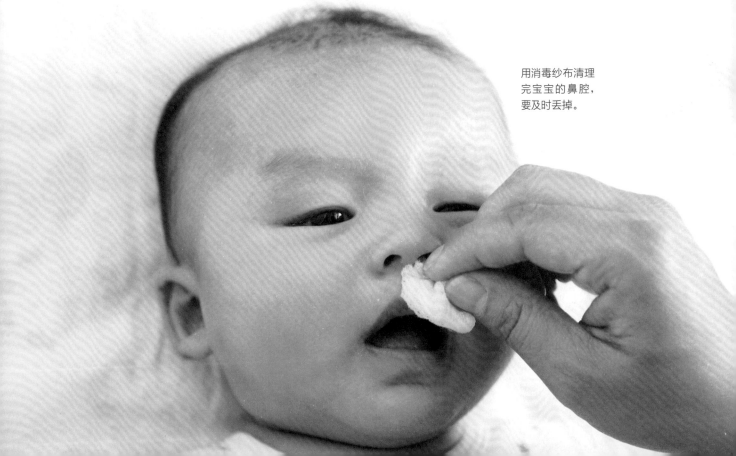

用消毒纱布清理
完宝宝的鼻腔，
要及时丢掉。

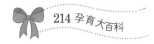
身体护理

　　刚出生的宝宝就像嫩草之芽，肌肤娇嫩，抗病力弱，对外界环境还需要逐步适应，所以特别需要妈妈谨慎抚养，精心护理。

**轻柔
缓慢**

宝宝，我该怎么抱你

　　新生儿柔软、娇弱，父母往往不敢下手抱，其实新生儿有强大的生命力，只要爸爸妈妈抱的方法得当，对他不会有任何影响。

抱宝宝注意事项
新生儿不能竖抱
满 3 个月可以斜抱或竖抱

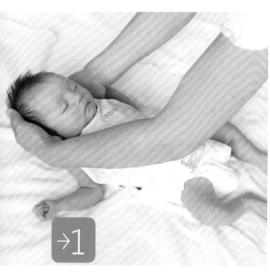

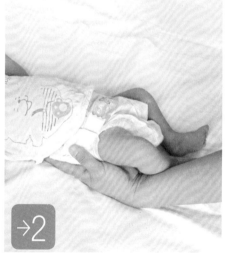

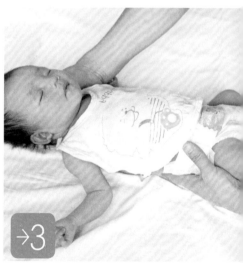

把手放在新生儿头下 把一只手轻轻地放到新生儿的头下，用手掌包住整个头部，注意要托住新生儿的颈部，支撑起他的头。

另一只手去抱屁股 稳定住头部后，再把另一只手伸到新生儿的屁股下面，包住新生儿的整个小屁屁，力量都集中在两个手腕上。

慢慢把新生儿的头支撑起来 这个时候，就可以慢慢地把新生儿的头支撑起来了，注意，一定要托住新生儿的颈部，否则他的头会往后仰，这样会不舒服。爸爸妈妈要用腰部和手部力量配合，托起新生儿。

8 分钟

给宝宝剪指甲

宝宝的指甲长得很快，经常会把自己的小脸抓伤，这令妈妈非常心疼，但又不敢自己给宝宝剪指甲。而有些妈妈则选择给宝宝戴小手套避免抓伤，这种做法直接束缚了宝宝的双手，使手指活动受到限制，不利于触觉发育。其实,妈妈用宝宝专用的指甲剪给自己的宝贝剪指甲完全没有问题。

宝宝指甲剪的好处
前端圆形，不易伤到手指
刀口薄，便于修剪
操作简单，无视觉障碍
不会剪得过短
体积小，易收纳

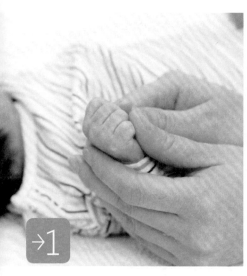

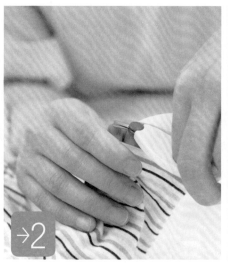

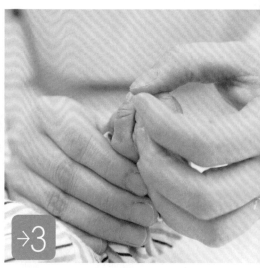

让宝宝躺好 让宝宝平躺床上，妈妈握住宝宝的小手，要求是最好能同方向、同角度。建议妈妈可以趁宝宝睡着的时候剪，这样可以避免宝宝乱动而造成的误伤。

握住手指小心剪 妈妈轻轻分开宝宝的五指，重点捏住一个指头进行修剪，千万不要一次剪多个。注意应该先剪中间再剪两头，避免把边角剪得过深。

剪完别忘了摸一摸 妈妈用自己的手指沿宝宝的小指甲边摸一圈，发现尖角及时剪除，避免宝宝抓伤自己。剪好一个再剪下一个。

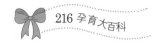

脐带的护理

脐带曾是胎宝宝与母亲相互"沟通"的要道，通过脐静脉将营养物质传递给胎宝宝，又通过脐动脉将废物带给母亲，由母亲代替排泄出去。在胎宝宝出生后，医生会将这条脐带剪断，新生儿将与母体脱离关系，成为一个独立的人。但是残留在新生儿身体上的脐带残端，在未愈合脱落前，对新生儿来说十分重要，一定要护理好。

脐带未脱落前，要保持脐带及根部干燥，出院后不要用纱布或其他东西覆盖脐带。还要保证宝宝穿的衣服柔软、透气，肚脐处不要有硬物。每天用医用棉球或棉签蘸浓度为75%的酒精，沿一个方向轻擦脐带及根部皮肤进行消毒，注意不要来回擦，每天消毒一两次。

脐带脱落后，若脐窝部潮湿或有少许分泌物渗出，可用棉签蘸浓度为75%的酒精擦净，并在脐根部和周围皮肤上抹一抹。若发现脐部有脓性分泌物、周围的皮肤红肿等现象，不要随意用龙胆紫、碘酒等，以防掩盖病情，应找儿科医生处理。

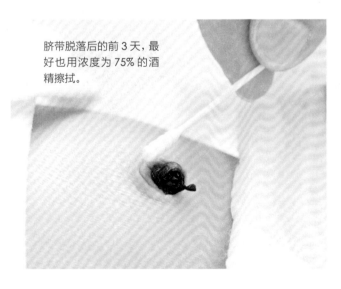

脐带脱落后的前3天，最好也用浓度为75%的酒精擦拭。

皮肤的护理

新生儿粉嫩、细滑的皮肤非常惹人怜爱，妈妈在怜爱之余也要注意对宝宝皮肤的护理。因为宝宝皮肤的角质层薄，皮下毛细血管丰富，要注意避免磕碰和擦伤。此外，新生儿皮肤皱褶较多，积汗潮湿，夏季或肥胖儿容易发生皮肤糜烂。给新生儿洗澡时，要注意皱褶处的清洗，动作轻柔，不要用毛巾来回擦洗。

由于宝宝皮肤尚未发育成熟，所以显得特别娇气敏感，易受刺激及感染，在护理宝宝皮肤的时候，应选用符合国家标准规定的婴儿专用产品，既能全面保护宝宝皮肤，又不含刺激成分。

给宝宝洗澡后，在皮肤褶皱处及臀部搽少许婴儿专用爽身粉即可，不要搽得过多，以免因受潮而形成结块，颈部不宜直接搽粉，应搽在手上再涂抹，以免宝宝吸入。

清洗男宝宝生殖器

父母需要注意男宝宝外生殖器的日常护理，因为男宝宝的外生殖器皮肤组织很薄弱，几乎都是包茎，很容易发生炎症。

清洗时要先轻轻抬起宝宝的阴茎，用一块柔软的纱布轻柔地蘸洗根部。然后清洗宝宝的阴囊，这里褶皱多，较容易藏匿汗污。包括腹股沟的附近，也要着重擦拭。清洗宝宝的包皮时，用你的右手拇指和食指轻轻捏着宝宝阴茎的中段，朝他身体的方向轻柔地向后推包皮，然后在清水中轻轻涮洗。向后推宝宝的包皮时，千万不要强力推拉，以免给宝宝带来不适。

清洗男宝宝外生殖器的水，温度应控制在40℃以内，以免烫伤宝宝娇嫩的皮肤。最理想的温度是接近宝宝体温的37℃左右。

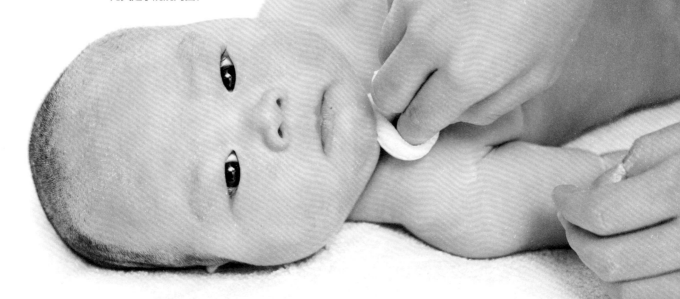

不要频繁给宝宝搽痱子粉，尤其是小屁屁周围。

另外，平时给男宝宝选择的纸尿裤和裤子要宽松，不要把会阴部包裹得太紧。如果宝宝没有使用纸尿裤，在他排尿后，最好用干净的无屑纸巾为他擦干尿液，以保持局部干爽。

女宝宝外阴怎么护理

较之于男宝宝，女宝宝的外阴更要妈妈细心护理，并且这个好习惯要一直坚持下去。

首先，每次给女宝宝换尿布时以及她每次大小便后，最好都要仔细擦拭宝宝的外阴。用柔软、无屑的卫生纸巾擦拭她的尿道口及其周围。擦拭时，方向由前向后，以免不小心让粪便残渣进入宝宝阴部。

其次，给女宝宝清洗外阴时，最好用温水。女宝宝阴部的清洗顺序跟擦拭的方向一样，一定要从前向后。可以参考下面的方法。

1. 用一块干净的纱布从中间向两边清洗宝宝的小阴唇。再从前往后清洗她的阴部。

2. 接下来清洗宝宝的肛门。尽量不要在清洗肛门后再擦洗宝宝的阴部，避免交叉感染。

3. 再把宝宝大腿根缝隙处清洗干净，这里的褶皱容易堆积汗液。

4. 最后，用干毛巾擦干。

此外，女宝宝的尿布或纸尿裤要注意经常更换。为女宝宝涂抹爽身粉时不要在阴部附近涂抹，否则粉尘极容易从阴道口进入阴道深处，而引发不适。

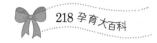

10 分钟

洗澡是一次大行动

皮肤是保护宝宝身体的有形防线，宝宝皮脂腺分泌旺盛，爱出汗，又经常溢奶，大小便次数多……为避免出现皮肤疾病，需经常给宝宝洗澡。可是给娇嫩的宝宝洗澡，对于新手父母来说，绝对是一次大行动，可以说完全是个技术活。下面介绍一下应该怎么给宝宝洗澡，新手父母快来学习一下，让宝宝干净又香香！

洗澡前的准备
吃完奶 1 小时后洗
确定宝宝没有便意
室温 26~28℃
洗澡水温 37~42℃
洗澡用品放手边

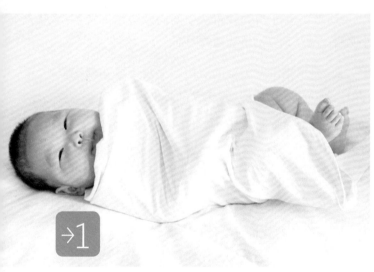

→1

洗澡前脱衣服裹浴巾 准备好洗澡所需要的用品后，妈妈温柔地给宝宝脱去衣服，用浴巾把宝宝包裹起来，以免宝宝着凉。

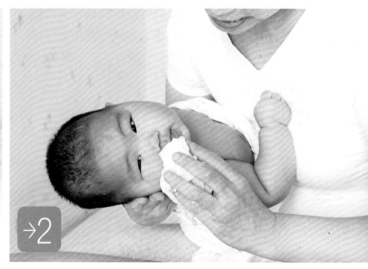

→2

洗脸 上半身托起，先清洗脸部。用小毛巾蘸水，轻拭宝宝的脸颊，眼部由内而外，再由眉心向两侧轻擦前额。

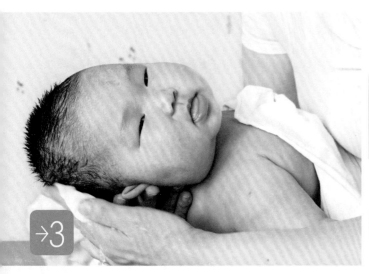

洗头 先用水将宝宝的头发弄湿，然后倒少量的婴儿洗发液在手心，搓出泡沫后，轻柔地在头上揉洗。最后用清水冲洗干净。

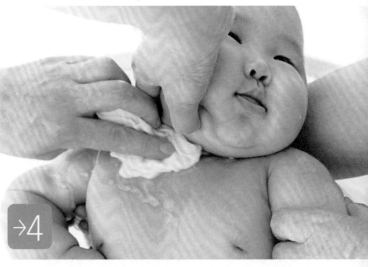

洗上半身 洗净头后，再分别洗颈下、腋下、前胸、后背、双臂和手。由于这些部位十分娇嫩，清洗时注意动作要轻。

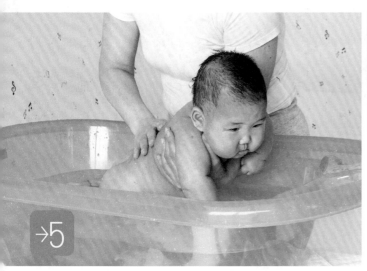

洗下半身 将宝宝倒过来，头顶贴在妈妈左胸前，用左手托住宝宝的身体，右手用浸水的毛巾先洗会阴、腹股沟及臀部，最后洗腿和脚。

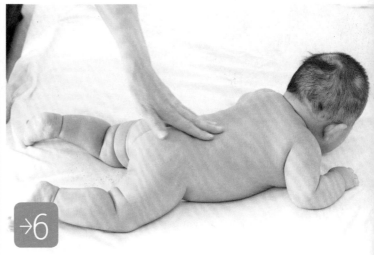

洗完抹润肤油 洗澡时间以15分钟为宜，洗完后用浴巾把水分擦干，身上涂上润肤油，然后给宝宝做抚触按摩。

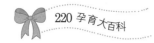
2 分钟

换上纸尿裤好清爽

　　纸尿裤是宝宝最重要的必备贴身小物品，尤其当宝宝满月后，出门的机会越来越多时，妈妈就更需要为宝宝选择合适的纸尿裤，并及时快捷地更换了。强调一点，妈妈们千万不要以为纸尿裤能吸尿，每天只换3次也没问题。要知道，那样有时会使宝宝的臀部发炎，甚至出现溃烂。

穿纸尿裤的好处
方便、省力
干净、卫生，细菌污染少
迅速吸水，干爽舒适
更好地保护宝宝娇嫩的肌肤
保证宝宝睡眠质量

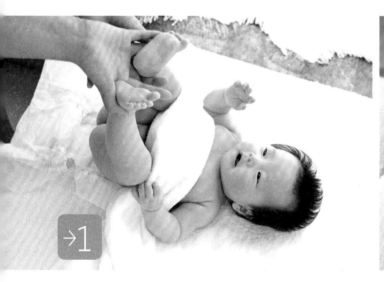

→1

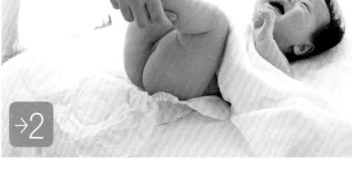

→2

撤掉脏的纸尿裤 使宝宝平躺，轻握住宝宝脚踝，提起宝宝臀部，取走脏掉的纸尿裤。

放上新的纸尿裤 擦净宝宝臀部和身体，打开新的纸尿裤，铺在宝宝臀下，将宝宝腿放下。

纸尿裤使用注意事项

常察看→根据具体情况决定更换纸尿裤的时间间隔。被粪便污染的纸尿裤要及时更换，以避免患尿布疹。

厚薄分季节→根据季节的不同，选用厚薄不一的纸尿裤，冬天可选择稍厚的纸尿裤，夏天则应选用轻薄的纸尿裤。

选择大小合适的型号→选购纸尿裤时要查看纸尿裤的型号。婴儿的皮肤细嫩，容易被擦伤，穿好纸尿裤后要检查其两侧的松紧度，避免太紧伤害到宝宝的腿部皮肤。

专家贴心小提示

尿布大都是棉布材质，质地柔软，透气性好，而且环保又省钱。缺点是需要频繁更换。纸尿裤使用方便，并且能使宝宝的小屁屁保持干爽。缺点是透气性差，使用费用高。聪明的妈妈可以在外出和夜间时使用纸尿裤，在家用尿布，既节省费用又可发挥各自的优点。

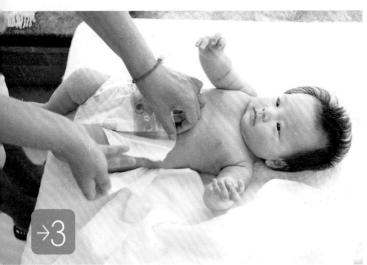

穿好纸尿裤 将宝宝纸尿裤前面部分拉到宝宝两腿中间，撕开粘扣，贴在腰带中部即可。

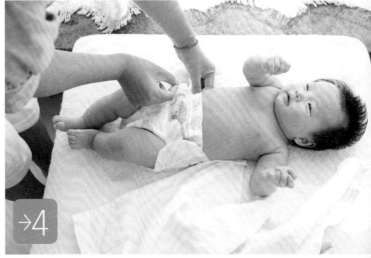

整理纸尿裤 纸尿裤两侧最好留有1根手指的余地，并拉出纸尿裤的边，使后面稍高于前面。

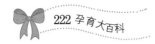

3
分钟

给宝宝穿衣轻松学

给宝宝穿衣服，这可难坏了不少妈妈。因为宝宝全身软软的，四肢呈强硬的屈曲状，宝宝也不会配合穿衣，妈妈笨手笨脚地，还会引起宝宝哭闹，往往弄得手忙脚乱。其实只要方法得当，给宝宝穿衣还真不是一件复杂的事。下面给妈妈介绍一下怎么给宝宝穿连体衣，学会了这个，穿上衣和裤子自然就都会了。

穿连体衣的好处
不影响宝宝骨骼发育
不容易着凉
方便换尿布
容易穿脱
睡觉更安稳

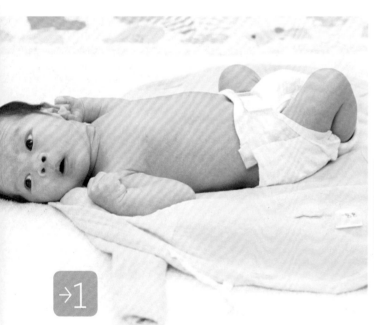

把宝宝放在衣服上 妈妈洗干净双手，先将连体衣解开带子，平铺在床上。给宝宝换好纸尿裤，让宝宝躺在展开的连体衣中间位置，头部要高出衣服。

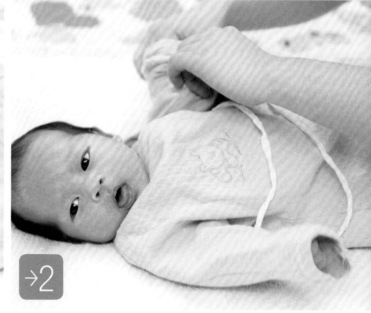

先穿裤腿再穿袖子 将宝宝两条小腿分别放入连体衣的裤腿中。再将宝宝的一只胳膊轻抬，先向上再向外侧伸入袖子中。抬起宝宝另一只胳膊，使肘关节稍稍弯曲，将小手伸向袖子中，并将小手拉出来。

穿衣要注意

避免频繁换衣服→如果宝宝经常吐奶，可以戴个小围嘴，或是用湿毛巾在脏的地方做局部清理。

在平坦的地方换衣服→如换尿布的台子、床上或者婴儿床垫上，并准备一些玩具，避免在穿衣服的时候宝宝情绪不好。

这样穿上衣更省事→妈妈的手从上衣袖口伸到袖子里，再从袖子内口伸出来，另一只手将宝宝的小手抓住并送入妈妈袖子里的手中，轻轻拉出来即可。

专家贴心小提示

大多数家庭都给宝宝穿得较多尤其是有老人的家庭。很多宝宝冬天会出痱子、起热疹，这都是给"捂"出来的。有的妈妈一摸宝宝的小手有点凉丝丝、潮乎乎的，就以为是宝宝冷，其实，这是宝宝觉得最舒适的温度。如果妈妈不放心，可以摸摸宝宝的后脖颈，要是不凉就代表宝宝不冷。

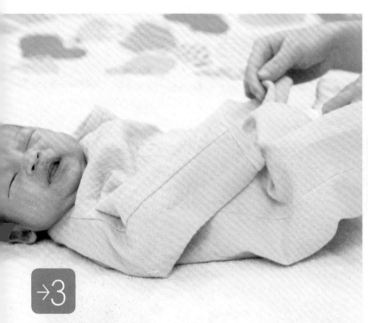

→3

整理好衣服 帮助宝宝整理好衣服，尤其是压在身下的衣服一定要拉平整，再系上衣服带子（或者系上纽扣）就可以了。如果碰到宝宝情绪不好或者不配合，妈妈要一边做动作一边轻声跟宝宝说话。

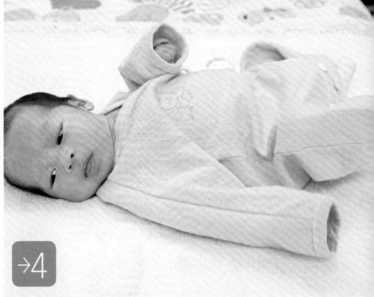

→4

袖子长的话就挽起来 连体衣的袖子一般都较长，妈妈可帮宝宝轻轻挽起来，让宝宝小手活动更加灵活自如。如果需要换纸尿裤，只需要把宝宝大腿部位的带子或纽扣解开就可以更换，不用担心着凉。

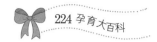

新生儿的喂养

喂养是父母一生的承诺，宝宝出生后第一口想吃的就是母乳。母乳是婴儿最健康、最理想的天然食品，母乳喂养更是母亲的神圣使命。当然，母乳不足时，就要考虑配方奶粉了。

母乳喂养

世上没有一间工厂能像妈妈一样可以生产出这么营养、这么适合宝宝喝的乳汁，妈妈的乳汁含有丰富的蛋白质、维生素、矿物质、免疫因子等。爱宝宝，就坚持给他喂母乳。

早接触、早开奶、早吸吮

早接触、早开奶、早吸吮，就是提倡妈妈生产后尽快让新生儿吸吮乳头，这样才可以将母亲初乳的每一滴都吸进肚子里。

一般情况下，若分娩时妈妈、宝宝一切正常，0.5~2小时后就可以开奶。因此，建议产后半小时内开始哺乳。及早开奶有利于母乳分泌，不仅能增加泌乳量，而且还可以促进奶管通畅，防止奶胀及乳腺炎的发生。新生儿也可通过吸吮和吞咽促进肠蠕动及胎便的排泄。早喂奶还能及早建立起亲子感情，让母子关系更融洽。

初乳虽稀，营养极高

产后 7 天内所分泌的乳汁称为初乳。与成熟乳比较，初乳中富含抗体、蛋白质，还含有较低的脂肪及宝宝所需要的各种酶类、碳水化合物等，这些都是其他食品无法提供的，对新生儿的消化吸收非常有利。更为重要的是，初乳含有比成熟乳高得多的免疫因子，可以覆盖在宝宝未成熟的肠道表面，阻止细菌、病毒的附着，保证新生儿免受病原菌的侵袭。

最开始时的初乳，呈黄白色稀水样。民间观念认为这种乳汁不洁，要挤出扔掉。科学研究表明，过稀的初乳主要是妈妈体内水分含量有差别所致，不管外观怎样，初乳都含有很多成熟乳中不包含的珍贵营养成分和抗体，一定要让新生儿吃到。

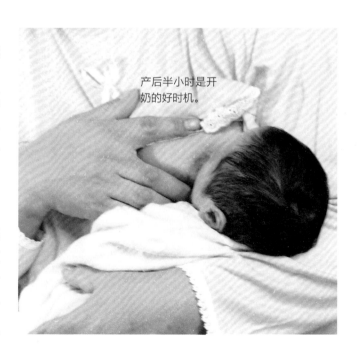

产后半小时是开奶的好时机。

按需哺乳，给宝宝最原始的快乐

一位母亲曾这样说："成功地分泌乳汁是每一位女人女性气质的自然表现，她不需要计算给宝宝喂奶的次数，就像她不需要计算亲吻宝宝的次数一样。"在给宝宝哺乳的时候，不必过于拘泥于书本或专家的建议，如要隔几个小时才能吃，每次吃多长时间等。只要按需哺乳即可，如果宝宝想吃，就马上让他吃，过一段时间之后，就会自然而然地形成吃奶的规律。按需哺乳可以使宝宝获得充足的乳汁，并且能有效地刺激泌乳。同时，宝宝的需要能及时得到满足，会激发宝宝身体和心理上的快感，这种最基本的快乐就是宝宝最大的快乐。

轻松搞定喂奶频率

妈妈分泌乳汁后 24 小时内应该哺乳 8~12 次。哺乳时让宝宝吸空一侧乳房后再吸另一侧乳房。如果宝宝未将乳汁吸空，妈妈应该自行将乳汁挤出或者用吸奶器把乳汁吸出，这样才有利于保持乳汁的分泌及排出通畅。

如果出现乳房胀痛的现象，更应该及时频繁地哺乳，以避免乳汁在乳腺淤积而造成乳腺炎。另外热敷和按揉乳房也有利于乳汁的正常分泌。

宜采取一侧乳房先排空法

妈妈有没有在哺乳的时候发现这样一个神奇的现象——当一侧乳房被宝宝吸空后，就能在下次哺乳时产生更多的乳汁；如果一次只吃掉乳房内一半的乳汁，那么下次乳房就会只分泌一半的乳汁。

乳房是个非常精细的生产线，宝宝吸吮的乳汁越多，乳汁分泌也就越多。排空乳房的动作类似于宝宝的吸吮刺激，充分排空乳房，会有效刺激泌乳素大量分泌，可以产生更多的乳汁。有些宝宝可能在出生的最初几天吸吮无力或次数不足，所以，在吸吮后排空乳房就显得更为必要。

聪明的妈妈要想分泌充足的乳汁，可尽量让一侧乳房先被吸空，这不失为一个好办法。这种方法也可使乳腺保持畅通，减少宿乳淤滞，有效防止乳腺堵塞，避免乳腺炎的发生。

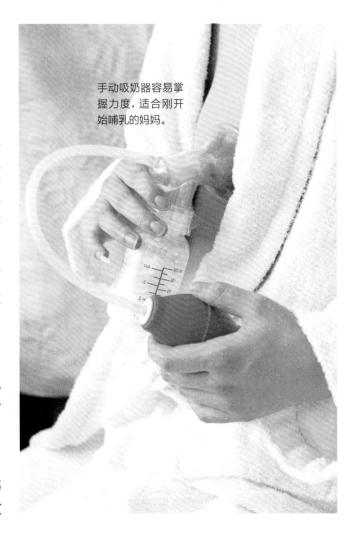

手动吸奶器容易掌握力度，适合刚开始哺乳的妈妈。

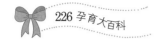
4 种

找到适合你的哺乳姿势

给宝宝喂奶，对妈妈来说是一项极大的挑战，抱着软软的小家伙，看着他无辜的大眼睛，不知道该怎么喂奶。为了让妈妈少走弯路，在这里，给妈妈介绍几种常见的哺乳姿势，妈妈可以从中找到最适合自己的哺乳姿势。

母乳喂养的好处
母乳干净、安全
对宝宝消化和健康有益
增强宝宝抵抗力、免疫力
增进母子感情
减少宝宝过敏现象
有助新妈妈产后恢复

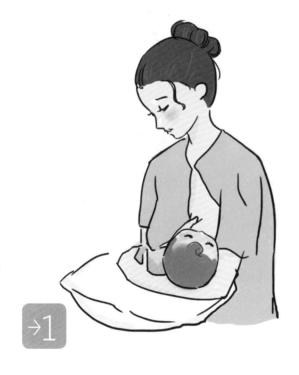

→1

摇篮式 妈妈取坐姿，用一只手臂的肘关节内侧支撑住宝宝的头，用另一只手托着乳房，将乳头和大部分乳晕送到宝宝口中。这种方法最容易学，新妈妈最常用这种姿势。而且无论在家里还是公共场合都适用。

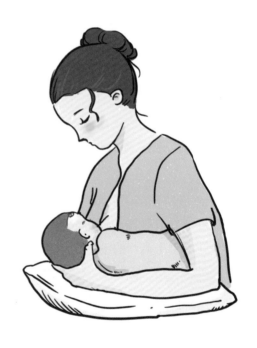

→2

足球式 让宝宝躺在一张较宽的椅子或者床上，将他置于你的手臂上，用前臂支撑他的背，让颈和头枕在你的手和手腕里。然后在宝宝头部下面垫上一个枕头，让他的嘴能接触到你的乳头。这种姿势适用于侧切和剖宫产的新妈妈，对伤口的恢复有利。

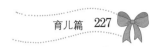

哺乳时的注意事项

协助宝宝呼吸→如果妈妈的乳房阻挡了宝宝的鼻孔，可以试着轻轻按下乳房，协助宝宝呼吸。

妈妈要多摄取液体→每次喂奶之前及中间，最好喝一杯水、果汁或其他有益液体，有助乳汁充盈，避免妈妈自身脱水。

按需喂奶、多喂勤喂→在奶下来后的最初一段时期内，平均每 24 小时至少哺乳 8~10 次。

专家贴心小提示

巧妙地从宝宝口中抽出乳头：哺乳结束时，不要强行用力拉出乳头，这样会引起疼痛或皮损，应让宝宝自己张口将乳头自然地吐出。妈妈可将食指伸进宝宝的嘴角，慢慢让他把嘴松开，再抽出乳头。还可用手指轻轻压一下宝宝的下巴或下嘴唇，这样会使宝宝松开乳头。

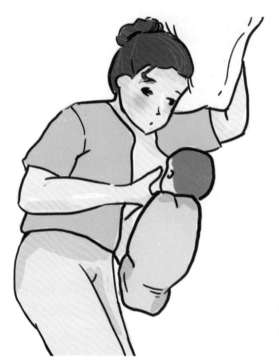

→3

侧卧式 妈妈先侧躺，头枕在枕头上。然后让宝宝在面向你的一方侧躺，让他的嘴和你的乳头成一直线，用手托着乳房，送到宝宝口中。这是侧切和剖宫产的新妈妈最喜欢的一种姿势。可以一边哺乳一边休息，伤口也不会因哺乳而疼痛。

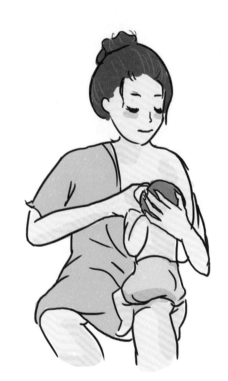

→4

鞍马式 宝宝骑坐在妈妈的大腿上，面向妈妈，妈妈用一只手扶住宝宝，另一只手托住自己的乳房。这个姿势适合较大一点的宝宝，小宝宝也可以采用这种姿势，尤其是对嘴部患有疾病的宝宝。

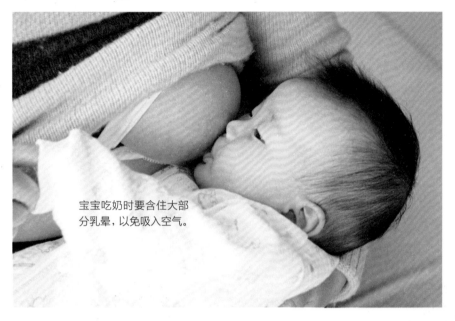

宝宝吃奶时要含住大部分乳晕，以免吸入空气。

妥善处理宝宝溢奶

宝宝溢奶时，妈妈首先要弄清楚宝宝是吐奶，还是溢奶。吐奶的量比较多，吐奶前宝宝有张口伸脖、痛苦难受的表情。溢奶则量少，一般吐出一两口即止。溢奶是小宝宝常见的一种现象。宝宝胃呈水平位，且容量小，肌肉力量弱，功能尚不健全，容易发生溢奶现象。

妈妈只要学会判断溢奶的原因，采取相应措施即可。

1. 采用合适的喂奶姿势，尽量抱起宝宝，让宝宝的身体处于45°左右的倾斜状态。

2. 喂奶完毕让宝宝打个嗝，竖直抱起靠在肩上，轻拍宝宝后背。

3. 吃奶后不宜马上让宝宝仰卧，而是应当侧卧一会儿，然后再改为仰卧位。

4. 喂奶量不宜过多，间隔时间不宜过短。

5. 如果宝宝呕吐频繁，且吐出呈黄绿色、咖啡色液体，或伴有发热、腹泻等症状，要及时就医。

不要让宝宝含着乳头睡觉

几乎每个新生儿在夜间都会醒来吃两三次奶，整晚睡觉的情况很少见。因为此时宝宝正处于快速生长期，很容易出现饿的情况，如果夜间不给宝宝吃奶，宝宝就会因饥饿而哭闹。由于夜晚是睡觉的时间，妈妈在半睡半醒间给宝宝喂奶很容易发生意外，因此需要特别注意。

别让宝宝含着乳头睡觉，含着乳头睡觉，既影响宝宝睡眠，也不易养成良好的吃奶习惯，而且堵着鼻子容易造成窒息，也有可能导致乳头皲裂。

妈妈晚上喂奶最好坐起来抱着宝宝哺乳，结束后，可以抱起宝宝在房间内走动，也可以让宝宝听妈妈心脏跳动的声音，或者是哼着小调让宝宝快速进入梦乡。

每次喂奶时间不一而足

新生儿要饱餐一顿的话，有的可长达1个小时。不过大多数宝宝吃一次奶大概要花15~45分钟。在最初的几周里，宝宝吃奶时间越长，吃奶越频繁，你的乳汁就越充足。等到母婴之间建立了和谐的喂养程式，宝宝大概15分钟就能吃饱了，有的宝宝可能还会留恋妈妈的怀抱，叼着乳头进行娱乐性的吮吸。

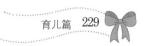

母乳喂养的健康宝宝不用额外喂水

通常情况下，母乳喂养的宝宝在4个月内不必刻意添加任何食物和饮料，包括水。因为母乳的成分里80%都是水，这些水分一般都能够满足宝贝新陈代谢的正常需要，不需额外再喂水了。

在宝宝身体条件良好的情况下，妈妈不需要再给宝宝喂水，但是，当宝宝出现一些特殊的情况，比如生病吃药后，或夏天洗澡之后，需要给宝宝适当地喂一点水。这时，添加的水量也不要太多，否则会加重宝宝肾脏的负担，反而不利于宝宝的健康。

夜间哺喂宝宝有讲究

为了宝宝的健康，再辛苦都值得！所以，妈妈请别拒绝夜奶。很多宝宝夜间吃奶时，容易感冒，这也是妈妈不愿夜间喂奶的一个原因。妈妈在给宝宝喂奶前，让爸爸关上窗户，准备好一条较厚的毛毯，妈妈将宝宝裹好。喂奶时，不要让宝宝四肢过度伸出袖口；喂奶后，不要过早将宝宝抱入被窝，以免骤冷骤热增加感冒概率。

过敏宝宝要坚持母乳喂养1年

过敏主要是因为体内某种蛋白质变异或某项功能发育迟缓，从而影响宝宝对食物的吸收、消化。如果遇到过敏宝宝，在吃的问题上就要注意了。最好的办法是一直坚持纯母乳喂养到1岁，即使要添加食物，每次只吃一种，过几天如果没有过敏反应再吃。如有过敏出现，要完全避免接触过敏性食物。

双胞胎妈妈要对母乳喂养有信心

都说双胞胎是双重的恩赐，对于妈妈来说，也是双重的挑战。传统的观念都认为双胞胎妈妈的奶水一定不够两个宝宝吃，这是没有科学根据的。妈妈的身体可以为两个甚至三个宝宝提供充足的奶水，同时哺喂两个宝宝，是可以实现的。因为宝宝吃奶的次数越多，奶水就会越多，只要没有特殊的原因，妈妈一定能够产生足够的奶水，你需要多一些耐心。

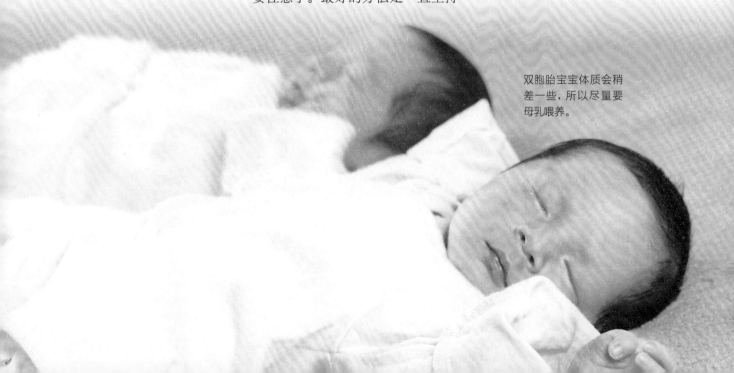

双胞胎宝宝体质会稍差一些，所以尽量要母乳喂养。

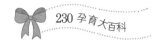

混合喂养

有些妈妈由于母乳分泌不足或因其他原因不能完全母乳喂养时，可选择母乳和代乳品混合喂养的方式，但应注意妈妈不要因母乳不足而放弃母乳喂养，至少坚持母乳喂养宝宝 6 个月后再完全使用代乳品。

必须进行混合喂养的情况

在宝宝出生后的前一两个月内，很多宝宝吸吮母乳的次数都会非常频繁，这是正常的，宝宝吃母乳的次数多不一定说明你母乳不足。因为宝宝刚出生时，他的胃容量很小，很容易饿。

如果你的宝宝还很小，那么在考虑要不要给他添加配方奶粉进行混合喂养时，你需要特别谨慎。如果已经断定了母乳不足，并且宝宝体重增长速度太慢，没有达到标准体重，就可以选择进行混合喂养。

宝宝在出生后的前 5 天，体重可能会略微下降。到第 5 天后，宝宝会开始每天增重 28 克左右。到 7~10 天时，宝宝应该恢复到出生体重了。如果宝宝体重下降幅度超正常值或 2 周后体重增加不足，可考虑混合喂养。

宝宝长到第 5 天后，24 小时内尿湿的尿布不足 6 块，说明宝宝没有得到足够的营养。

宝宝大部分时间都很烦躁或嗜睡，此时也应混合喂养。

母乳和奶粉，一次只喂一种

很多妈妈误以为混合喂养就是每次先吃母乳再吃配方奶粉，这是不对的。应当一次只喂一种奶，吃母乳就吃母乳，吃配方奶粉就吃配方奶粉。不要先吃母乳，不够了，再换奶粉。这样不利于宝宝消化，容易使宝宝对乳头产生错觉，可能引发宝宝厌食奶粉，拒用奶瓶喝奶。

妈妈要充分利用有限的母乳，尽量多喂宝宝母乳。母乳是越吃越多的，如果妈妈认为母乳不足，而减少喂母乳的次数，会使母乳分泌越来越少。母乳喂养次数要均匀分开，不要很长一段时间都不喂母乳。采取混合喂养时，每天至少让宝宝吸吮 3 次母乳。

吃过母乳的宝宝可能不喜欢奶嘴的感觉，可改用小勺喂。

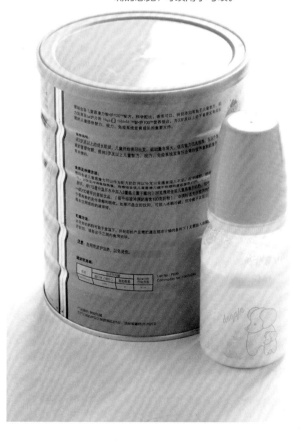

宝宝不认奶嘴怎么办

在喂宝宝母乳的同时，往往没有料到让他接受奶嘴也会是一件难事。宝宝不认奶嘴主要有两个原因。

1. 母乳喂养的宝宝不喜欢吃奶嘴。这是最常见的原因，大多数母乳喂养的宝宝都会碰到这样的问题。

2. 不喜欢奶粉的味道。宝宝虽小，也有自己的主意，有自己的口味，他可能不喜欢这个奶粉的味道。

宝宝不认奶嘴最好就是继续母乳喂养，或者给宝宝选择他喜欢接受的奶粉。

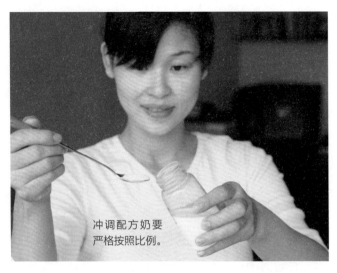

冲调配方奶要严格按照比例。

初始混合喂养先用小勺喂宝宝

产后因母乳不足，或妈妈体虚不能按需哺乳时，可适当给新生儿添加配方奶粉做补充，进行混合喂养。开始不要先给宝宝用奶瓶喂奶，因为奶嘴容易吸奶，会让宝宝产生依赖性，不愿再费力吸吮母乳。可以先用小勺喂宝宝喝奶，等宝宝习惯吸吮母乳后再用奶瓶喂。

不要过量添加配方奶

混合喂养的宝宝添加多少配方奶才合适？这可难坏了妈妈。妈妈可以先从少量开始添加，然后观察宝宝的反应。如果宝宝吃后不入睡或不到 1 小时就醒，张口找乳头甚至哭闹，说明他还没吃饱，可以再适当增加。以此类推，直到宝宝吃奶后能安静或持续睡眠 1 小时以上。

由于每个宝宝的需要不尽相同，所以父母只有通过仔细观察和不断地尝试，才能了解宝宝真正的需要量。

夜间喂母乳，奶水更充足

夜间最好是母乳喂养。夜间妈妈休息，乳汁分泌量相对增多，宝宝的需要量又相对减少，母乳基本能满足宝宝的需要。但如果母乳量确实太少，宝宝吃不饱就会缩短吃奶间隔，影响母子休息，这时就要以配方奶粉为主了。

千万别放弃母乳喂养

混合喂养最容易发生的情况就是放弃母乳喂养。妈妈一定要坚持给宝宝喂奶。如果放弃了，就等于放弃了宝宝吃母乳的希望，希望妈妈们能够尽最大的力量用自己的乳汁哺育可爱的宝宝。

想要从混合喂养过渡到纯母乳喂养，妈妈可以逐渐减少喂奶粉的次数，要让宝宝多几次纯粹吃母乳的机会，以慢慢削弱宝宝对奶粉的兴趣。

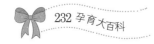

人工喂养

有的时候，由于各种原因，妈妈不得不放弃用母乳喂养宝宝，妈妈不要为此感到遗憾，也不要心存内疚。出生在现代的宝宝是很幸运的，尽管不能吃妈妈的奶，但还有配方奶，而且有各个年龄阶段的配方奶，一样能让宝宝健康成长。

宝宝的奶瓶，用玻璃的最好

奶瓶制作材料虽然不少，但相比较而言，玻璃奶瓶耐高温、好清洗，更适合新生儿阶段，由妈妈拿着喂宝宝。形状最好选择圆形，新生儿时期，宝宝吃奶、喝水主要是靠妈妈喂，圆形奶瓶内颈平滑，里面的液体流动顺畅。母乳喂养的宝宝喝水时最好用小号，储存母乳可用大号的。

奶嘴有橡胶和硅胶两种。相对来说，硅胶奶嘴没有橡胶的异味，容易被宝宝接纳，且不易老化，有抗热、抗腐蚀性。宝宝吸奶时间应在 10~15 分钟，太长或过短都不利于宝宝口腔的正常发育，圆孔 S 号奶嘴最适合尚不能控制奶量的新生儿用。

奶粉可不是越贵越好

市场上的配方奶粉多种多样，价格也高低不同，那么，是不是越贵就越好呢？其实，配方奶粉的价格与其品质并不能完全画等号。现在，许多妈妈不放心国产奶粉的安全问题，会选择购买价格高一些的进口奶粉，但这并不意味着进口奶粉就是最好的。其实，许多进口奶粉也是国内生产的。另外，进口奶粉不一定符合中国宝宝的体质。

事实上，配方奶粉在营养成分上，大抵是不相上下的。妈妈在选择配方奶粉时，应该理性。最好选择品牌信誉度好，适合宝宝胃口的配方奶粉，而不能简单地认为价格高的就是好的。

不宜频繁更换配方奶粉

有的妈妈为了让宝宝摄入的营养更全面，就频繁地更换配方奶粉。其实不然，在为宝宝选择奶粉时，应当仔细权衡，充分考虑，一旦定下来后，最好不要频繁更换。因为此时宝宝的消化系统发育还未完善，频繁地更换配方奶粉，可能会使宝宝消化不良，出现拉肚子的症状。因此，如果宝宝已经习惯了某一品牌的配方奶粉，最好还是要固定这种品牌的配方奶粉比较好，因为同一品牌的系列奶粉，其主要的营养成分会比较恒定，只是在一些微量营养素方面作了一些适当调整，以适应不同年龄段宝宝的需求。

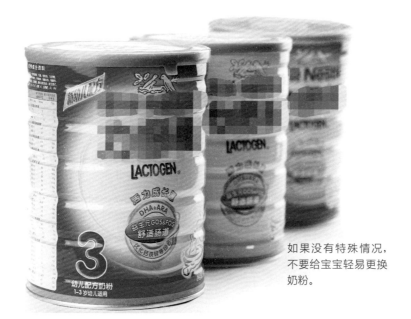

如果没有特殊情况，不要给宝宝轻易更换奶粉。

冲泡奶粉注意冲调比例

新生儿虽有一定的消化能力，但奶粉调配过浓会增加新生儿的消化负担，冲调过稀则会影响宝宝的生长发育。正确的冲调比例最好是按说明书上或奶粉包装上的指示进行操作。另外，配方奶粉要妥善保存，应贮存在干燥、通风、避光处，温度不宜超过 15℃。

不要用开水冲调奶粉

不少父母喜欢用开水冲奶粉，这是错误的做法，因为水温过高会使奶粉中的乳清蛋白产生凝块，影响消化吸收。另外，某些遇热不稳定的维生素会被破坏，特别是有的奶粉中添加的免疫活性物质会被全部破坏。因此，一定要正确掌握奶粉的冲调方法，避免奶粉中营养物质的损失。一般冲调奶粉的水温控制在 40~60℃。

冲好的奶粉最好不放冰箱保存

最好不要提前将婴儿配方奶粉冲调好后保存在冰箱里。配方奶粉要即冲即用，并且一般使用 40~60℃的温水冲调。不管是什么配方奶粉，一旦先冲调好，就有滋生有害细菌的可能性，尽管这种可

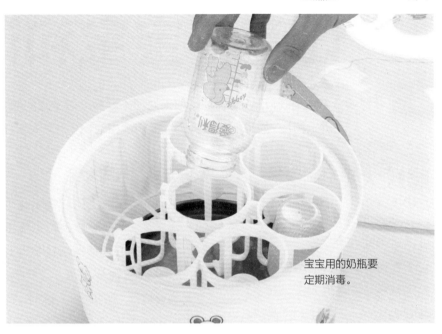

宝宝用的奶瓶要定期消毒。

能性很小，但也可能会增加宝宝患病的概率。

如果必须提前准备宝宝喝的奶，要用封闭的瓶子装好刚开的水，等需要的时候即时冲调配方奶粉。喂宝宝前要先试试奶的温度。最后还要提醒妈妈，冲好的配方奶粉最好不要在冷藏室保存，更不要在冷冻室冷冻。

奶具消毒处理

出生后的新生儿有一定的免疫力，但对细菌的抵抗力还很弱，特别要注意奶具的消毒。尤其是在夏季，奶瓶每天要用开水消毒一次，不要使用消毒液和洗碗液。消完毒一定要烘干或擦干，不要带水放置。有些妈妈给宝宝冲奶时，总是先倒点水涮一涮奶瓶，其实这样做并不好。如果奶瓶干爽清洁就没必要再涮；如果有灰尘或污渍，涮也涮不干净，必须重新清洁消毒。

宝宝喝剩下的奶一定要弃掉，奶瓶要洗净、消毒、烘干或擦干，罩在洁净的盖布下以备用，不要暴露在外以防落入灰尘。

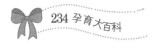

让两个宝宝和谐相处

养育两个宝宝是既苦恼又快乐的,如果处理不好两个孩子之间的关系,大宝会给你制造更多的麻烦,相反,如果能够让两个宝宝和谐相处,说不定大宝还能帮你照顾二宝呢!

照顾大宝的情绪

如果大宝有什么不好的情绪,可以适当让大宝发泄一下,哪怕哭一下也可以,找到情绪的出口,给大宝减压,多抱抱大宝。其实,此时对大宝好一些,让大宝高兴,妈妈就会放心一些,也会更有精力照顾自己和二宝。

哪些情况预示大宝"吃醋"了

爸爸妈妈们一旦发现大宝有如下表现,要很清楚地意识到,这是大宝"吃醋"了。

不能容忍身边亲近的人疼爱二宝。如看见妈妈抱着二宝,会要求妈妈抱自己,或者故意犯些错。对二宝进行排斥,如不愿意亲近二宝,欺负二宝,趁父母不注意时,会偷偷用脚踢二宝,或者用手捅他。二宝喝奶时,他也要喝,还非要妈妈抱,甚至夜里尿床的次数也增多了。

及时开导生气的大宝

家有二宝,对于同样还是孩子的大宝来说,他很难做到特别懂事乖巧。大宝的心理落差出自父母对自己唯一的爱被分出去了,所以,大宝总会有生气的时候。这时,爸爸妈妈应该及时开导生气的大宝,而不能忽视或者一味指责大宝。

即使大宝在适应二宝的过程中哭闹,甚至做出欺负二宝的行为,妈妈们也不要急于发怒,这个时候的训斥只会适得其反。妈妈们应该让大宝参与到对错误行为的补救中来,比如帮助揉一下弟弟或妹妹被弄疼的地方。

另外,爸爸妈妈们在照顾二宝的同时,也要抽出时间来,单独与大宝相处,聊聊天、玩玩游戏、讲讲故事等。如果是二宝不小心踢着大宝了,妈妈要告诉大宝,二宝还不懂事,作为大哥哥或大姐姐,要让着二宝。妈妈也可以让大宝帮着递尿布、洗奶瓶等,并适时夸奖大宝。

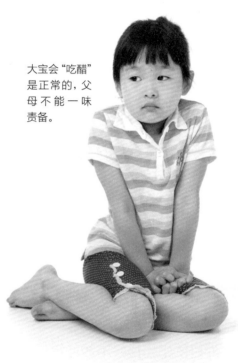

大宝会"吃醋"是正常的,父母不能一味责备。

这样,大宝会慢慢成长,并逐渐明白,爸爸妈妈的爱不会因为二宝的到来而减少。

培养两个宝宝的感情

手足之情并不像血缘一样天然存在。如何培养好两个孩子之间的感情，是二孩父母必须学习的课程。如果两个孩子的关系处理不好，可能会给孩子带来心理伤害，也会影响孩子之间的感情培养。

照顾二宝，关心大宝

二宝出生后，父母会不由自主地将更多的关注放在二宝身上，因为二宝很小，正是需要寸步不离地照顾的时候。然而，此时父母也要注意多关心大宝，对大宝，父母要做得不仅仅是口头上的承诺，而是用行动告诉大宝父母的爱。

二宝的吃、穿、住、行全都需要父母亲手操劳，对大宝来说也是。以前大宝的生活也是爸爸妈妈亲手操办的，在二宝出生后，父母尽量做到和以前一样。在心理上，要多关心大宝，但是也别用补偿心理来对待大宝。有时候父母潜意识里觉得对大宝愧疚，从而会映射到对大宝的教育中，反而会影响大宝的心理发展，也影响两个宝宝的关系。

让大宝照顾二宝

让大宝参与到照顾二宝的日常起居上来，是培养两个宝宝手足之情的好机会。

可能大宝开始还不能理解为什么二宝需要妈妈的照顾，当大宝和妈妈一起来照顾二宝时，就会慢慢发现，二宝还这么小，他不会说话，不会吃饭，不会走路，所以才需要照顾。这样大宝对二宝就会减少一份嫉妒心。同时，他也会发现弟弟或妹妹成长，比如会握住玩具了，长牙了，这些都会让大宝觉得是因为有他的照顾，弟弟或妹妹才逐渐长大的，对二宝的感情自然也更亲切。

有些父母会觉得大宝还是孩子，自己都照顾不了，怎么照顾二宝。其实，孩子有很大的潜力，只要父母给机会，并适当降低要求，给予正确的指导，大宝一定会出色地完成照顾二宝的任务的。

用小仪式培养感情

大部分人对"仪式"的认识都是"繁琐""麻烦"，其实简单的小仪式，在平淡的生活中能够唤醒我们内心的情感。

日常生活中，父母可以有意识地营造一些仪式感，不要觉得"肉麻"，这可以让孩子感受到家人之间的相亲相爱。比如，每天早上的"叫醒"仪式和晚上的"道晚安"仪式，可以让大宝跟二宝道晚安并亲吻他，也可以让二宝用自己的方式叫醒大宝。家庭的各种纪念日，比如孩子的生日、父母的结婚纪念日等，都是可以利用的机会。制定家庭专属的特别仪式，让它们成为生活的一部分，能让孩子们感受到快乐和爱，两个宝宝之间的感情也会在这些快乐中悄然加深。

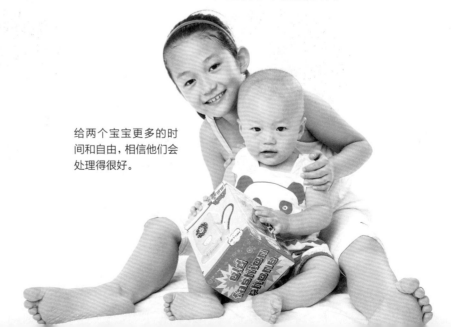

给两个宝宝更多的时间和自由，相信他们会处理得很好。

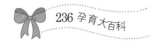

父母要有公平的养育态度

无论是对大宝，还是二宝，爸妈要公平对待。同情弱者是人的天性，二宝还小，所以很容易得到爸爸妈妈的关注，这就容易让大宝产生父母偏心的感觉。如果生活中，爸爸妈妈总是说"你是哥哥或姐姐，要让着弟弟或妹妹"，大宝的心理就会产生落差。公平的养育态度会让两个宝宝健康快乐成长。

千万不要拿两个宝宝作比较

家有两个宝宝，父母可能不经意间就会比较两个孩子，有时可能会说出"你看看大宝/二宝做得多好"等话语，殊不知这种话语会伤到宝宝小小的心灵，也会给两个宝宝之间埋下竞争的种子，接受了家人这个信息的孩子会觉得另一个夺走了父母对他的爱和信任。

当然，身为父母可能难免会比较，但请不要把比较的话说出口，尤其是当着孩子的面。爸爸妈妈可以让每个宝宝与过去的自己比较，或者赞赏大宝、二宝不同的优点和缺点，让俩宝分别看到自己身上的闪光点和不足，这样两个宝宝才会更加努力进步。

在养育的最初阶段，护大不护小

家里有了二宝，爸爸妈妈虽然尽力不影响大宝的生活，但有时因为无意识的行为，难免会令大宝产生爸爸妈妈爱弟弟或妹妹的感觉，变得更黏人、爱哭闹，有时候还会出现讨厌二宝的情况。为了大宝更健康地成长，爸爸妈妈最好在二宝刚到来的时刻，多关爱大宝，大宝和二宝有矛盾了，也要先护大的。

假如大宝要妈妈陪玩，同时二宝又哭了，这时候妈妈应先陪大宝玩，让家人去哄二宝。只有大宝内心对爸爸妈妈的爱建立了信任，才会变得宽容，也不会讨厌二宝。而这需要一段时间的适应。因此让大宝和妈妈重新建立信任，让大宝接受二宝。在这段时间里，要遵循护大不护小的原则。以后大宝接受了二宝，就不需要爸爸妈妈强调，大宝都会谦让二宝的。

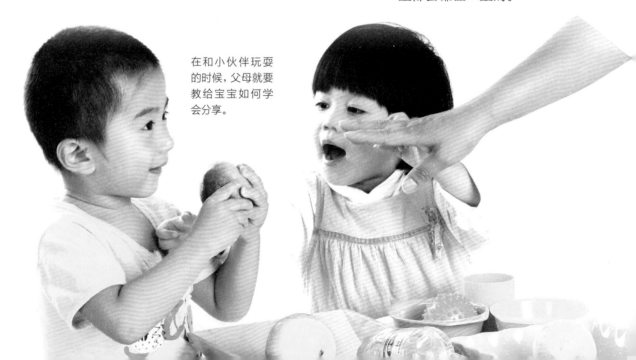

在和小伙伴玩耍的时候，父母就要教给宝宝如何学会分享。

绝不因二宝小就溺爱

很多时候父母认为，大宝谦让弟弟或妹妹是理所当然的，事实上这样的做法就会令大宝受委屈，影响大宝的性格、心理发展，甚至还会激化大宝和二宝之间的矛盾。

两个宝宝的爸爸妈妈要平等对待两个孩子，物质上应该平等，如果是都需要的东西，尽量买两份，不一样的需求，也要等比的满足。

在精神上也要遵从平等原则，不对某个孩子一味批评或表扬，以免造成孩子心理上的阴影。绝不要因二宝小，就溺爱二宝。

当两个孩子长大一点后，父母可以尝试启发孩子是否有更好的解决方案，让孩子学会解决矛盾，慢慢地学会相亲相爱。

当两个宝宝有冲突时，让他们自行解决

家有两个宝宝共享家里的所有玩具、资源，有时难免会争吵。有两个宝宝的爸爸妈妈一定要注意谨慎对待孩子的吵闹。著名教育家陈鹤琴曾经说过"吵闹是上帝赐予孩子的礼物，孩子在吵闹中长身体，长智力"，很多处理事情的方法都是孩子在冲突中学到的，这也能为他们更好地融入社会做好准备。

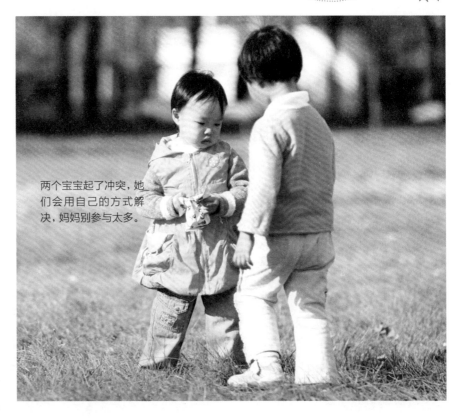

两个宝宝起了冲突，她们会用自己的方式解决，妈妈别参与太多。

所以对于两个宝宝之间的小打小闹，比如分享的东西谁的多了，谁的少了，互相抢玩具等小事，爸爸妈妈不必过多干涉，让孩子自己去解决好了。这有利于提高孩子的协调性和社会交往能力。

如果两个宝宝之间的争吵升级了，发生了严重的冲突，父母要先制止，然后询问原因，公平对待两个孩子，不要因为二宝小，就不分青红皂白地批评大宝，也不要因为对大宝有愧疚心，就批评二宝。如果两个宝宝都有错，要给两个宝宝适当的惩罚，比如都不能玩喜欢的玩具了，或者都要面壁5分钟等。

尽量不要当着一个孩子的面用偏激的话语批评另一个孩子，也要避免对某一孩子过度称赞。这些行为都会影响孩子之间的感情。

还需要提醒两个宝宝的父母，不要过于追求公平而插手两个孩子之间的事，比如食物、玩具、用品等都提前分配好大宝和二宝的，这样反而会让两个孩子抢。不妨就对大宝和二宝说，这是你们俩的，不分彼此，让大宝和二宝自己解决。

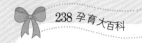

附录：产后瘦身吃什么

产后进补的同时，瘦身也被妈妈逐渐提上日程。俗语说"吃得好，不如吃得巧"，食物也能越吃越瘦。

B 族维生素可帮助脂肪和糖分分解

B 族维生素不仅可以帮助妈妈恢复身体，更是具有瘦身的神奇功效。维生素 B_1 可以将体内多余的糖分转换为能量，维生素 B_2 可以促进脂肪的新陈代谢。一旦 B 族维生素摄取不足，不仅导致肥胖，还会因容易疲倦而引起腰酸背痛。富含维生素 B_1 的食物：猪肉、猪肝、糯米、花生、脱脂奶粉、全麦面包。富含维生素 B_2 的食物：猪肉、动物肝脏、鳗鱼、蘑菇、蚌蛤、茄子、木耳、茼蒿、紫菜。

常吃南瓜营养又瘦身

常吃南瓜可以瘦身，这是因为南瓜脂肪含量很低，是很好的低脂食物。南瓜含有钙、锌、铁，且是低钠食物，特别适合体虚的妈妈食用。南瓜适合妈妈的第二个原因是，其含有丰富的膳食纤维。膳食纤维有纤体排毒的功效，能促进胃肠蠕动，有助于排毒瘦身。南瓜的瘦身作用还因为它含有丰富的果胶，能调节胃内食物的吸收速率，减慢糖类吸收速率，并控制饭后血糖上升，这对想要瘦身的妈妈来说，可是很好的食物了。

适当吃菠萝助消化

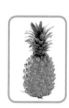

菠萝果实营养丰富，含有人体必需的维生素 C、胡萝卜素以及易为人体吸收的钙、铁、镁等矿物质。菠萝果汁、果皮及茎所含有的蛋白酶，能帮助蛋白质消化，并能分解鱼、肉等动物脂肪，因此月子期间经常吃肉的妈妈和消化不良的妈妈，都可以通过饭后吃菠萝来保持苗条的身材。

食竹荪可减少脂肪堆积

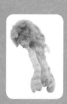

竹荪洁白、细嫩、爽口，味道鲜美，营养丰富。竹荪所含多糖以半乳糖、葡萄糖、甘露糖和木糖等异多糖为主，所含的多种矿物质中，重要的有锌、铁、铜、硒等。竹荪属于碱性食品，能降低体内胆固醇，减少腹壁脂肪的堆积。妈妈吃了既能补营养，又没有脂肪堆积的困扰。

常食糙米清肠胃

糙米属于粗粮，相比精米含有更多的膳食纤维，因此可以成为妈妈的肠胃"清道夫"。每天都吃一顿糙米饭，可以慢慢改善便秘现象，有助于体内毒素的排出，不但对健康有益，更有助于保持身材的苗条和皮肤的干净透亮。妈妈如果觉得难以下咽，就一半精米一半糙米地混着蒸煮。牙齿不好的妈妈，就可选择糙米粥来食用。

吃魔芋速瘦身

魔芋的主要成分是葡萄甘露聚糖，并含有多种人体不能合成的氨基酸及钙、锌、铜等矿物质，是一种低脂、低糖、低热、无胆固醇的优质膳食纤维。魔芋食后有饱腹感，可减少妈妈摄入食物的数量，消耗多余脂肪，有利于控制体重，达到自然减肥效果。魔芋是有益的碱性食品，如果酸性食品吃得过多，搭配吃些魔芋，可以达到食品酸碱平衡，对健康有利。

番茄有助燃烧脂肪

番茄中含有丰富的果胶等膳食纤维，不但让人容易有饱腹感，还能吸附体内多余的脂肪，并排出体外，而且它所含的番茄红素，有助于降低热量摄入，减少脂肪累积。

增加膳食纤维的摄入量

膳食纤维具有纤体排毒的功效，因此妈妈在平日三餐中应多摄取芹菜、南瓜、红薯和芋头这些富含膳食纤维的蔬菜，可以促进胃肠蠕动，减少脂肪堆积。而且，这些富含膳食纤维的食物对妈妈本身的身体恢复和调养也大有益处。

产后瘦身多吃苹果

苹果营养丰富，热量不高，而且是碱性食品，可增强体力，提高抗病能力。苹果果胶属于可溶性膳食纤维，不但能加快胆固醇代谢，有效降低胆固醇水平，还可加快脂肪代谢。所以，产后妈妈瘦身应多吃苹果。

图书在版编目 (CIP) 数据

孕育大百科 / 刘志茹主编 . -- 南京 : 江苏凤凰科学技术出
版社，2016.11
（汉竹•亲亲乐读系列）
ISBN 978-7-5537-7180-9

Ⅰ . ①孕… Ⅱ . ①刘… Ⅲ . ①妊娠期－妇幼保健－基本
知识②婴幼儿－哺育－基本知识 Ⅳ . ① R715.3 ② TS976.31

中国版本图书馆 CIP 数据核字 (2016) 第 215887 号

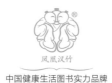

中国健康生活图书实力品牌

孕育大百科

主　　　编	刘志茹
编　　著	汉 竹
责 任 编 辑	刘玉锋　张晓凤
特 邀 编 辑	魏 娟　张 瑜　张 欢
责 任 校 对	郝慧华
责 任 监 制	曹叶平　方 晨

出 版 发 行	凤凰出版传媒股份有限公司
	江苏凤凰科学技术出版社
出版社地址	南京市湖南路 1 号 A 楼，邮编：210009
出版社网址	http://www.pspress.cn
经　　销	凤凰出版传媒股份有限公司
印　　刷	南京精艺印刷有限公司

开　　本	715 mm×868 mm　1/12
印　　张	20
字　　数	200 000
版　　次	2016 年 11 月第 1 版
印　　次	2016 年 11 月第 1 次印刷

标 准 书 号	ISBN 978-7-5537-7180-9
定　　价	49.80 元